U0270406

本书是 2012 年国家社会科学基金"近代中国铁路卫生史研究（1876—1949）"（项目编号 12CZS044）的最终研究成果，并承蒙皖南医学院马克思主义学院"学术出版资金"支持

近代中国铁路卫生史研究

（1876—1949）

黄华平　著

合肥工业大学出版社

图书在版编目(CIP)数据

近代中国铁路卫生史研究：1876—1949/黄华平著 . —合肥：合肥工业大学出版社，2016.9
（中国铁路史研究丛书）
ISBN 978－7－5650－2963－9

Ⅰ.①近…　Ⅱ.①黄…　Ⅲ.①铁路运输—卫生工作—研究—中国—1876－1949
Ⅳ.①R199.2

中国版本图书馆 CIP 数据核字(2016)第 211920 号

近代中国铁路卫生史研究(1876—1949)

黄华平　著

责任编辑	章　建	
出版发行	合肥工业大学出版社	
地　　址	(230009)合肥市屯溪路 193 号	
网　　址	www.hfutpress.com.cn	
电　　话	总　编　室:0551—62903038	
	市场营销部:0551—62903198	
开　　本	710 毫米×1010 毫米　1/16	
印　　张	20.25	
字　　数	355 千字	
版　　次	2016 年 9 月第 1 版	
印　　次	2016 年 9 月第 1 次印刷	
印　　刷	安徽联众印刷有限公司	
书　　号	ISBN 978－7－5650－2963－9	
定　　价	58.00 元	

如果有影响阅读的印装质量问题,请与出版社市场营销部联系调换。

总　序

铁路是世界资本主义发展到一定阶段的产物，列宁指出："铁路是资本主义工业的最主要的部门即煤炭和钢铁工业的总结，是世界贸易发展与资产阶级民主文明的总结和最显著的指标。"① 铁路的出现对近代以来的世界产生了深远的影响，中国近代早期维新思想家王韬就看到："今日欧洲诸国日臻强盛，智慧之士造火轮舟车以通同洲异洲诸国，东、西两半球足迹几无不遍，穷岛异民几无不至，合一之机将兆于此。"② 有学者断言："最能象征 19 世纪全球性转变的东西，就是铁路了。"③ 马克斯·韦伯认为，"就总的经济生活而不是单单就商业来说，铁路是有史以来最具有革命性的一种工具"④。

1825 年，世界上第一条铁路在英国出现。10 年后，在西方各国开始出现第一轮铁路建设热潮的时候，有关铁路的知识就传入我国，随后出现了要求在中国建造铁路的设想、呼声和舆论；中外各种力量的博弈，造就了我国第一条自建铁路的诞生，1881 年，开平煤矿的运煤铁路——唐胥铁路建成。自此以后，在探索如何建设铁路、管理铁路和经营铁路的过程中，铁路的利权在丧失，收回利权、国权的斗争在开展，中国的铁路线在艰难曲折地延展，近代中国逐步形成了半殖民地半封建社会条件下的铁路网。1912 年，孙中山在辞去临时大总统担任全国铁路督办时曾指出："交通为实业之母，铁路又为交通之母。"⑤ 从宏观方面强调了铁路在国民经济中的重要作用。事实上，铁路对于近代中国的影响不只限于国民经济领域，有识之士认识到："铁路，是

---

① 《列宁全集》第 22 卷，人民出版社 1955 年版，第 182 页。
② 王韬：《弢园文新编》，生活·读书·新知三联书店 1998 年版，第 2 页。
③ ［美］彭慕兰、史蒂夫·托皮克：《贸易打造的世界——社会、文化与世界经济》（黄中宪译），陕西师范大学出版社 2008 年版，第 88 页。
④ ［德］马克斯·韦伯：《经济通史》（姚曾廙译），上海三联书店 2006 年版，第 186 页。
⑤ 胡汉民编：《总理全集》第 2 集，上海民智书局 1930 年版，第 151 页。

沟通文化的血管，是开发富源的先锋，是培植政治力量的利器，是树立国防策略的首要工具。"① 近代著名的铁路工程专家和路史研究专家凌鸿勋的看法更令人深思，他说："举凡我国社会的转变，思想的醒觉，经济的发展，以及政治的演进，国运的隆替，在在与铁路问题有关。"② 一部中国近代铁路史，有着丰富的内涵和深刻的意蕴。

新中国成立后，本着铁路是经济发展的先行官的认识，中央人民政府非常重视铁路建设，完成了成渝、宝成、贵昆、成昆等重大的铁路建设工程。但是由于当时国情的限制，铁路建设的规模仍然有限，铁路运输作为经济发展的瓶颈问题未能从根本上得到解决。改革开放以来，随着经济的快速发展和社会的日渐开放，我国加快了铁路建设步伐，进行了一系列铁路建设和运营管理体制的改革尝试，铁路线在迅速地延伸，铁路网在不断地完善。进入新世纪以后，铁路作为绿色环保的交通运输方式，在世界各国交通运输发展战略中占有重要地位。我国顺应世界交通发展趋势和国内经济社会发展的需要，制定了中长期铁路发展规划，在维护和改造既有线路的基础上铁路运行速度在稳步地提升；同时，在吸收、借鉴国外高速铁路技术的基础上大胆进行自主创新，在高速铁路建设领域独占鳌头，使我国迎来了高速铁路时代。一部中华人民共和国铁路史，是中国铁路从落后走向领先的历史，也是中国人民探索中国特色社会主义道路、建设中国特色社会主义事业的历史的重要组成部分。

1881 年以来 130 多年的中国铁路史值得研究，也需要研究。我们出版《中国铁路史研究丛书》的目的有三：第一，为促进中国铁路史研究的深入做铺垫。丛书各著作的研究方法不拘一格，采用政治史、经济史、社会史、思想史、文化史、技术史等史学分支学科的视野，运用多学科的理论和方法多角度地对中国铁路历史的诸面相进行新的探讨，以期形成中国铁路史研究的新范式和新话语。第二，为大型综合体《中国铁路史》的编纂做准备。丛书拟分为五大系列：线路史系列、区域铁路史系列、铁路人物研究系列、铁路专题史系列、国外铁路史系列，五大系列的著作积聚到一定规模，意味着中

---

① 张惟格：《东北抗日的铁路政策》，（台北）文海出版社 1982 年版，第 1 页。
② 凌鸿勋：《中国铁路志·前言》，（台北）文海出版社 1982 年版，第 1 页。

国铁路史研究队伍的形成，这将为大型综合体《中国铁路史》的编纂创造良好的学术条件。第三，为当代中国铁路的发展做参考。丛书将力图展现中国铁路发展的历史全貌，总结中国铁路的历史成就、经验和教训，阐明铁路系统与社会各系统的相互关系，揭示中国铁路发展的基本规律和总体趋势，从而为当代中国的铁路建设和铁路决策提供有益的历史借鉴，为中国特色铁路文化的建设提供丰富的历史资源。

　　丛书采取分批出版的形式，著作成熟一批即出版一批。我们竭诚欢迎丛书的读者对已出版的著作提出中肯的批评意见，并希冀有志于路史研究的工作者热情赐稿，共同推进中国铁路史的学术研究事业和中国铁路文化的建设事业。

《中国铁路史研究丛书》编委会
2014 年 5 月

序

我从来没有为专门的私人著作写过序，只是在出版"中国铁路史研究丛书"时写过总序；我的著作也很少请人写序，只是在出版我的第一部铁路史著作——《铁路与社会经济——广西铁路研究（1885—1965）》的时候，请钟文典教授和王庆成研究员两位恩师赐序奖掖。在我看来，为他人著作写序是一件难事。如果序文只是对著作的介绍，则失之过简，未显其应有之价值；如果序文从学理和学术大势出发，对著作进行评析，则其难立现。对学理的理解，对学术大势的把握，则言人人殊，由两者而对著作的内容去评析，褒贬毁誉又难以权衡。褒之誉之过多，难免吹捧之嫌；而贬之毁之稍多，则难以激励后进。

华平现为皖南医学院马克思主义学院副教授，同时又在安徽大学历史系从事博士后研修，是我培养的第二位博士。他对中国铁路史研究有特别浓烈的兴趣和钟情的追求，精思苦研，成果不断涌现，他得到所在工作单位的鼓励和重视，已入选安徽省高校青年人才支持计划和皖南医学院第一届学术与技术带头人后备人选，我对他的进步由衷地感到高兴。在他第三部铁路史著作《近代中国铁路卫生史研究（1876—1949）》即将出版的时候，他请我为之作序，盛情之下，我作为导师，只得勉为其难，不避嫌谤，说几句话吧。

华平是从艰难困苦中一路走过来的，他对自己每次努力争取到的机会都倍加珍惜。我从广西师范大学调到苏州大学以后，准备加强对中国铁路史的研究，从两个方面着手：一是深入探索中国铁路史研究的方法，多做一些实际问题的实证研究；二是多培养一些这个领域的硕士和博士研究生，为推进中国铁路史的研究打造后备人才队伍。从华平这些年的成长来看，他对我在这两方面的追求实有助力焉。华平在攻读硕士学位期间即对中国铁路史感兴趣，硕士学位论文研究的是晚清民营铁路的问题，对中国铁路史的研究有一定的专业基础。所以当好友黄振南教授向我力荐时，我对华平报考我的博士生表示热烈的欢迎。经过他的努力，2007 年，他顺利地考进了苏州大学。他在到苏大报到的当晚给我打来电话，表示要到一家民办中学兼职。他当时面临着养家糊口的困境，他出身农家，父母没有固定收入，妻子没有稳定工作，又刚刚生了孩子。我理解他的处境，表示支持，只是提醒他不要忘了学业。

其时，我给他的任务是充分利用苏大图书馆馆藏的《铁道公报》研究南京国民政府的铁道部，博士学位论文即以此为题。华平不负我望，他利用周末到苏大图书馆影印会报资料，并从各种网络资源中搜寻相关资料，平时在民办中学白天从事教学工作，晚上即整理资料，开展研究。经过两年多的艰苦努力，他终于拿出了 20 万余字的论文初稿。他自己感到不满意的是，初稿缺乏问题意识。2009 年，正在讨论中华人民共和国铁道部的存废和酝酿"大部制"，因此，在我们的共同探讨之下，决定以"部制变迁"作为论文所要解决的中心问题，以此为现实的决策提供历史的借鉴。从问题出发，他对初稿进行了修改。应该说，他对学位论文的修改很成功，最终定稿的论文获得了一些匿名评审专家的好评，最终圆满地通过了论文答辩。也许一般人只看到他在学位授予典礼上身着博士学位服时的短瞬光鲜，但看不到他在将近三年的光阴中为此所付出的倍于常人的艰辛。

在撰写博士学位论文的过程中，华平对中国铁路史的研究开始有了新的思考，发现了中国铁路史研究领域存在着众多的学术空白点，感受到了中国铁路史研究的广阔前景，并由此激发了他的研究热情，笔耕不辍。博士研究生毕业后，除出版了两部专著外，他还发表了 30 余篇论文，申请到了 4 项科研项目。其中的主要研究方向就是中国近代铁路卫生史，这符合他所在工作单位的特点和需要。他对中国近代铁路卫生史的研究还较有影响，成功地申请到了国家哲学社会科学基金项目，目前所呈现的书稿正是他项目研究的最终结项成果。

中国铁路史的研究总体上来看还较为薄弱。20 世纪 80 年代以前，革命史范式之下的铁路建设史和路权史有若干较为扎实的学术成果。20 世纪 90 年代以后，随着社会史的兴起及其影响力的扩大，铁路对社会经济变迁的影响逐渐成为学者关注的问题，在此趋势之下一门新兴的学科——以铁路史为话语中心的交通社会史正在形成。在探讨中国铁路史研究方法的过程中，我和华平也逐渐地达成了两个共识。第一个共识是，要努力地提醒学者们在论证铁路与社会经济变迁之间的关联性上多下功夫，铁路建成前后的对比只能揭示铁路在社会经济变迁中的可能性作用，这种对比并不能确证铁路作用的存在和程度，更不能显示铁路发挥作用或产生影响的机制。因此，我们就有了第二个共识，那就是，要深入中国铁路史本体的研究，那种认为中国铁路史本体研究已很充分的观点是站不住脚的，这是对中国铁路史学术史不了解甚或是无知的表现。我们认为，可从技术史、政治史、外交史、思想史、文化史、经济史、社会史、军事史、战争史、口述史，以及田野调查、文化遗产或工业遗产等视角展开对人物、线路（单一的、区域的、全国的）、专题、影响的研究，揭示铁路系统或"铁路社会"的制度变迁及其与外部社会的制度性联系。"铁路社会"的制度变迁是铁路发挥作用或产生影响的基础，而"铁路社会"与外部社会的制度性联系则是铁路发挥作用或产生影响的直接表征，有此表征，铁路与社会经济变迁之间的关联性则不言自明。应该说，多视角多学科研究铁路史的成果还不够充分，铁路史研究领域仍然存在着大量的空白点。铁路卫生史的研究即是其中的空白点之一。

华平的专著《近代中国铁路卫生史研究（1876—1949）》是基于铁路卫生在铁路交通事业中的重要地位而进行研究的，其目的既是要全面、系统地了解近代中国铁路卫生事业的发展情形，也试图以史为鉴，提供经验，同时借以引起学术界和铁路部门对铁路卫生问题的重视。该著的内容主要有三个部分：第一，从纵向历史演变的角度阐述近代中国铁路卫生事业发展的历程，并将这个历程划分为四个历史阶段，同时概述近代史上殖民铁路的卫生情形；第二，从横向历史剖面的角度分铁路医疗服务、铁路卫生保健、铁路公共卫生和铁路卫生防疫四个方面，系统探讨近代中国铁路卫生的具体实务；第三，在上述研究的基础上试图对近代中国铁路卫生事业进行整体性的分析与评价，从铁路卫生事业发展的水平、特征和作用等层面提出自己的研究结论。

关于中国近代铁路卫生事业发展历程的四个阶段，华平认为：1876—1911年是中国铁路卫生事业的萌发时期，铁路卫生从早期筑路和初始运营阶段的极度匮乏与落后逐渐向前发展，铁路自办医疗机构、医疗卫生规则和卫生防疫相继建立与开启。1912—1937年，我国铁路卫生事业开始走上建制化的道路，尤其是南京国民政府建立后，政治趋稳，经济上也出现"黄金十年"，铁路卫生事业建制化的进程加快，至 20 世纪 30 年代中期，具有现代性的铁路卫生制度体系初步形成。1937 年七七事变至 1945 年日本战败投降，中国铁路卫生事业在敌人的炮火下遭受重创，铁路部门数年建立起来的卫生制度体系不复存在，医疗机构及其基础设施被炸毁、侵夺，医护人员流散。面对暴日的侵略，中国铁路医护人员不畏牺牲，在前线和后方继续开展医疗服务，与敌进行了持续不断的抗争。1945 年抗日战争胜利后，铁路当局在接收日伪铁路卫生设施基础上，进行了铁路卫生事业的恢复与重建，取得了一定的成绩。

关于中国近代铁路卫生事业的具体实务，华平的研究是有所侧重的。医疗服务方面，重点阐述路局"划分医疗机构的服务区域""开展形式多样的诊疗服务"和"实行差别化的诊疗收费"的主要医疗服务制度；卫生保健方面，则主要考察"铁路职工体检""员工病种调查与统计""员工禁烟禁毒"和"卫生知识的宣传与普及"等工作；公共卫生方面，则偏重于探讨铁路公共卫生管理制度的构建、公共卫生整理与改良，以及铁路当局举办的大规模铁路卫生运动；卫生防疫方面，则意在归纳近代铁路卫生防疫的常态化措施和应急性措施。

关于对中国近代铁路卫生事业的整体性认识，华平指出：至 20 世纪二三十年代中期，中国铁路卫生建制化初步形成，其发展水平虽不及中东铁路和南满铁路，但远远超过当时全国卫生事业的发展水平；近代中国铁路卫生事业具有独立性、福利性、社会性、差异性和同步性 5 个方面的特征；近代我国铁路卫生促进铁路事业的发展，同时也加速了"西医中国化"的进程。

从总体上看，华平对中国近代铁路卫生事业史的上述探讨，基本体现了他的学术意图，彰显了近代铁路卫生事业史的应有意义和学术价值。我曾从铁路影响社会的视角提出"利日常"和"反日常"的概念，应该说，铁路卫生事业更有利于我们理解这两个概念及其相互关系。铁路部门乃至相关政府部门在铁路卫生事业领域的积极作为和所取得的进展、成就、进步从总体上属于"利日常"的努力，而在卫生事业具体实务的某些方面的不作为、消极作为或者是在积极作为时苛严的建章立制，则可能属于"反日常"的现象。如何科学地、辩证地从铁路卫生事业的角度去评价和考量铁路的"利日常"努力和"反日常"现象，是铁路部门始终面临的课题和任务，从历史的角度提供经验和借鉴，应该是有意义的。"安全""便利""舒适"是考察铁路"利日常"和"反日常"的三大要素，铁路卫生事业与这三大要素密切相关，卫生事业的良窳，会直接影响到客商乘用交通工具的感受和对交通方式的再次选择，久之，则会影响到铁路运输生产力的经济效益和运输资源的重新配置。我个人认为，铁路卫生事业史的研究，有助于深化对铁路"利日常"努力和"反日常"现象的认识与理解，而理性地权衡和处理这两者之间的辩证关系，才能维持铁路运输的正常化运行和促进铁路事业的发展与运输效益的提高，从而充分地发挥现有运输资源的生产力和各种运输资源配置的效率。因此，华平的研究不仅有深刻的学理性价值，还有很现实的借鉴意义。

当然，任何的开拓性探讨总不会是十全十美的。对铁路卫生事业史四个阶段的划分，或仍有可商，从铁路卫生事业发展的内在逻辑去思考阶段划分的标准、寻找各阶段划分的节点，似乎更合理些。至于对近代铁路卫生事业发展水平的整体性评估，还有待于更为扎实的实证研究和更为开阔的视野。有些具体问题的分析，由于资料的局限，还未能充分展开；有些具体实务的内容，也因资料的缺失，未能涉及。凡此种种，当为华平后续研究之努力方向，也敬请有志于研究此一领域之学界同仁一起批评和努力。

是为序。

朱从兵

2016 年 8 月于苏州

目　录

上　篇
近代中国铁路卫生事业发展历程

下　篇
近代中国铁路卫生事业实务

插图、表目录

绪　论／

一、研究现状与意义

（一）研究意义

铁路交通事业的兴起与发展，在推动社会经济发展和社会进步的同时，也产生了卫生问题。晚清至民国时期，国人对此已有所认知，1914年发表于《协和报》的一篇文章即认为："自世界交通日益便利而疾病传染遂愈滋蔓延，而交通机关之最足以为传染病之媒介者，厥惟铁道是已。盖每线之两端火车来往，多者日必五六次，少者亦二三次，乘客之熙攘往来者，无虑几千人，其中难免无染有疫气之人驻足其间，一经传染便即滋蔓难图。然则掌政者安得不思患预防，为公众造福哉。"① 国民政府铁道部卫生处首任处长胡宣明② 也曾撰文如是说："交通便利则旅客众多，往来如织，商务发达之区，人山人海，接踵摩肩，来自他乡外国者，累万盈千，其中难免有带病负疾之人，苟无相当之防范，势必将他方或外国之病症，加速传播于国人，故知者咸谓交通愈便利，疫症之传染愈速，人民愈复杂，外来之病症愈多。"为此，他提出在铁路交通发展的同时，"一切卫生设备，及卫生管理，皆与交通事业同时迈

---

① 霆：《铁道与公众卫生》，《协和报》第4年第50期，1914年10月17日，第12页。

② 胡宣明（1887—1965），福建龙溪人，近代著名的公共卫生专家，留学美国获医学博士学位，回国后历任广州市卫生局局长、内政部卫生司技正、吴淞中央医学院卫生科主任、卫生部中央卫生委员会委员及铁道部技正，1929年出任铁道部卫生处首任处长。1931年、1935年先后任立法院第三、四届立法委员。参见《作者小传》，《江苏教育》第4卷第11期，1935年11月，第192—193页；刘国铭：《中国国民党百年人物全书》（下册），团结出版社2005年版，第1728页。

进，故能享其利而不受其害"①。

尽管近代国人对铁路卫生的重要性有所知晓，但其着眼点主要在于铁路的卫生防疫问题，过于片面，事实上铁路卫生还包括铁路服务人员的医疗保健和铁路经营场所的公共卫生，它们对铁路事业的发展都产生影响。比如，铁路服务人员的医疗保健有保障，则其身心健康得以改善，工作效率也必然会提升；铁路车站和旅客车厢等公共场所卫生环境良好，既有利于防止病源的传播，也可提高旅客对铁路的满意度，从而增强铁路在交通运输体系中的竞争力，必然会增其收益。

由此可见，铁路卫生不仅于铁路事业有重要影响，也与传染病控制和社会稳定及发展休戚相关，这就要求铁路当局在发展铁路事业的同时，必须同步推进铁路卫生事业。然而，"我国人士，专营交通，而不顾及卫生，则危机四伏，险象环呈，诚不若步行肩担，驴车帆船之安稳矣"②。这是国民政府铁道部卫生处设立之初，胡宣明处长对于当时铁路交通中卫生状况的担忧；胡氏之忧即便在 21 世纪的中国亦不无体现，铁路公共场所的脏、乱、差现象普遍存在，尤其是至关重要的铁路卫生防疫体系仍不够健全，2003 年席卷整个中国的"非典"事件即是一个警示。近年来，中国铁路产业进入新一轮高速发展时期，铁路运营里程快速增加，而要保障铁路运输的有序和健康，铁路卫生则是必须关注的重要内容。比如，如何改善铁路普遍存在的公共卫生不佳状况；在铁路医疗机构改制后，如何保障铁路职工医疗保健；尤其是铁路当局如何构建有效的铁路卫生防疫体系等等问题，都亟须得到解决。因此，无论是从历史维度，还是从现实维度来看，对过往中国铁路卫生事业的探讨都是非常必要的，具有重要的实践价值和现实意义。

另外，从学术价值而言，近代中国铁路卫生史研究也很有意义。一是弥补铁路史研究领域对铁路卫生问题研究的不足，同时作为铁路专题史研究，其研究的探索与尝试能为后续其他铁路专题史，比如铁路教育、铁路工厂、铁路警察等研究提供借鉴；二是扩大中国近代卫生史或称医学史的研究范畴，也从一个侧面呈现出现代西方医学向中国传播和移植的过程（或称"西医中国化"）。因此，近代中国铁路卫生史的研究，不仅丰富了中国近代铁路史研究的内容，也为卫生史开拓了新的研究空间。

（二）已有的相关研究

关于中国近代铁路问题的研究最早可以追溯到晚清时期曾鲲化的《中国铁路现势通论》（化华铁路学社 1908 年版），民国以后则有曾鲲化的《中国铁

---

① 胡宣明：《交通与卫生之关系》，《铁道卫生季刊》第 1 卷第 4 期，1932 年 6 月，第 6—7 页。
② 胡宣明：《交通与卫生之关系》，《铁道卫生季刊》第 1 卷第 4 期，1932 年 6 月，第 7 页。

路史》（燕京印书局 1924 年版）、谢彬的《中国铁道史》（中华书局 1929 年版）、张嘉璈的《中国铁道建设》（杨湘年译，商务印书馆 1945 年版）、聂肇灵的《铁路通论》（商务印书馆 1930 年版）、吴绍曾的《铁路货等运价之研究》（新业印书馆 1936 年版），等等，以及《交通史路政编》（共 18 册）、《铁道年鉴》（共 3 卷）和《铁路沿线经济调查报告》（共 15 册）等史料的整理。另外，晚清至民国时期关于铁路问题的论文也屡见报端。

1949 年至今，晚清至民国时期的铁路史研究已取得丰硕成果，特别是近 10 年来最为突出。主要的著作有李国祁的《中国早期的铁路经营》（〔台北〕"中央研究院"近代史研究所 1961 年版）、何汉威的《京汉铁路初期史略》（香港中文大学出版社 1979 年版）、宓汝成的《帝国主义与中国铁路（1847—1949）》（上海人民出版社 1980 年版）、张瑞德的《平汉铁路与华北的经济发展（1905—1937）》（〔台北〕"中央研究院"经济研究所 1987 年版）和《中国近代铁路事业管理的研究——政治层面的分析（1876—1937）》（〔台北〕"中央研究院"近代史研究所 1991 年版）、Ralph William Huenemann（拉尔夫·威廉）的 *The Dragon and Iron Horse：The Economic of Railroads in China 1876—1937*，Cambridge Harvard University 1984（《龙和铁马：1876—1937 年的中国铁路经济》）、李占才的《中国铁路史（1876—1949）》（汕头大学出版社 1994 年版）、朱从兵的《铁路与社会经济：广西铁路研究（1885—1965）》（广西师范大学出版社 1999 年版）、马陵合的《清末民初铁路外债观研究》（复旦大学出版社 2004 年版）、丁贤勇的《新式交通与社会变迁——以民国浙江为中心》（中国社会科学出版社 2007 年版）、熊亚平的《铁路与华北乡村社会变迁（1880—1937）》（人民出版社 2011 版）、朱从兵的《张之洞与粤汉铁路——铁路与近代社会力量的成长》（合肥工业大学出版社 2011 年版）、黄华平的《国民政府铁道部研究》（合肥工业大学出版社 2011 年版）、郭海成的《陇海铁路与近代关中经济社会变迁》（西南交通大学出版社 2011 年版）、王斌的《近代铁路技术向中国的转移——以胶济铁路为例（1898—1914）》（山东教育出版社 2012 年版）、庞广仪的《民国时期粤汉铁路历史研究》（合肥工业大学出版社 2014 年版）、段海龙的《张绥铁路史（1909—1937）》（内蒙古人民出版社 2014 年版）、葛玉红的《沪宁铁路与江苏社会（1903—1927）》（江苏大学出版社 2014 年版）、章建的《铁路与近代安徽经济社会变迁研究（1912—1937）》（合肥工业大学出版社 2015 年版）及岳钦韬的《以上海为中心：沪宁、沪杭甬铁路与近代长江三角洲地区社会变迁》（中国社会科学出版社 2016 年版），等等。这一时期关于铁路交通史方面的硕士、博士论文和期刊论文也非常丰富，其作者主要集中于南开大学、苏州大学、山东大学、河南大学、安徽师范大学、河南师范大学和河北师范大学等高校，限于篇幅，兹不赘列。

上述已有铁路史的研究成果涉及了铁路问题的方方面面，既包括宏观与微观的铁路史，也有铁路本身与铁路外延问题的研究。铁路卫生作为铁路系统的微观方面和铁路的附属事业，也受到一定的关注。我国学术界最早关注铁路卫生问题的是铁路史研究专家曾鲲化，他在 1908 年出版的《中国铁路现势通论》中曾提及对当时铁路公共卫生状况的忧心[1]。此后，他在《中国铁路史》一书中专门设立《铁路防疫与卫生》一节，阐述 1910—1920 年政府与铁路部门应对发生在铁路沿线的"清宣统二年（1910）之东三省鼠疫""民国七年（1918）绥远肺疫"和"民国九年（1920）之黑龙江鼠疫"之策略，虽然内容非常笼统，但作者对政府与铁路部门的防疫持肯定态度[2]。

20 世纪 30—40 年代，随着中国铁路事业的快速发展，人们对铁路问题的研究也出现了高潮，出版与发表了数量众多的专著、资料与论文，其中涉及铁路卫生内容的也为数不少。赵传云的《铁路管理学》（商务印书馆 1934 年版）、陈邦贤的《中国医学史》（商务印书馆 1937 年版）、《交通史路政编》和《铁道年鉴》等均保存有诸多铁路卫生史料。国民政府铁道部主办的《铁道卫生季刊》和《铁道卫生》除刊载大量的铁路卫生调查资料外，还发表了诸多路界人士的研究性论文，如胡定安[3]的《铁道卫生是一部分独立的卫生事业》，该文认为"铁道部直辖全国各路铁道，其所关于卫生方面一切行政，即谓之铁道卫生。因为管理铁道有专部，故铁道卫生当然是含有独立性质的一部分卫生事业"[4]。邓真德[5]在《发展吾国铁路医务卫生的商榷》一文中提出改良当时铁路医务卫生的三个方面建议：一是统一各路医务卫生行政机构，提高

---

① 曾鲲化：《中国铁路现势通论·丙编·建设》，化华铁路学社 1908 年版，第 14—19 页。

② 沈云龙：《近代中国史料丛刊》（第 98 辑），曾鲲化：《中国铁路史》，（台北）文海出版社 1973 年版，第 216—219 页。

③ 胡定安（1898—1965），浙江湖州人，民国时期著名的公共卫生专家，先后毕业于浙江省立医药专科学校医科、德国柏林大学医科和普鲁士公共卫生学院，获得博士学位。历任南京特别市卫生局局长、江苏省立医学院院长等职，1932—1933 年担任国民政府铁道部卫生科科长。参见王东胜、黄明豪：《民国时期健康教育文集》，江苏人民出版社 2008 年版，第 305 页；铁道部总务司人事科：《铁道部职员录》，编者印行，1933 年 2 月版，第 17 页。

④ 胡定安：《铁道卫生是一部分独立的卫生事业》，《铁道卫生季刊》第 1 卷第 4 期，1932 年 6 月，第 1 页。

⑤ 邓真德，广东英德人，为留美医学博士。历任铁道部卫生专员兼医官、卫生处副处长，京沪沪杭甬铁路镇江医院院长和卫生课课长等职。参见铁道部总务司文书科：《铁道部职员录》，编者印行，1929 年 12 月版，第 50 页；刘国铭：《中国国民党百年人物全书》（上册），团结出版社 2005 年版，第 284 页。

其在路局中的地位；二是培养医务人才，"选派年壮，聪颖，有毅力而任事热诚的现任医务人员前赴欧美或日本考察或实习铁路卫生行政"；三是筹划卫生经费①。郭培青②撰写的《铁路禁烟问题之商榷》则就中国铁路禁烟问题进行了探讨③。

1949 年至 20 世纪 70 年代，铁路卫生史研究基本上处于空白状态。80 年代以来，伴随学界对铁路史和医学史研究的兴起，铁路卫生史也得到一定程度的关注。

李占才的《中国铁路史（1876—1949）》一书以附录形式，概述了 1927—1937 年中国铁路医疗卫生的发展情形，重点阐述国民政府铁道部卫生处（1932 年称"卫生科"）的医务卫生工作，具体包括"编订卫生医务法规""改进卫生医务事项""整理各路卫生工程""编印卫生医务刊物""审核各路卫生医务报告""编印卫生医务统计表""拟定各项卫生医务表格""审核各路禁烟调查检验报告""举行全国铁路医务会议""举行卫生运动会"等④。

张家麒的《当代中国铁路卫生事业管理》则对 1949 年之前的中国铁路卫生，包括中东铁路和南满铁路的医疗卫生情形做了简略介绍，重点关注其制度层面的变迁⑤。

夏茂粹的《民国防疫档案与铁路客运防疫》以档案资料为基础，阐述北洋政府时期铁路部门应对传染病的措施，该文指出："为阻遏疫疠通过铁路客运传播，北京民国政府交通部及京奉、津浦、京汉、京绥、正太等铁路公司组成了以铁路督办叶恭绰为会长、路政司司长关庚麟为副会长的铁路防疫联合会，协同防疫。各路局也分别成立了防疫事务所及以局长为会长的防疫会，办理本路局的防疫事宜。防疫联合会除商请内务部卫生司派员前往晋直交通各大路的西宁、广昌、阜平、平山等地方堵截检验外，还根据铁路客运的特点，着重从车站、火车、旅客三方面入手，紧急向有关车站、列车增派外籍医生（西医），设置检验所、留验所、查验车、隔离车、卫生警察，以及采取

①　邓真德：《发展吾国铁路医务卫生的商榷》，《铁道卫生季刊》第 1 卷第 1 期，1931 年 8 月，第 25—31 页。

②　郭培青，福建人，曾任铁道部卫生专员，胶济铁路总务处卫生课课长等职，撰有《战地救护常识》《铁路医务的前瞻后顾》《粤汉铁路医务建设计划之拟议》等文章。参见《铁道部令第 516 号》，《铁道公报》第 263 期，1932 年 6 月 2 日，第 5 页；铁道部总务司人事科：《铁道部职员录》，编者印行，1933 年 2 月版，第 17 页。

③　郭培青：《铁路禁烟问题之商榷》，《铁道卫生》第 7 期，1934 年 12 月，第 19—31 页。

④　李占才：《中国铁路史（1876—1949）》，汕头大学出版社 1994 年版，第 377—385 页。

⑤　张家麒：《当代中国铁路卫生事业管理》，中国铁道出版社 1997 年版，第 1—10 页。

就车检验、就站检验、留所检验等一系列防疫措施，阻遏疫疠蔓延。"①

杨玄博的《试析沪杭甬铁路职工卫生事业的发展（1928—1937）》以铁道部时期京沪沪杭甬铁路的医疗卫生工作为研究对象，阐述两路在职工医疗事业、防疫与体检事业及卫生教育方面的努力。作者认为，"（沪杭甬铁路）职工医疗事业主要通过兴建铁路医院并划分医务区的方式开展，从初复诊人数、出入院人数、资金投入数等内容来看，可谓初见成效；防疫与体检事业主要通过铁道部和路局所颁布的各类规章将此二者确立下来，并逐渐成为一项长期制度；卫生教育事业主要通过五类具体工作，给铁路职工普及科学的卫生常识，帮助他们养成良好的卫生习惯。1928—1937 年间沪杭甬铁路职工卫生事业取得了一定的成效"②。

邓宗伟的硕士学位论文《南京国民政府时期的铁路卫生政策研究（1927—1937）》是一篇较为系统研究南京国民政府时期铁路卫生政策的文章。该文认为这一时期铁路卫生政策经历铁道部卫生处和卫生科两个时期，"卫生处时期制定的《铁道部卫生处工作计划纲要》和卫生科时期出台的十二条工作大纲以及相关法规共同构成了铁路卫生政策的总纲领。其主要内容包括：一、常规性的铁路卫生管理，包括火车上和车站周边的卫生。二、应急性的铁路卫生政策，主要是为了应对瘟疫和疾病的传播而制定的措施、政策。三、预防性的铁路卫生政策，主要是以教育和宣传为主。四、铁路卫生系统职工的卫生政策"。最后作者还就这一时期铁路卫生政策的特点、成效与不足进行评析，作者认为南京国民政府时期铁路卫生政策具有四个方面的特点，即较强的行业特征、较为系统全面、偏重于医务和受公共卫生政策的制约；在成效与不足方面，作者认为铁路卫生政策改善了铁路卫生环境，铁路医疗事业得到了一定提高，同时也存在铁路卫生地位低下、管理人才缺乏和资金不足等多重因素③。

丁戎的博士学位论文《津浦铁路研究（1898—1937）——近代铁路线路史研究的探索》中对津浦铁路附属铁路医院的建立情况进行了阐述，包括铁路医院发展历程、铁路医疗硬件与软件及诊疗规模等，作者认为"（津浦铁路）医院和医务人员的主要职责是为津浦铁路员工和旅客诊疗，但也参与相

---

① 夏茂粹：《民国防疫档案与铁路客运防疫》，《北京档案》2002 年第 2 期，第 42—43 页。

② 杨玄博：《试析沪杭甬铁路职工卫生事业的发展（1928—1937）》，《民国档案》2012 年第 4 期，第 78—84 页。

③ 邓宗伟：《南京国民政府时期的铁路卫生政策研究（1927—1937）》，湖南师范大学 2014 年硕士学位论文。

关的卫生防疫工作"①。

孙自俭的《民国时期铁路工人群体研究——以国有铁路工人为中心（1912—1937）》（郑州大学出版社 2013 年版）一书，对 20 世纪 30 年代铁路工人的疾病医疗进行简要介绍，认为这一时期铁路医院存在诸多问题，铁路工人都不愿意去医院看病。

笔者近年来对铁路卫生史较为关注，先后发表了《1910—1937 年的中国铁路卫生防疫》《1900—1937 年中国铁路卫生建制化述论》《近代中国铁路卫生防疫与铁路卫生建制化》等系列论文，从铁路卫生防疫和卫生体系构建等视角对铁路卫生史进行探讨②。

王玉芹的《满铁大连医院的设立及其在东北的侵略活动》《略论满铁在中国东北设立的卫生设施》和李娜的《满铁对中国东北的文化侵略》③ 等论文，则对外国人在华经营的铁路医疗卫生进行了探讨。

另外，卫生史研究中也有零星涉及铁路医疗与卫生的著述，如焦润明在其《清末东北三省鼠疫灾难及防疫措施研究》（北京师范大学出版社 2011 年版）一书中，论及了铁路对清末东北三省鼠疫传播的影响、鼠疫爆发对铁路业的冲击，以及防疫过程中的铁路因素；张泰山的《民国时期的传染病与社会——以传染病防治与公共卫生建设为中心》论述了民国时期将"管制交通，隔离病患"作为重要的救疗措施，指出当时管制交通有"半封锁式""全封锁式"和"软性式"三种④；王银的《1910—1911 年东北鼠疫及防治研究》、谭晓燕的《民国时期的防疫政策（1911—1937）》和袁大彬的《1910—1911 年哈尔滨鼠疫研究》⑤ 等硕士学位论文中也有关于铁路卫生防疫的内容。

从上述已有的成果来看，近代中国铁路卫生史的研究已取得了一些成绩：一是以铁路卫生为主题的研究论文已有数篇；二是铁路卫生史获得越来越多

① 丁戎：《津浦铁路研究（1898—1937）——近代铁路线路史研究的探索》，苏州大学 2013 年博士学位论文。

② 黄华平、赵伟：《1910—1937 年的中国铁路卫生防疫》，《中华医史杂志》2010 年第 5 期；黄华平：《1900—1937 年中国铁路卫生建制化述论》，《江西社会科学》2011 年第 11 期；黄华平：《近代中国铁路卫生防疫与铁路卫生建制化》，《温州大学学报》（社科版）2012 年第 4 期。

③ 王玉芹：《满铁大连医院的设立及其在东北的侵略活动》，《东北史地》2011 年第 3 期；《略论满铁在中国东北设立的卫生设施》，《东北亚研究》2011 年第 2 期；李娜：《满铁对中国东北的文化侵略》，吉林大学 2009 年博士学位论文。

④ 张泰山：《民国时期的传染病与社会——以传染病防治与公共卫生建设为中心》，社会科学文献出版社 2010 年版，第 115—126 页。

⑤ 王银：《1910—1911 年东北鼠疫及防治研究》，苏州大学 2005 年硕士学位论文；谭晓燕：《民国时期的防疫政策（1911—1937）》，山东大学 2006 年硕士学位论文；袁大彬：《1910—1911 年哈尔滨鼠疫研究》，哈尔滨师范大学 2012 年硕士学位论文。

的关注。但究其总体水平来看，铁路卫生史研究尚处起步阶段，存在几个明显问题：一是成果零星分散，无系统性研究专著，难以全面展现近代中国铁路卫生事业发展概况；二是研究时段主要集中于清末的 1910—1911 年和南京国民政府时期的 1927—1937 年，其余时段论及很少；三是研究内容主要集中于铁路卫生防疫，铁路卫生的其他方面很少涉猎，至于铁路卫生体系创建、医疗卫生服务、公共卫生管理、卫生事业发展水平和基本特征，以及铁路卫生事业与铁路事业发展和铁路卫生与近代中国医学转型（或称"西医中国化"）之间的关系等研究近乎空白；四是作为铁路专题史，铁路卫生史在铁路史研究领域尚没有受到足够重视，研究热度不足。这些问题的存在，既为本课题的研究留下充分的空间，也成为本课题研究努力的方向和目标。

二、研究对象与基本框架

（一）研究对象

本课题研究对象是近代中国的铁路卫生事业，其中近代所指时间跨度为 1876 年中国境内第一条铁路吴淞铁路诞生至 1949 年国民党政权在大陆的垮台为止；所涉及的铁路主要指近代的国有铁路，具体包括平汉（京汉）、京沪沪杭甬（沪宁沪杭甬）、平绥（京绥）、北宁（京奉，九一八事变后仅指关内段）、津浦、陇海、胶济、正太、道清、南浔、浙赣、粤汉铁路湘鄂段、粤汉铁路株韶段及湘桂等铁路线，另为保持研究内容的完整性和研究对象的可比性，课题还就近代外国人在中国经营的铁路（不包括台湾铁路）的卫生概况进行了简要阐述。课题所研究的铁路卫生则包括三个方面内容：一是铁路职工的医疗服务，即铁路医疗机构的建立、发展与运营；二是铁路物理空间的公共卫生，即铁路列车、车站和铁路沿线的卫生管理；三是铁路的卫生防疫，即铁路防控传染病的设施与制度。

（二）基本框架

本课题以铁路职工的医疗服务、铁路物理空间下的公共卫生和铁路的卫生防疫为内容，阐述近代中国铁路卫生事业的发展历程、铁路医疗与公共卫生的开展情形，并具体探讨近代中国铁路卫生事业的发展水平、特征、积极作用和不足之处。依据研究内容，全书分上、下两篇和结语共三个部分。

上篇主要阐述近代中国铁路卫生事业发展历程，共分四章。

第一章：铁路卫生事业的萌发。1876—1911 年是中国铁路卫生事业的萌发时期，铁路卫生从早期筑路和初始运营阶段的极度匮乏与落后状态，逐渐向前发展。1906 年京绥铁路阜成门医院的建立，开近代中国铁路卫生事业之端绪，此后包括京绥铁路在内的京汉、沪宁和京奉等路局纷纷自办铁路医疗机构（铁路医院或诊疗所），制定医疗卫生规制，而铁路卫生防疫亦在 1910—1911 年的东北鼠疫防控中正式开启。中国铁路卫生事业的萌发，主要是受"西医东渐""铁路职工医疗需求"和"铁路卫生防疫的急迫情势"等三个因素的共同影响。

第二章：铁路卫生事业的建制化。1912—1937 年，中国铁路卫生事业开始走上建制化的道路，尤其是南京国民政府建立后，政治趋稳，经济上也出现"黄金十年"，铁路卫生事业建制化的进程加快，至 20 世纪 30 年代中期，具有现代性的铁路卫生制度体系初步形成。该章从铁路卫生行政机构、铁路医疗服务体系和铁路卫生规章制度三个方面阐述近代中国铁路卫生建制化的过程。

第三章：铁路卫生事业的战时劫难与战后重建。从 1937 年七七事变至1945 年日本战败投降，中国铁路卫生事业在敌人的炮火下遭受重创，铁路部门数年来建立起来的卫生制度体系不复存在，医疗机构及其基础设施被炸毁、侵夺，医护人员流散。面对暴日的侵略，中国铁路医护人员不畏牺牲，在前线和后方继续开展医疗服务，与敌进行了持续不断的抗争。1945 年抗日战争胜利后，铁路当局在接收日伪铁路卫生设施基础上，进行了铁路卫生事业的恢复与重建，取得了一定的成绩。

第四章：外人经营的铁路卫生概况。该章主要介绍了帝国主义在中国直接经营的南满铁路、中东铁路和日本侵华期间所占沦陷区铁路的医疗卫生体系发展概况。撰写本章的目的，一是为尽量保持近代中国铁路卫生史研究对象的完整性；二是通过对其医疗服务对象的研究，揭示其侵略性，同时也有助于借其与中国国有铁路卫生情形进行对比。

下篇就近代中国铁路卫生事业实务进行论述，也分四章。

第五章：铁路医疗服务工作。铁路医疗服务是铁路卫生事业最为核心的组成部分，是保障铁路员工及旅客身心健康、安全，维系铁路正常运营的基础。为此，铁路当局既要筹办铁路医疗服务体系，这是前提与依托，也要实施行之有效的诊疗制度。该章即从"划分医疗服务区域""开展多种形式诊疗"和"实行差别收费制度"三个方面论述中国近代铁路当局的医疗服务工作。

第六章：铁路卫生保健。该章着重从"铁路职工体检""员工疾病调查与统计""铁路禁烟禁毒"和"卫生知识普及"等方面，探讨 20 世纪 20—30 年代铁路当局开展的专业卫生保健工作。

第七章：铁路公共卫生。铁路公共卫生是铁路当局为了员工、旅客的身心健康，在铁路所属的空间区域所进行的卫生管理与建设。本章从铁路公共卫生制度的构建，公共卫生整理与改良，以及铁路当局举办大规模铁路卫生运动，宣传卫生知识、培育铁路服务人员的公共卫生意识等三个方面进行阐述。

第八章：铁路卫生防疫。中国近代是传染病肆虐的时期，铁路作为现代化的交通工具在传染病传播的过程中起到推波助澜的作用，因此铁路防疫成为卫生防疫的重要措施。本章重点阐述在多次防疫实践中，铁路当局初步构建起来的铁路防疫机制，即常态化传染病预防和应急措施，并以1932年全国霍乱防控为个案，检讨铁路防疫的能力与水平。

结语部分对近代中国铁路卫生事业做了一个整体性的认识与评价，包括"发展水平""基本特征""积极作用""历史局限"四个方面：

"发展水平"方面，将铁路卫生的建制化水平、经费投入等与当时的社会卫生发展进行共时性比较，以评估近代中国铁路卫生发展的整体水平；

"基本特征"方面，归纳与总结近代中国铁路卫生事业所具有的独立性、福利性、社会性、差异性和同步性等五个特征；

"积极作用"方面，分析近代中国铁路卫生与铁路事业发展、与"西医中国化"之间的关系，前者从铁路卫生与员工身心健康、铁路建设、铁路运输等方面进行探讨，后者则主要从铁路卫生对"西医中国化"的同步移植、加速促进等方面进行研究；

"历史局限性"方面，则重点讨论医疗卫生体系不健全、卫生保健开展有限和防疫能力欠佳等问题。

三、资料概况

本课题研究所使用的资料，主要为晚清至民国以及当代两个时期形成的史料。晚清至民国时期的资料最为重要，具体包括如下几类：

报刊资料：晚清至民国时期，铁路主管机构邮传部、铁道部和交通部及各地方铁路管理局都公开出版与发行了诸多报纸与期刊。清末邮传部刊印的《交通官报》，自1909—1910年共发行30期。国民政府铁道部刊印的报刊包括《铁道公报》《铁道半月刊》《铁道卫生季刊》和《铁道卫生》等。《铁道公报》出刊量最大，自1928年12月正式出刊，至1937年9月停刊，有月刊、周刊和日刊之分，总计出刊为1 866期。《铁道半月刊》是对《铁道公报》的一种补充，1936年创刊，1936—1937年共计出刊两卷13期。《铁道卫生季刊》与《铁道卫生》为铁道部卫生处和卫生科分别负责出版的，为铁路卫生方面的专业期刊，内容丰富，既有铁路卫生规制，也有卫生政策的研究，更重要的是刊载了诸多当时铁路卫生方面的调查统计资料，为本课题研究提供了重要支撑；《铁道卫生季刊》从 1931—1932 年共 4 期，《铁道卫生》出版刊数不详，目前仅掌握 1934 年的第 6—7 期。交通部编印的《交通公报》与《铁道公报》类似，规模宏大，自北洋政府时期至 1949 年止，也载有若干铁路卫生方面的规制。

地方铁路管理局主办报刊类别众多，有月刊、日刊、公报、纪念刊之分，基本上所有的铁路局都有。这类报刊主要包括：《京汉铁路管理局公报》《铁路月刊——平汉线》《铁路月刊——津浦线》《津浦铁路日刊》《京沪沪杭甬铁路日刊》《京沪沪杭甬铁路车务周报》《胶济日刊》《胶济铁路月刊》《铁路公报——平绥线》《平绥日刊》《平绥路闻》《正太铁路月刊》《南浔铁路月刊》《浙赣铁路月刊》《吉长吉敦铁路局公报》《粤汉铁路公报》和《湘鄂铁路旬刊》，等等。其中，《京沪沪杭甬铁路日刊》《铁路月刊——平汉线》和《胶济铁路月刊》比较齐全，内容丰富。以《京沪沪杭甬铁路日刊》为例，自 1929—1937 年，刊印量多达 1 960 余期，举凡该路局的相关医疗卫生规制、统计资料等均有刊载。

除上述铁路当局或铁路主管机关所刊印的报刊资料外，课题研究所使用的其他报刊资料有：《政府公报》《交通杂志》《铁路杂志》《东方杂志》《申报》《大公报》《抗战与交通》和《盛京时报》，等等。

史料汇编与年鉴类资料：晚清至民国时期由铁路主管机构编纂出版的史料与年鉴资料也相当丰富。史料汇编包括邮传部编印的《轨政纪要》和《邮传部奏议类编·续编》，其中《轨政纪要》分初编和次编两部分，初编计 9 册，次编计 3 册，主要汇编晚清时期铁路章程与合同，《邮传部奏议类编·续编》共 6 册，为研究晚清时期铁路问题的重要史料。

交通部、铁道部编印的史料汇编有：《交通史路政编》《交通史路务编》《铁道法规类编》《铁道部工作报告》《铁道部职员录》及《国有铁路劳工统计》等，其中《交通史路政编》是由交通部和铁道部于 1935 年合作编纂的较为权威的资料，共计有 18 册之多，为交通史六编（包括邮政、航空、航政、路政、电政、总务）之一，保存了 1925 年以前有关铁路建筑、管理、对外交涉、铁路卫生等方面的大量资料。《铁道部工作报告》为铁道部每月编辑刊印的工作计划和总结，《铁道部职员录》为铁道部总务处文书科按年出版的本部人员录，目前已掌握 1929—1936 年的部分。年鉴类资料主要为《铁道年鉴》，该书由铁道部编纂，是详细记载各年度国有铁路事业发展的综合性资料，共有 3 卷，记述时间从 1931—1935 年 6 月，其内容涉及铁道行政、法律规章、铁路运营、铁路附属事业等方方面面，关于铁路卫生也有相当篇幅记述，是研究中国近代铁路史必备的史料。

晚清至民国时期由各地方铁路管理局编印的史料和年鉴资料，数量众多。与本课题相关史料汇编有：《京绥铁路规章汇览车务编》《平汉铁路管理委员会现行规章汇编》《平汉铁路管理局职员录》《沪宁沪杭甬铁路史料》《京沪沪杭甬铁路一览》《京沪沪杭甬铁路职员录》《胶济铁路规章汇览》《津浦铁路规章汇览》《平绥》《平津区交通事业接收总报告》，以及《胶济铁路接收四周纪要》至《胶济铁路接收十四周纪要》，《正太铁路接收周年纪念刊》至《正太铁路接收四周年纪念刊》，等等；年鉴类主要有《平汉年鉴》《陇海年鉴》和《津浦年鉴》，等等。

除上述之外，其他与本课题研究相关的史料汇编和年鉴包括：《中华民国法令大全》《中华民国法规汇编》《中华民国法规大全》《中华民国法规集成》《东三省疫事报告书》《中华民国统计摘要》《中华民国统计提要》，以及《民国二十一年中国劳动年鉴》《民国二十二年中国劳动年鉴》，等等。

此外，少许档案资料也为本课题所使用，如中国第一历史档案馆的邮传部档案、中国第二历史档案馆的北洋政府交通部档案及抗战时期的人口与财产损失统计档案资料，而至为重要的铁道部档案未能如期搜获，这是因为中国第二历史档案馆至今未开放此类档案。晚清至民国时期一些专著也为本课题提供了重要资料，如曾鲲化的《中国铁路现势通论》《中国铁路史》、张嘉璈的《抗战前后中国铁路建设的奋斗》、金家凤的《中国交通之发展及其趋向》，等等。

本课题所用当代编辑的资料主要为铁路志、铁路局志、医院院志、文史资料和各类大型资料汇编等，尤以铁路志、铁路局志和医院院志最为重要。20世纪80年代以来编辑出版的铁路局志主要有：《济南铁路局志（1899—1985）》《江西省志·江西省铁路志》《天津通志·铁路志》《四川省志·交通志》《山西通志·铁路志》《北京铁路局志》《郑州铁路局志（1893—1991）》《山东省志·铁路志》《中国铁路医院大全河南分册》《中国铁路医院大全浙江分册》《郑州铁路局中心医院院志（1915—2000）》《汉口铁路医院志（1897—1997）》《天津铁路中心医院院志》《上海铁路局中心医院院志（1910—1990）》《洛阳铁路医院志（1915—1985）》，等等。这些志书在铁路卫生行政、医疗机构变迁上面提供了一些线索，但其缺点是内容较为简单，所述内容准确性有待甄别。目前，出版的一些大型铁路史资料汇编，也为本研究提供了方便，主要有殷梦霞、李强选编的《民国铁路沿线经济调查报告汇编》、曹宁主编的《民国时期铁路史汇编》、全国图书馆文献缩微复制中心主编的《民国铁路资料汇编》和江沛主编的《中国近代铁路史资料选辑》，等等。

本课题研究还参酌了当代出版的部分专著，如张家麟的《当代中国铁道卫生事业管理》、《当代中国》丛书编辑委员会编的《当代中国的铁道事业》、焦润明的《清末东北三省鼠疫灾难及防疫措施研究》、邓铁涛的《中国防疫史》、张大庆的《中国近代疾病社会史（1912—1937)》、李占才的《中国铁路史（1876—1949)》及张泰山的《民国时期的传染病与社会——以传染病防治与公共卫生建设为中心》，等等。

四、创新与不足

（一）创新

本课题研究有所突破和创新，主要体现在三个方面。

一是研究内容具有开拓性。从已有的研究成果看，目前近代中国铁路卫生史研究还比较薄弱，首先没有系统性和整体性的专著出版，其次诸多铁路卫生的基本史实没有弄清。本课题即是弥补这一严重不足，较为全面、系统地阐述1876—1949年中国铁路卫生事业的发展历程和其医疗卫生工作情形，并分析探讨这一时期铁路卫生事业的总体水平、基本特征、积极作用和其不足之处。

二是观点的创新。由于本课题研究具有开拓性，学人的研究成果较少，所以部分观点与结论为首次提出。比如，对近代中国铁路卫生起步的认识，笔者认为应以1906年京绥铁路阜成门医院的建立为标志，而并非学界一直认同的清末东北卫生防疫；关于近代中国铁路卫生建制化问题，笔者认为到南京国民政府统治的20世纪30年代中期已初步实现，奠定了中国铁路卫生体系的基本模式。另外，笔者还总结认为近代中国铁路卫生事业的发展水平，与当时中东、南满等铁路相比是比较落后的，但与铁路之外的我国社会医疗卫生条件相比较还是进步的，等等。

三是研究方法的创新。本课题以历史学研究方法为主，结合医学史、社会学和公共卫生管理学等多学科方法。

（二）不足

本课题在研究过程中有几点不足和需要继续深入研究的问题。

一是中国近代铁路卫生史资料收集问题，充分占有史料是历史研究的基石，但在本课题研究过程中有关早期（指1876—1911年之间）中国铁路卫生问题的资料非常缺失，藏于中国第二历史档案馆的铁道部档案至今没有开放（至少从2008年即开始封存），许多地方铁路管理局档案更是难以寻获，这些资料的缺失对于本课题的研究有一定影响。

二是研究方法的应用问题，本课题研究过程中会涉及医学史、社会学和公共卫生管理等学科方法，如何准确运用这些学科的方法，对于笔者而言也

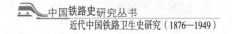

存在一定难度。

　　三是基于目前已做的研究及取得的阶段性成果，本课题仍有需要继续努力的地方。比如，进一步完善相关史料，更加客观评价近代中国铁路卫生事业与铁路事业之间关系及其与近代中国医学转型的关系，等等。

　　总之，囿于著者水平有限，研究之方法与观点等会有许多不妥之处，还请专家、学者给予批评指正。

上 篇

近代中国铁路卫生事业发展历程

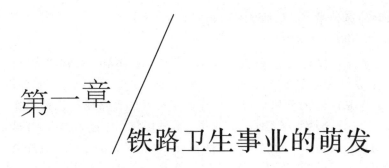

第一章
铁路卫生事业的萌发

1876—1911 年是中国铁路卫生事业的萌发时期，铁路卫生从铁路草创阶段的极度匮乏与落后状态，逐渐向前发展。1906 年，京绥铁路阜成门医院的建立，开中国近代铁路卫生事业萌发之端绪，此后包括京绥铁路在内的京汉、沪宁和京奉等路局都纷纷自办铁路医疗机构（铁路医院或诊疗所），制定医疗卫生规制，铁路卫生防疫也在 1910—1911 年的东北鼠疫防控中开启。中国近代铁路卫生事业的萌发，是受"西医东渐"等诸多因素共同影响的结果。

一、铁路草创时期的卫生

19 世纪中后叶至 1906 年是中国铁路事业的草创时期，铁路政策经历了外人促办，政府拒办、试办到毅然兴办的曲折过程[①]。铁路事业从无到有，渐次扩大，1876 年中国境内第一条铁路吴淞铁路通车，1881 年中国人自己修建的唐胥铁路建成通车；20 世纪初，京汉、京奉、沪宁、京绥、陇海及津浦等干线铁路得以规划和兴筑，部分铁路开始从筑路阶段向初始运营阶段过渡。

在铁路草创时期，中国铁路事业刚刚起步，其核心的任务是进行路线规划、筑路与初始运营，至于与铁路紧密相关的附属事业，比如铁路工厂、铁路教育和铁路卫生等则基本无暇顾及。从 1876—1906 年，近 30 年间中国自办各铁路及所属各机关都没有建立一所铁路医院或诊疗所，也没有设立与铁路卫生相关的卫生行政机构，甚至连早期筑路与初始运营阶段关于医疗与卫生方面的史料记载都鲜见。现就仅见的一些零星史料，对中国铁路草创时期

---

① 参见朱从兵：《李鸿章与中国铁路》，群言出版社 2006 年版。

的卫生情形进行简要叙述，分早期筑路与初始运营两个阶段。

（一）早期筑路阶段的铁路卫生

在早期筑路阶段，仅有京汉（初称"芦汉铁路"）和汴洛（后称"陇海铁路"）两路有少许关于医疗卫生方面的记录。据记载，1897年京汉铁路筑路伊始，路方在江岸车站附近的刘家庙设有诊疗所1处，由外籍医师主持工作，无中国医员参加①。汴洛铁路修筑时，共聘用2名法国籍医生办理医务，法国人葛凡（另译高凡）负责，医疗对象仅限铁路员工而已②。由这些只言片语，我们很难得知当时铁路医疗与卫生事业的确切情形，但大体可知两点：一是各铁路医务人员很少，且为外籍医生；二是医疗服务对象非常有限，仅为铁路员工，不包括从事筑路的大批劳工。究其缘由，则是因为在中国铁路草创时期，无论是筑路资金、筑路材料、筑路人才还是筑路管理都需要依赖外国人，医疗卫生也不例外，要聘请外籍医生，并主要为外国工程人员或中国高级职员服务。加之，当时中国铁路当局并不重视卫生，以及医疗技术局限和药品缺乏，大批患病劳工要么自行寻医诊治，要么就听天由命。因此，这一时期许多铁路工程人员和劳工在修筑铁路过程中感染疫病，或者受伤引发感染，死难者比比皆是。

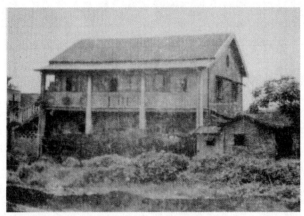

图1　1897年京汉铁路刘家庙诊疗所

（图片来源：汉口铁路医院：《汉口铁路医院志（1897—1997）》，编者印行，1997年版）

与上述早期筑路阶段的国有铁路卫生状况相比，法、俄两国殖民者在中

---

① 汉口铁路医院：《汉口铁路医院志（1897—1997）》，编者印行，1997年版，第1页；《全国铁路医务沿革史》，《铁道卫生季刊》第1卷第1期，1931年8月，第41页。

② 洛阳铁路医院志编纂办公室：《洛阳铁路医院志（1915—1985）》，编者印行，1985年版，第15页；郭培青：《铁路医院的前瞻后顾》，《交通杂志》第1卷第6—7期合刊，1933年4月，第232页。

国境内修筑滇越和中东两路时已开始注重医疗与卫生，并挪移其所在国的铁路医疗服务模式。比如，从1903年起，法国即在滇越铁路筑路沿线各段设立临时医院和医疗卫生站，由欧洲籍医生和护士负责，主要收治欧洲人，也兼及筑路的当地人。法国铁路公司先后建立8所病院，1903—1908年共诊治欧人2 000人次，华人10 440人次[①]；并在1906年对两种流行病做出了有效的防治工作，只有两人患鼠疫死于老街，鼠疫被及时制止了，没有蔓延开来[②]。1906—1908年施工高峰期时，为使劳工安心工作，法国铁路公司还增加一些必要的设施，添建清洁卫生的宿舍和食品供应点，建造大米贮藏仓塔，保证食堂供应食品，安装卫生设备……最后在沿线设立宿营地，方便劳工进入工地工作，并建立严密的医疗检查制度，做到每个劳工有一张贴有本人相片的就医卡[③]。而俄国人自中东铁路建设以来，就设有卫生处，专门负责铁路沿线的医疗与卫生[④]。

　　尽管法、俄殖民者对铁路卫生较为关注，配置了部分医疗卫生设施，但仍然有很多中国劳工死亡，这既有殖民者残酷无情的迫害因素，也有医疗卫生不健全的缘由。在滇越铁路，法国殖民者从铁路沿线和邻县征集了大批中国劳工，每天安排修路的劳工达三四万、五六万人不等，而滇越铁路沿线都是高山，自然环境非常恶劣，冬天很冷，夏天很闷热，很多地方工作条件相当艰苦。尤其是工人居住地经常因天气炎热，导致猩红热和痢疾发作流行，加之空气潮湿，胃病和肠道疾病也时有发生，而劳工所居之地多为棚子，人数众多，一人感染，则很快传播，以至于工人"死于烟瘴者不知凡几。加之（路方）克扣工资，（劳工）无钱觅食，逃亡饿毙者，实不能以数计"[⑤]。据清政府派去负责调查滇越铁路工人案的沈祖燕估计："滇越路工所毙人数，其死于瘴、于病、于饿毙、于虐待者不止以六七万人计。"[⑥]仅1906年死于霍乱的人数，就有18 000余人[⑦]。法国军官皮埃尔·伊勃的记载也印证了这点，他

————————

　　① 曾毓秀：《滇越铁路纪要》（苏曾贻译），出版者不详，1919年版，第41—43页。

　　② 法国滇越铁路公司、印度支那铁路建筑公司：《滇越铁路》，编者印行，出版年份不详，第213页。转引自吴兴帜：《延伸的平行线：滇越铁路与边民社会》，北京大学出版社2012年版，第50页。

　　③ 法国滇越铁路公司、印度支那铁路建筑公司：《滇越铁路》，编者印行，出版年份不详，第241—242页。转引自吴兴帜：《延伸的平行线：滇越铁路与边民社会》，北京大学出版社2012年版，第109页。

　　④ 李济棠：《中东铁路：沙俄侵华的工具》，黑龙江人民出版社1979年版，第64页。

　　⑤ 《沈祖燕查覆云南画界失地参案禀稿》，《国风报》第2卷第9期，1911年6月1日，第74页。

　　⑥ 《沈祖燕查覆云南画界失地参案禀稿》，《国风报》第2卷第9期，1911年6月1日，第75页。

　　⑦ 常廷生：《中国铁路保健史（解放前—1962年）》，《中华医史杂志》1981年第3期，第129页。

说："医疗方面的组织工作本应满足工地的需求，但因工程的性质导致工地上的卫生状况普遍不好，临时住地的设施简陋，食物不足且品质恶劣。尽管招标细则上有明文规定，但是工地上的医疗护理敷衍了事，没有准备任何医疗措施来对付脚气病。然而这种流行病每年都会猖獗一时，尤其是 1904 年六七月间'制造'了无数的受害者。同时，树林热、痢疾、脾脏充血、肝脏疾病、过度劳累以及身体各部位创伤等疾患在工地上肆虐。"① 中东铁路则更是如此，当时俄国殖民者为修筑这条铁路从中国征集大批劳工。刚开始时，中国劳工人数只有 10 000 余人，至 1898 年末也只有 25 000 人，而到 1900 年 6 月人数猛增至 170 000 余人。他们多是来自铁路沿线和山东、直隶等省破产的农民、手工业者和中、小商人②。筑路期间，这些中国劳工在受到俄国人折磨、凌辱和残酷剥削的同时，还时刻受到瘟疫的威胁，死亡人数无法统计，仅 1902 年 6 月至 9 月间因霍乱就死亡近 2 000 人③。由于劳动、居住和饮食条件极端恶劣，加上繁重的体力劳动，以致铁路沿线各种瘴病迅速蔓延，广泛流行。1899 年，南满支线营口一带发生鼠疫，患者达 14 000 人；1902 年，铁路沿线又流行霍乱，时达半年之久。据俄国官方不完全统计，俄国在中国东北的 30 000 多"侨民"中即有 1 050 名患病，其中 647 人死亡，死亡率达 61.66%；至于说中国筑路工人在鼠疫和霍乱流行期间，因染疫而被俄国侵略者折磨迫害致死者，其数量之多，达到骇人听闻的程度④。

由上可知，在早期筑路阶段，中国国有铁路的卫生极度匮乏，而滇越和中东等殖民者修筑的铁路虽已注重卫生，但无意照拂中国劳工，因此在早期筑路阶段有许多中国劳工付出了生命。

（二）初始运营阶段的铁路卫生

至 1906 年，中国自筑的京汉、关内外（北宁铁路前身）等铁路先后从筑路阶段进入初始运营阶段。与早期筑路阶段相比，它们的医疗与卫生情形也没有什么明显的进步。

首先，就铁路员工医疗服务而言，各铁路局都没有设立医院，只是延续了筑路时期的做法，聘请少量医员驻路负责医疗卫生，或者临时委托铁路沿线的私人医院、诊所或教会医院代为照管。比如，京汉铁路通车后在"郑州、

---

① ［法］皮埃尔·伊勃：《滇越铁路——来自法国的解密文件》（许涛、刘春艳译），云南人民出版社 2013 年版，第 34 页。

② 李济棠：《中俄密约和中东铁路的修筑》，黑龙江人民出版社 1989 年版，第 279 页。

③ 姜振寰、郑世先等：《中东铁路的缘起与沿革》，《哈尔滨工业大学学报》（社会科学版）2011 年第 1 期，第 5 页。

④ 李济棠：《中俄密约和中东铁路的修筑》，黑龙江人民出版社 1989 年版，第 281 页。

顺德均派驻医员，住院者（在）汉口、北京则委托天主堂与法国各医院，惟彼时医员与委托各院均直接于总工程司，事务简单，固无医务行政之可言也"①。关内外铁路则"在未完全筑成之时，员司工役人已不少疾病灾伤，时所常有，当以营业尚未发达，进款不充无力组设医院，仅于附近地方就各官私医院中选其优者，酌给津贴兼理本路医务，为一时权宜之计"②。

其次，就铁路公共卫生而言，火车有了一些必备的卫生设施，但车站等地卫生设施还极度匮乏，公共卫生管理尚未建立。

初始运营阶段，中国铁路使用的火车及其车厢都是从外国购买的，所以在旅客车厢上都配有厕所。根据车厢的等级，厕所内的设施配置有所区别：头等和二等车设有厕桶、用纸、洗盆、手巾和肥皂等，且由车僮随时洗扫清洁；而最为普遍的三等车厕所内，仅置厕桶1个，设备简陋，洗扫很不认真，加之三等车人数众多，许多旅客也不注意卫生，各种杂物到处乱扔，以至于三等车厢污秽不堪，有碍卫生。比如，"关内外（铁路）三等车常以三辆（车厢）合一大小便处，最狭稍肥胖者则不得其门而入，且秽臭难堪，一入其中，遗矢满地，全身为之肮脏，加以货物麕积，客人狼藉带臭而出，全车风靡"③。此外，旅客车厢一般还配有饭车、卧车、水管和通气装置，但都相当简单。就通气装置而言，有车窗和暖气、冷气等，但在中国早期铁路的旅客车厢里，这些设施都非常缺乏，冷、暖气装置到民国时期才开始配置，而车窗也不如人意，在沪宁、汴洛、东清（中东）和南满等路"仅左右两面上部各有纵横一尺之窗可以启闭而通空气。最可深恶痛绝者则为关内外，其车中无一坐凳，客人多以地毯或毛被等铺于板上僵卧，一人足占四人之位，及经过大站则旅客涌来，众皆鹄立，其人数尝倍于所定之额，致蹂躏行李，挤伤老弱，臭气充溢，呼吸不灵"④。

旅客候车和货物集中的火车站，公共卫生设施则更为匮乏。一是用水与取暖设施很少，据曾鲲化所记："子与氏有云，民非水火不生活，水火者为人类随时随地所应用之物也。就车站论之，火虽限于冬春二季，水则不可一日或无。我国车站纵严冬亦无火温，纵炎夏亦无水吃，于卫生上有莫大之病害。"二是车站的厕所很少，而且非常简陋，如"关内外（铁路）之天津大站，其大小便处以洋铁片为之，仅钉其两边，上面全无覆盖，夏日即如入蒸

① 《全国铁路医务沿革史》，《铁道卫生季刊》第1卷第1期，1931年8月，第41—42页。
② 交通部、铁道部交通史编纂委员会：《交通史路政编》（第7册），编者印行，1935年版，第206页。
③ 曾鲲化：《中国铁路现势通论·丙编·建设》，化华铁路学社1908年版，第19页。
④ 曾鲲化：《中国铁路现势通论·丙编·建设》，化华铁路学社1908年版，第18页。

气筒，容颜为之改变；雨天则四面淋漓，衣服无不尽湿，此等困苦又岂当局者之所乐受也"，以至于旅游界人士大感意外，"汉口、上海各客栈之厮屋或极秽或竟无，久为旅行界中所乐谈之咄咄怪事，不意车击毂，人摩肩之铁路车站亦毫不注意与此"①。铁路公共卫生的落后，除设施极度缺乏外，还表现在公共卫生制度的缺失。当时，中国铁路尚未建立专门行政机关，也没有铁路运营法规，公共卫生管理则更是付之阙如。车上清洁、火车站点附近的卫生以及卫生防疫鲜有涉及。在已经运营的正太和汴洛等路，则仅在《载客运货章程》中，提到净除疫气收费的问题②。

概而言之，在铁路草创时期中国铁路医疗卫生事业极其落后，与铁路自身发展相比已属滞后，尤其在筑路期间，它直接导致大量中国劳工殒命。而外人直接经营的滇越和中东铁路，在医疗卫生方面已有所发展。这一方面说明，当时中国医疗卫生条件与西方诸国相比悬殊，西医近代化才刚刚开始；另一方面也表明，中国在引入铁路之际，人们普遍只注重铁路自身发展，而忽视与铁路紧密相关事业的同步发展。这对于近代中国铁路事业的发展是不利的，在今天中国铁路高速发展之际也是一个值得警醒的问题。

二、铁路卫生事业的萌发

随着 20 世纪初中国铁路事业的逐渐兴起与发展，铁路卫生事业开始萌发。1906—1911 年，铁路当局开始筹办医疗机构，铁路卫生规制和卫生防疫也先后建立与开启。

（一）铁路医疗机构初创

1906 年 3 月，京张铁路工程总局于北京阜成门外设立了阜成门医院，其成为中国铁路最早的自办医疗机构③，开中国近代铁路卫生事业萌发之端绪。自阜成门医院建立之后，各路局纷纷效仿。兹就 1906—1911 年各路医疗机构建立情形做简要介绍。

京张铁路（后称京绥铁路）。在最早创办铁路医院的京张铁路，1907 年 3 月，因兼办鸡鸣山煤矿，路局为解决大量煤矿员工的医疗需求在下花园段设立阜成门医院分医院，由阜成门医院管辖。但分医院组织简单，规模很小，仅设医官 1 员，"随时往来工次（人）疗治病伤，其医药费归医官包办，养膳

---

① 曾鲲化：《中国铁路现势通论·丙编·建设》，化华铁路学社 1908 年版，第 14—15 页。

② 《正太铁路载客运货章程》，《交通官报》庚戌年第 15 期，1910 年 5 月，第 26 页；《汴洛铁路载客运货章程》，《交通官报》庚戌年第 19 期，1910 年 7 月，第 37 页。

③ 持类似观点的著作有经盛鸿：《詹天佑评传》，南京大学出版社 2001 年版，第 408 页；王康久：《北京卫生志》，北京科学技术出版社 2001 年版，第 896 页。

费则按月报销"。1910年，京张铁路工程总局开始修筑张家口至绥远（今包头）的铁路，分别于阎家屯和柴沟堡两地分设两所医院，均称张绥铁路医院。1910年12月，京张铁路完工后，铁路工程总局由北平（今北京）迁至张家口，阜成门医院迁至西直门，正式改名为京张铁路医院，原来下花园分医院则改称京张铁路分医院，仍由工程总局直接管理，唯所需药品材料等改归工程总局统一购发，医官包办药费的政策被取消。1911年5月，阎家屯所设的张绥铁路医院迁设至张家口，仍称旧名，而在柴沟堡所设的张绥铁路医院则被迁到天镇，名称改为天镇分医院，由张绥铁路医院管辖。同年10月，京张铁路工程总局又在南口设立南口分医院。至1911年年底，京绥铁路共有铁路医院5所，成为清末民初铁路医院建立最早、数量最多的路局[①]。

沪宁铁路。自1909年沪宁铁路局开始走上自办医疗的道路，路局先后于上海、苏州、常州和镇江4站各设诊疗所1处，并设有总医官1名，由外国人充任，隶属于洋总管，常驻上海。另有华医官2名，一驻上海，一驻镇江。驻上海华医官每周在上海开诊3日，在苏州开诊3日；驻镇江华医官则每周3日在镇江开诊，另3日在常州诊病。对于需住院治疗的患者则就近送入与沪宁铁路有合约的委托医院（亦称"特约医院"），吴淞至苏州段特约医院为圣鲁克和仁济两家医院，吴淞工厂的特约医院是吴淞海军医院，苏州至常州段特约医院为苏州伊利沙白来克医院，常州至南京段特约医院为南京基督教公会医院。1910年4月，沪宁铁路管理局筹款450元，将镇江诊疗所扩充，改称镇江医院，同时取消常州诊疗所，本段的伤病住院者则不再需要送至南京基督教公会医院。同年，沪宁铁路局在上海成立沪宁铁路上海医院，《北华捷报》记载了该院初立时的设施情形。"The hospital is a semi-detached house with large and well-lighted rooms. The forgein matron has her quarters on the ground floor in the front of the building, and at the rear is a ward for Chinese, three of the six beds being occupied already. On the first floor is the first-class Chinese ward with three beds in it, an Indian ward with five beds, and a well-appointed operating theatre which is specially lighted. The second floor is given up to private rooms of the two European, and one Japanese nurses are on the top floor."[②] 该院建立后，吴淞工厂及上海北站的受伤病人

　　① 交通部、铁道部交通史编纂委员会：《交通史路政编》（第9册），编者印行，1935年版，第1720—1721页。另据《铁道卫生季刊》记述，京张铁路展筑张家绥线后，以施伯声为院长添设一所铁路医院，总办张家口以西的医务。医院初设阎家屯，旋迁柴沟堡，再移天镇，最后迁至张家口。参见《全国铁路医务沿革史》，《铁道卫生季刊》第1卷第1期，1931年8月，第47页。

　　② *The New Railway Hospital*. The North-China Herald, Jan 28 1910, 191.

也不需要再送到吴淞海军医院住院。1911 年，沪宁铁路管理局设立卫生委员会，负责筹议改良路线上的一切卫生事宜，并添置卫生巡察员，各站发给卫生药水①。至 1911 年，沪宁铁路有自办医院 2 所、诊疗所 3 处、特约医院 5 所，卫生行政机构已有雏形。医疗机构的服务功能也已初步显现，1909—1911 年，各医院和诊疗所合计共接诊路局员工分别为 2 847 人次、972 人次和 1 639 人次②。

津浦铁路。该路 1908 年分为南、北两段同时兴筑，为解决南、北段筑路人员的就医问题，工程局初在北段的天津和南段的浦镇分别筹办天津医院和浦镇医院，其中位于南京的浦镇医院是江苏省内最早的铁路医院③，至 1911 年两所医院初具规模，能够接纳部分工程人员就诊。同时，工程局还派医院医生沿线巡诊或者聘请医生驻员工比较集中的地方负责看病。在北段，"医员乘车往来或将病者载送至津，稍称便利"④。而南段因员工众多，修筑工地时有传染病发生，造成部分筑路人员死亡。于是工程局聘请徐步瀛、赵新畲和吴遵瀚 3 名华医生，分驻下关、滁州和蚌埠 3 地，每名医生还配备药剂师 1 人作为助手。此后，南段工程局又先后聘请金陵医院西医金士礼为总局医生，兼诊浦口至滁州路段员司工役，西医夏珍臣为驻南宿州医生，赵新畲为驻蚌埠医生，以及江苏省教会西医魏德谟、黄肇歧和镇江医院西医欧伯等人为各段员役看病。另聘刘国华为南段总局医官，负责医疗卫生事务⑤。

其他铁路。陇海铁路 1910 年在开封设立医院 1 所，但规模很小，仅有医护人员 2 名⑥。正太铁路最初在石家庄设有诊疗所 1 处，有外籍西医和护士共 2 人；1909 年，正太铁路石家庄医院正式成立，当时有 2 间房、1 名医生和 4 名护士勤杂人员，每年看病大约 400 人⑦。京汉路局于 1908 年在汉口江岸设

① 沪宁沪杭甬铁路管理局编查课：《沪宁沪杭甬铁路史料》，编者印行，1924 年版，第 130—131 页；《京沪沪杭甬两路医务沿革概略》，《铁道卫生季刊》第 1 卷第 2 期，1931 年 12 月，第 81 页。

② 沪宁沪杭甬铁路管理局编查课：《沪宁沪杭甬铁路史料》，编者印行，1924 年版，第 131 页；交通部、铁道部交通史编纂委员会：《交通史路政编》（第 11 册），编者印行，1935 年版，第 3 119—3 120 页。

③ 陈琰英：《津浦铁路医院成立经过情形暨将来整饬之计划》，《津浦铁路公报》第 13 期，1928 年 12 月 20 日，"研究"，第 1 页；江苏省地方志编纂委员会：《江苏省志·卫生志》（下），江苏古籍出版社 1999 年版，第 979 页。

④ 交通部、铁道部交通史编纂委员会：《交通史路政编》（第 9 册），编者印行，1935 年版，第 2 429 页。

⑤ 《津浦铁路沿革纪实》，《津浦铁路月刊》第 4 卷第 2 期，1934 年 2 月 28 日，第 2 页。

⑥ 张家麟：《当代中国铁路卫生事业管理》，中国铁道出版社 1997 年版，第 9 页。

⑦ 石家庄市政协文史资料委员会：《石家庄文史资料》（第 13 辑），编者印行，1991 年版，第 61 页。

立医院，称为江岸京汉铁路医院，1909 年聘请法国人梅尼为医员，负责汉口江岸至鄽城以南各站段员役的伤病治疗[①]。京奉路局 1909 年在沟帮子设立诊疗所，1911 年东北鼠疫流行之际曾在山海关设立临时医院 1 所[②]。

（二）卫生规制零星出现

在铁路医疗机构创建的同时，部分路局也开始制定零星的卫生规制。首先，铁路卫生行政规制方面，虽然当时铁路当局并没有建立专门的卫生行政机构，但铁路卫生行政规制在一些铁路行政机关的规章中已有所提及。比如，京奉路局在《京奉铁路分科职掌章程》中规定，该路局设立卫生处，"掌铁路员役之调养伤病及考验目力，并受伤旅客之医治一切"[③]。

其次，公共卫生规制方面，1910 年沪宁铁路管理局制定的《沪宁铁路设备卫生处所以及保安布置章程》成为中国铁路公共卫生最早且较为完备的规制。该《章程》共分 4 章 22 条，包括"铁路车站房屋之布置""车上之布置""机器厂以及修道夫小工住屋之布置""普通布置"等 4 个方面的内容。

关于"铁路车站房屋之布置"，《章程》规定："本路各站凡搭客稍多，候车稍久之处均设厕所以便行旅"；"上海车站为搭客汇集，候车最久之站，故本路所设厕所及梳洗室皆用英国最新式即沙克司式样物件配置，并装有水管与本埠自来水管衔接，并于僻远之处挖掘粪坑，所有一切秽物能开水机冲刷，由阴沟以达是坑，坑内积秽逐日用抽机抽入固封铁柜，不使秽气外出，俾便搬往远处安置"；"车站月台亦均备有厕所"；"各处车厂以及机器厂均有完全厕所，随时派人洒扫清洁"。同时，《章程》还规定："上海各局屋宇宏大宽畅，员司办公室所得空气逾于寻常所必需，其厕所沟洫均照沙克司式样配置，大旨（致）皆与车站、梳洗室、厕所相仿"和"（各处）所设卫生处所一切置备均照华人习（惯）。"

关于"车上之布置"，《章程》规定："客车无论头、二、三等均置便室，以便搭客"，"此项便室遇到大站停车之时即行闭锁，以免秽物积聚车站致碍卫生，一俟车行照常启锁，所有车上便室除四等车外因系货车改装，其余车顶均装水柜以备随时冲洗，其大小便一俟冲出轨道之上，风吹日晒碍生之质自然销尽，加之各车每日在末次停车之站车外用水刷洗，车内用解秽水洗，遇换车停泊稍久之站，其厕所必用解秽水洗刷洁净"。对于车上旅客的卫生则规定："搭客有患传染之症一经察（查）出，即不准在车乘坐，如遇搭客在车

[①] 交通部、铁道部交通史编纂委员会：《交通史路政编》（第 8 册），编者印行，1935 年版，第 1 030 页；汉口铁路医院：《汉口铁路医院志（1897—1997）》，编者印行，1997 年版，第 1 页。

[②] 《全国铁路医务沿革史》，《铁道卫生季刊》第 1 卷第 1 期，1931 年 8 月，第 47 页。

[③] 《京奉铁路分科职掌章程》，《交通官报》庚戌年第 18 期，1910 年 6 月，第 32 页。

患病即刻另置一室，俾与众客间隔，一面电知本路医官验看，如系传染即将病人坐车停留，置于远处旁道，按照英国最新医法办理，其余搭客如已与病人近坐或虑有传染之虞，亦参酌本土风俗量予清除"；"搭客在车突然患病或遇意外损伤，须按照车行所在，由经管员司酌量送往最近医院调治"；"车上并未备有损（扛）床，然搭客患病只可用毛毯或油布席地而卧似更相宜，一俟车到医院则有轮车用人力推送病人到院。兹将舁送病人车照附呈，盖医院一经电知，即由医官谕饬脚夫更夫各二名，预备舁送车辆在站等候，一俟车到即将病人舁往医院调治"。此外，《章程》还规定在车上"备有急救医药车，应用急救物件药料均经置备完全，并于每次火车之车守车内置有急救药箱，由车守经管，医官随时验看一经用去立时补足，不使缺乏"。

关于"机器厂以及修道夫小工住屋之布置"，《章程》规定："厂内工人大半歇工后各回家室并未另备住屋，惟有少数工人应备住屋者，俱系透风坚实之屋，随时由该管领袖验看"，且"此项住屋不但透风有益卫生，且时常修理洒扫，甚洁净也"。对机器厂工人和修道夫就医问题，《章程》规定："修道夫遇有损伤则由摇车送至最近车站，再行送往医院"，"厂中不备膳室病房，工人患病俱送医院诊治"。

关于"普通布置"，《章程》强调："本路路线不长，搭客遇有急病不难随时送至车站，俾有医药可以施救，故无卒然在车倒毙之事"，并提到"本路有正医官1员，系英国贵族医学堂出身，并有帮医官两员，一系华员，一系西人，并设医院两所，一在上海首站，一在镇江，离沪计150英里"。同时，沪宁铁路还在《章程》中特别说明："本路所设医院原为专备本路之用，近由各路员公议推广以宏济施，凡非本路之人亦得入院诊治。"[①]

《沪宁铁路设备卫生处所以及保安布置章程》既涉及火车站的公共卫生配置，更多的是关于车厢里的公共卫生设施，并就便所、梳洗室、急救药箱等式样也做出了规定。由于当时沪宁铁路为英国所掌握，所以上述公共卫生设施样式规定均依照英国铁路的样式。《章程》还制定了铁路公共卫生的维护、车厢突发旅客患病及传染病等处置办法。尽管该《章程》只是沪宁路局的规制，但对近代中国铁路公共卫生制度产生了很大影响。

除此之外，其他路局也有一些零星的规章涉及铁路公共卫生。比如，京奉路局1910年制定的《京奉铁路沿站员役住房屋章程》规定："凡员司人等居住本铁路房屋者，务须将该房屋内外一切打扫洁净，不得堆积污秽，以致

---

① 《沪宁铁路设备卫生处所以及保安布置章程》，《交通官报》庚戌年第24期，1910年9月，第30—33页。

有碍卫生，倘违此例轻则罚款，重则照例分别惩办。"①

（三）卫生防疫开启

中国铁路正式实施卫生防疫始于 1910—1911 年的东北鼠疫之际。在此之前，虽然正太和沪宁两路局的客运规则和卫生章程中已有所提及，但仅为只言片语。而清末东北鼠疫的发生，则使铁路当局被迫从实践层面经历了现代性的卫生防疫。

首先，铁路防疫章程的制定。东北鼠疫防控期间，清政府制定的铁路防疫章程主要包括《查验京奉火车防疫章程》《关内外通车检疫办法》《奉天车站临时检疫留验所开办章程》《火车搭客章程》等几种，详细规定了铁路防疫、检疫和留验办法。比如，《查验京奉火车防疫章程》规定："在山海关车站附近设临时病院，其中设养病房令病人居之，另设留验所令与病人同伴者居之，饭食官给"；"如在关内火车查有病人及与病人同坐一辆车内者均送入山海关临时病院，在关外火车查出者由京奉局派专车仍送回奉天病院"；"凡沈阳乘头等车到山海关者，无论中西客人虽无病亦须留住山海关 5 日，所有居处费用均由官备，如此 5 日之内客人中有患病者，或疑似患疫症者均收入山海关临时病院，在山海关病院未建立之先，查有病人或疑似病人无论在关内关外统送回奉天医院"；"患疫人坐过之车应由医官消毒后再行交还铁路局"。该《章程》规定："由关外运进各色货物均由医官查验后始准运卸，由关外运来之各种皮货、皮张、毛发、破烂、纸巾、鲜果、菜疏、棺木以及沾有泥沙之花草并沙泥杂土等类禁止入关。"同时，《章程》还规定了铁路巡警要协助医官在沿途分段查验，防疫电报由铁路局免费代发，查车医官和巡捕免费乘车等内容②。

再如，《奉天车站临时检疫留验所开办章程》规定，留验所设有二、三等留验室和洗浴、更衣、存储行李及消毒等室，留验室男女分住，预备中西各种防疫药品以备不虞。留验所附设调养所，如留验人员等遇有染患重症，移居该所调养；留验人员无论是中外官民，留验期限均为 5 天，期满后发给执照放行。京奉火车乘客报明乘车等次后按照安排留验，入所时接受健康诊断，更衣、消毒、沐浴后居住指定留验室，遵守所内卫生规则。留验所内免费提供饭食，免费提供药品，不准抽烟。同时，《章程》还规定留验所工作人员的服务与防疫规则，着重强调留验所工作人员应对留验所卫生负责，对留验人的宿舍、排泄物、生活用品等进行清洁消毒。比如，规定"（留验所）房内务

---

① 《京奉铁路沿站员役居住房屋章程》，《交通官报》庚戌年第 20 期，1910 年 7 月，第 28 页。

② 直隶卫生局：《查验京奉火车防疫章程》，《盛京时报》，宣统二年十二月十九日（1911 年 1 月 18 日），第 2 版。

必清洁暖和"，"天气佳时务必开窗户以纳空气，使日光射入"和"地板每日用石炭酸净洗一次，痰桶须常有石炭酸或升汞水，留验人室内常备有痰桶，不准乱吐地下，留验所排泄物如大小便、痰沫，务必用药消毒"，等等①。

其次，隔断交通、检疫、留验和隔离治疗等措施的实施。这些具有现代性的防疫策略，在东北鼠疫防控期间于京奉、京汉等铁路得以应用。比如，为防止鼠疫沿铁路传入关内，清政府采取了隔离交通的措施。1911 年 1 月 14 日，邮传部会同外务部、民政部奏准只开行头等火车，停售二、三等车票。1 月 15 日，陆军部派军队驻扎山海关，阻止旅客和货物进入关内。就连由关外运送入京的贡品也被截留，"就近交山海关副都统收存可也"②。随即，京奉路局又以"鼠疫蔓延迅速，禁载二、三等坐客恐不足以资预防，即将所有客车及货车于 15 日起，一律禁止搭运，以免贻误。自此，京奉间之交通已断绝矣"③。1 月 20 日，邮传部电令停止由沈阳至山海关的头等车，并在《大公报》上刊载广告："现因时疫流行，由沈阳至山海关段内上行各车现已停止，其关内上行车兼有停止载客之站均为防疫起见临时酌量办理，俟新年或全路开行或分段开行，现在不能预定，凡搭车客人必须随时预向各站询问，以免延误，俟疫气消灭全路通行再行登报条文。"④ 至 21 日，"将京津火车一律停止，免致蔓延"⑤。

经过多方努力，这次鼠疫于 1911 年 4 月平息。此次鼠疫防治的成功，主要是清政府引入了西方的卫生观念和卫生制度，并重视对铁路交通的管制。在当时的人们看来，疫病就是沿铁路线传播的，因此在清政府主导下，邮传部与地方政府联合设立铁路医院、检验所，制定铁路防疫章程，调派卫生防疫人员，各负其责，发挥了重要作用。

1906—1911 年，铁路卫生事业的上述发展，标志着中国近代卫生事业的正式开启，奠定了近代铁路卫生事业的前期基础。

---

① 《委员张廷英禀送京奉车站留验所开办章程等情函复由及英稽查请领办所经费各情》，《奉天交涉司全宗·JB16－43 号》，辽宁省档案馆馆藏。转引自焦润明：《清末东北三省鼠疫灾难及防疫措施研究》，北京师范大学出版社 2011 年版，第 128 页。

② 《防疫停贡》，《大公报》，宣统三年正月四日（1911 年 2 月 3 日），第 1 张第 6 版。

③ 《关于防疫事宜之种种报告》，《盛京时报》，宣统二年十二月十七日（1911 年 1 月 16 日），第 5 版。

④ 《京奉铁路局广告》，《大公报》，宣统二年十二月二十六日（1911 年 1 月 25 日），第 1 张第 7 版。

⑤ 赵尔巽：《清实录》（第 60 册），《宣统政纪》（第 47 卷），中华书局 1986 年版，第 841 页。

三、铁路卫生事业萌发的动因

清末，中国铁路卫生事业之所以萌发，主要是受"西医东渐""职工医疗需求""铁路卫生防疫的急迫情势"三个因素的共同影响。

（一）西医东渐的影响

近代西方医学在基督教"借医传教"旗号之下被带到中国，并逐渐以其先进的医疗水平、制度体系及良好的医德医风，赢得了国人的认可。在其影响下，中国传统医疗模式被打破，西方近代医院制度被移植到中国，中国公共卫生事业也随之启动。至20世纪初，无论是西医的治疗方法、西医的医院模式，还是公共卫生制度以及西医的教育模式等都获得了普遍的认可，并不断地被移植与挪移，近代中国医事制度的衍变显然已呈西化之态势。清末，中国铁路卫生事业的萌发也正是在西医东渐这一历史背景下开始的。

其一，在中国铁路草创时期，中国境内不仅有自办的国有与民营铁路，还有诸多外国人直接出资修筑与经营的铁路，如法国、俄国以及日本分别掌控的滇越、中东和南满3路。上述两类不同性质的铁路，基本上是处于同一时期进入筑路和初始运营阶段的，但在医疗卫生事业发展方面却完全不同。中国自办铁路的卫生设施极度匮乏，非常落后，甚至根本没有，而外国人经营的铁路则从一开始就挪移其本国的铁路医务和卫生管理体系与制度，建立了铁路医院、诊疗所、防疫站以及专门的卫生行政机构。外国人在华控制的铁路医疗和卫生事业，对中国铁路当局产生了积极的示范效应，促使其开始自觉地去仿效和移植。

其二，在中国国有铁路筑路与初始运营阶段，主要管理人员多为外籍人士。为解决这些人员的看病问题，铁路当局即延请外籍医生或者委托铁路沿线的教会医院代为诊治，由路局给予医疗费用。比如，京汉铁路管理局就先后委托汉口天主堂医院、北平法国医院、保定思罗医院及顺德福音医院等为该路员工提供医疗服务，由路局提供相应的药费或者根据签订的合同月给包费[①]。在汉口天主堂医院，平汉铁路管理局则按月报销患病员工的膳费、药费和手术费，并每月另给看护津贴费50元，而在北平法国医院，平汉铁路管理局除给予药膳各费外，路局每年要给予津贴5 000法郎[②]。京奉铁路管理局则

---

① 交通部、铁道部交通史编纂委员会：《交通史路政编》（第8册），编者印行，1935年版，第1 031页。

② 《全国铁路医务沿革史》，《铁道卫生季刊》第1卷第1期，1931年8月，第45—46页。

在开办之初即委托伦敦医院为员工诊病，每年捐助此医院银 70 两①。在铁路员工看病过程中，这些教会医院行之有效的医疗模式给他们留下了深刻的印象，以至于各铁路管理局开始按照西医模式筹设自己的铁路医疗服务体系，初期也是聘请外籍医生来主持工作。1909 年，沪宁铁路管理局开始自办卫生事务，在上海、苏州、常州和镇江 4 站各设诊疗所 1 处，并设总医官 1 名，由英国人充任②。京汉铁路江岸京汉铁路医院则聘请法国人梅尼为医生③。吉长铁路则委托陆军第三镇军医院代办西医治疗事宜，另聘有中医医生 1 员，后又委托长春满铁医院代办西医④。

西医东渐以其不可阻挡之势，催发了中国传统医疗技术和卫生制度向现代性转型，形成了政府和社会普遍的移植与仿效之风，这对于本身即是西来的铁路而言，其与卫生的结合则更是毫无阻碍，并且在事实上现代卫生从一开始就和铁路如影随形地进入中国，只不过当时国人并没有关注而已。因此，西医东渐是清末中国铁路卫生事业萌发的最为重要的影响因素。

（二）铁路职工的医疗需求

中国铁路创办初期，铁路当局为解决员工的医疗需求，主要通过聘任中、西医生和委托铁路沿线的官、私医院代为诊病，这是在当时铁路员工较少、路局无力举办医疗卫生事务的情形之下的权宜之计。此后，随着铁路事业的发展，铁路员工人数不断增加，铁路员工的医疗需求也相应增长。铁路当局原来依赖于路外医院代诊的方式就越来越难以为继。

首先，铁路管理局聘请的中、西医生和委托的医院数量有限，难以满足铁路员工的医疗需求。清末中国铁路事业有过较快发展时期，至民国元年（1912）铁路总里程达 9 300 余公里，其中已投入正式运营的铁路有滇越、正太、汴洛、京汉、津浦、广九、中东、广三、齐昂、京奉、沪宁沪杭甬及京绥等，粤汉、陇海等铁路正在筹建之中。这些铁路的运营和修筑，使中国铁路员工人数大幅增加，至 1911 年前后达 5 万余人（不包括外人经营的铁路）⑤。与铁路员工数的巨幅增加相比，当时各路局聘请的中、西医生则少得

---

① 交通部、铁道部交通史编纂委员会：《交通史路政编》（第 7 册），编者印行，1935 年版，第 207 页。

② 交通部、铁道部交通史编纂委员会：《交通史路政编》（第 11 册），编者印行，1935 年版，第 3 119 页。

③ 汉口铁路医院：《汉口铁路医院志（1897—1997）》，编者印行，1997 年版，第 1 页。

④ 《全国铁路医务沿革史》，《铁道卫生季刊》第 1 卷第 1 期，1931 年 8 月，第 58 页。

⑤ 宓汝成：《帝国主义与中国铁路（1847—1949）》，上海人民出版社 1980 年版，第 543—544 页。

可怜，一般不过 1～2 人。如汴洛铁路在 1905 年有 2 名医员①，京绥、吉长和南浔 3 路初始仅有中医医生 1 人，其中平绥铁路的医员还为工程处员司兼任，而广九和广韶等路局甚至没有医生，也没有委托医院。铁路员工一旦生病，则只能自己想办法寻医求诊②。聘任中、西医生较多的沪宁铁路也只有 3 名医生③。铁路当局的委托医院数量也很有限，其中京汉与沪宁铁路略多。京汉路在 1906 年之前有汉口天主堂医院、北京法国医院和保定思罗医院 3 所④。沪宁铁路在 1906 年之前有上海仁济医院、苏州福音医院及常州武进医院 3 所⑤。而其他如胶济、吉长、汴洛、京张、津浦等铁路均没有委托或特约医院。

其次，路局与委托医院之间关系紧张。铁路当局与委托医院之间关系的最核心问题是经费问题。当时有的铁路管理局与委托医院没有签订合同，每年依铁路员工前往就诊和住院人次给予委托医院津贴；有的则与委托医院签订了合同，其给予委托医院的费用一般都是固定的。

刚开始时，由于铁路员工人数较少，因此前往委托医院就诊者也少，路局与委托医院之间关于经费的矛盾还不明显。至 20 世纪初，随着铁路员工的增加，前往委托医院就诊的人数也逐渐增加，双方矛盾凸显。没有签订委托合同的，路局支出的费用不断增加，如京汉全局"各段医药向由法国医院供给考核，而其间时有任意增加，漫为支配以及员司冒滥领用"等弊端，至民国元年（1912）每年需 4 万至 5 万元之多⑥。胶济路局最初给每个委托医院经费 600 元，"嗣以员工逐渐增加而就医限制日见松懈，故特约医院医药费继涨增高，虽经对于就医员工另行规定办法，从严限制，仍属超过预算，为数颇巨"⑦。在有合同的委托医院则因铁路部门提供的津贴固定，以至于委托医院不愿意接诊更多的铁路员工，纵使愿意接诊也是"难免无敷衍塞责之情况发生，路方苦之"⑧。此外，代诊医院因多系外国医生坐诊，其与铁路员工之间

---

① 洛阳铁路医院志编纂办公室：《洛阳铁路医院志（1915—1985）》，编者印行，1987 年版，第 15 页。

② 《全国铁路医务沿革史》，《铁道卫生季刊》第 1 卷第 1 期，1931 年 8 月，第 47 页，第 56—58 页；《医务沿革史》，《铁道卫生季刊》第 1 卷第 2 期，1931 年 12 月，第 84—85 页。

③ 交通部、铁道部交通史编纂委员会：《交通史路政编》（第 11 册），编者印行，1935 年版，第 3 119 页。

④ 平汉铁路管理委员会：《平汉年鉴》，编者印行，1932 年版，第 89 页。

⑤ 李占才：《中国铁路史（1876—1949）》，汕头大学出版社 1994 年版，第 380 页。

⑥ 交通部、铁道部交通史编纂委员会：《交通史路政编》（第 8 册），编者印行，1935 年版，第 1 009 页。

⑦ 《全国铁路医务沿革史》，《铁道卫生季刊》第 1 卷第 1 期，1931 年 8 月，第 52 页。

⑧ 郭培青：《铁路医院的前瞻后顾》，《交通杂志》第 1 卷第 6—7 期合刊，1933 年 4 月，第 228 页。

语言沟通困难，也使得代诊医院与就诊的铁路员工之间的关系难以融洽。

最后，路局聘请的医生和委托医院都位于铁路沿线的中心城市。比如，京汉铁路民元年间共有北京法国医院、北京中央医院、汉口天主堂医院和保定思罗医院等 4 所代诊医院，主要分布于京汉铁路两端的大城市北京和汉口，这给沿线的铁路员工就医带来了不便。因为铁路线很长，沿线有许多小站，这些地方均有铁路员工服务，加之铁路工作的特性，许多铁路员工经常流动。如果这些铁路员工患病需要就医，则必须舍近求远前往路局指定的地方就诊。这既浪费财力，又花时间，对于铁路员工的工作也造成了不良影响。

面对上述问题，铁路当局既要解决铁路员工的医疗需求和就医不便，同时又不至于因员工医疗需求的增加而向委托医院支付大笔的医疗卫生费用，就不得不另辟他途，即开始倾向自办铁路医疗机构。因此，解决铁路员工日益凸显的医疗需求，是近代中国铁路卫生事业萌发的重要诱因，也是铁路事业发展的必然要求。

（三）铁路防疫的急迫情势

清末，中国铁路卫生事业的萌发还与公共卫生状况恶化有着密切的关联，尤其是铁路沿线不断爆发的严重疫情迫使铁路部门不得不建立相应的卫生防疫制度。

20 世纪之初的 10 年间，随着社会动荡加剧、中外贸易增加以及航运和铁路、公路交通发展所带来的人口流动，中国疫灾频繁爆发，且有不断加剧之势。加之 19 世纪末至 20 世纪初爆发的第三次世界性鼠疫大流行，中国深受其害，全国多地不同程度地流行过鼠疫，1899—1907 年，营口地区共发生鼠疫 10 多次，以 1899 年底至 1900 年初的鼠疫最为严重，疫死中外人士 1 610 名[①]。尤其是 1910—1911 年发生在东北的鼠疫则是近代中国最为严重的疫灾，在半年时间里因染疫身亡者达 6 万人之多[②]，"死尸所在枕藉，形状尤极惨然"[③]。

频发的瘟疫在带给人们灾难的同时，也促进了近代中国医疗卫生的转型。人们在被动与主动之间逐渐接纳西医模式，并着手建立相关的规章制度。在防疫过程中，人们也开始意识到铁路作为近代才出现的新兴事业在促进经济发展和提供人们交通便利的同时，也造成了疫病的快速传播。之所以会产生

---

① 管书合：《清末营口地区鼠疫流行与辽宁近代防疫之滥觞》，《兰台世界》2009 年第 5 期，第 62 页。

② 复旦大学历史地理研究中心：《自然灾害与中国社会历史结构》，复旦大学出版社 2001 年版，第 150 页。

③ 《罹疫祸者计已四千余人》，《盛京时报》，宣统三年正月十三日（1911 年 2 月 12 日），第 5 版。

这种负面影响，是因为铁路运营的时候，一方面出现人群聚集，另一方面加速人口流动，而这两种情况都会导致疫病感染机会的增大以及疫病沿铁路线的快速扩散。

随着近代中国铁路运营里程的不断增加，疫病沿铁路线传播也成为事实。以 1910—1911 年爆发的东北鼠疫传播路线和时间来看，这次鼠疫首发于 1910 年 10 月 25 日的满洲里[①]，然后"从满洲里向西传到西伯利亚，而西伯利亚早在夏末就出现了病例，向东至当时黑龙江省城齐齐哈尔与大黑河（瑷珲城）之间的麦尔根，由于哈尔滨交通发达和重要的地理位置，不久该市就成为这次鼠疫的传播中心，由此继续向东至横道河子，但是没有到绥芬河和俄国的海参崴；向南，由哈尔滨向南波及双城、长春、吉林市、沈阳、山海关、大连、天津、北京、济南、烟台等地；北起满洲里南至济南"[②]。曹廷杰在《防疫刍言序及例言》中记载道："宣统二年（1910 年），次岁庚戌九月下旬，黑龙江省西北满洲里地方发现疫症，病毙人口。旋由铁道线延及哈尔滨、长春、奉天等处，侵入直隶、山东各界，旁及江省之呼兰、海伦、绥化、吉省之新城、农安、双城、宾州、阿城、长春、五常、榆树、磐石、吉林各府厅州县。"[③] 各地发病时间基本上也是以上述所说城市染疫的顺序依次发生，哈尔滨为 1910 年 11 月 8 日，呼兰府为 1910 年 12 月 15 日，双城府为 1911 年 1 月 2 日，长春为 1911 年 1 月 3 日，奉天为 1911 年 1 月 2 日，吉林则为 1911 年 1 月 12 日，锦州府为 1911 年 1 月 28 日[④]。

从上述鼠疫传播的路线来看，呈现由北向南的传播态势，并沿着中东铁路和南满铁路两侧呈集中爆发状流行，可以说"凡延近铁路区域，逐渐波及"[⑤]。因此，当满洲里首发疫情之后，疫病很快随着流动人群传播到北满中心哈尔滨，哈尔滨是中东铁路、南满铁路的交汇点，而南满铁路又与京奉铁路连接。四通八达的铁路交通网使疫病得以快速扩散，加之其时大批在东北谋生的民工乘京奉铁路回关内过春节，又使疫病沿京奉铁路传到北京，波及山东、河北等地。1911 年 1 月 25 日，在离平汉铁路 5 里的保定府附近有 20

---

① 奉天全省防疫总局：《东三省疫事报告书》（上册），第 1 编第 1 章，编者印行，1912 年版，第 6 页。

② Wu Lien-Teh. *The Plague Fighter*, *the Autobiography of a Modern Chinese Physician*. Cambridge, England, 1959, p32.

③ 丛佩远、赵鸣岐：《曹廷杰集》（下），中华书局 1985 年版，第 275 页。

④ 焦润明：《清末东北三省鼠疫灾难及防疫措施研究》，北京师范大学出版社 2011 年版，第 3 页；Wu Lien-Teh. *The Plague Fighter*, *the Autobiography of a Modern Chinese Physician*. Cambridge, England, 1959, p33.

⑤ 锡良：《锡良遗稿奏稿》（第 2 册），中华书局 1984 年版，第 1 311 页。

人染疫身亡，其原因就是最近有 4 个劳工从满洲回家[①]。如时人记载："满洲里发见瘟疫后，约一月余，猎獭者二人至哈尔滨，居小旅馆中，不数日间，旅客二十人，患疫者九人，二人死其处，其余带病迁他处，所至无不传染。"[②]

此外，从这次疫情造成的伤亡来看，中东铁路和南满铁路沿线的城市最为严重，死亡人数最多[③]。双城知府报告说："距车站铁轨近，疫盛时疫毙最多。"[④]"瘟疫流行后，人民死亡之多，亦如十四世纪瘟疫中之伦敦。疫行最盛之时，小镇中每日死者达三四百人，双城府的人口约 60 000 余，不及一月染疫而亡者 6 000，城中所雇载尸车之御者 200 人，中死 100，巡警之派充卫生队者 270 人，以疫死者 170。尚有乡间村落，患疫而死者，多至不可收拾，防疫队以火毁村而已。"[⑤]

铁路对于疫病流行的助推，使人们逐渐认识到必须制定相应的措施以预防与隔绝铁路对疫病的传播。加之西方公共卫生及防疫制度与行政机构在中国海关、租界、沿海通商口岸，甚至是政府都已有建立，铁路当局在严峻的疫情形势下采用西方模式的防疫策略，已是大势所趋。清末民元年间，中国铁路防疫规制及公共卫生制度应运而生，并得以初步尝试。这不仅促进了近代中国铁路防疫事业的发展，也推动了铁路卫生事业的萌发。

本章小结

1876—1911 年是中国铁路卫生事业的萌发时期，铁路卫生从极度匮乏逐渐向前发展。1906—1911 年，铁路当局自办医疗机构开始建立，铁路卫生规制零星出现，铁路卫生防疫也正式开启。铁路卫生事业的萌发，是多种因素共同作用的结果，西医东渐是重要的外部因素，而铁路当局自身的医疗和防疫需求则是内部诱因。特别是西医东渐，虽说是外部因素，但影响因子最大，且最为直接。因为，在近代西方话语权主导下，西医作为西方文明也理所当然地成为国人效仿的对象，尤其是得到政府层面的认可，使西医在各个部门、

---

① *The Plague*. Paotingfu. The North-China Herald，Feb 10，1911，p296.

② 汪德伟：《追记满洲防疫事》，《东方杂志》第 10 年第 10 期，1914 年 4 月 1 日，第 23 页。

③ 有关数字统计，此次染疫死亡 5 000 人以上有 3 处：滨江厅、长春厅、呼兰厅；疫死 4 000 人以上 2 处，为双阳县、双城府；疫死 2 000 人以上 2 处，为海伦府、奉天府（2 500 人）；疫死 1 000 人以上 6 处，为龙江府、绥化府、巴彦州、宾州府、榆树厅、阿城县；疫死 100～800 人者 29 处。"哈尔滨居全省极北，为三省发之第一重心点，故吉省疫祸酷于三省，而吉省北部疫祸尤酷于全省。双城、宾州、新城、阿城、榆树等处，地无完土，人死如麻，生民未有之浩劫，未有甚于此者。"参见奉天全省防疫总局：《东三省疫事报告书》（上册），第 1 编第 1 章，编者印行，1912 年版，第 13 页；焦润明：《清末东北三省鼠疫灾难及防疫措施研究》，北京师范大学出版社 2011 年版，第 5～6 页。

④ 锡良：《锡良遗稿奏稿》（第 2 册），中华书局 1984 年版，第 1 311 页。

⑤ 汪德伟：《追记满洲防疫事》，《东方杂志》第 10 年第 10 期，1914 年 4 月 1 日，第 23 页。

行业都得到渗透，铁路部门则更是从一开始就挪移了西医。

清末中国铁路卫生事业的萌发具有积极意义，一方面，它开启了中国近代铁路卫生事业的艰难历程，为后期的发展奠定了基础；另一方面，中国铁路卫生事业从一开始即移植了西方医疗卫生模式，这不仅有利于现代医学在铁路系统扎根，也为近代中国医学的现代化转型做出了贡献。

这里必须附带谈一下，为何近代我国铁路从一开始就重视西医而非传统中医呢？笔者认为，如果仅就铁路方面而言，重要缘由是清末时期我国铁路为外国人所操控，他们在医疗和卫生的需求方面自然乐意接受西医模式，虽然若干路局也会延聘少许中医，但仅为中国员工诊病；若从中、西医在东北防疫中的作用来说，西医的成功运用是铁路部门对其刮目相看的直接动力，同时也成为"西医中国化"的关键因素。

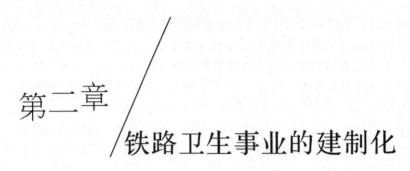

第二章

铁路卫生事业的建制化

民初以来，中国铁路卫生事业开始走上建制化①的道路，铁路卫生行政机构、铁路医疗服务体系和铁路卫生规章制度等逐渐建立和发展起来，尤其是南京国民政府建立后，政治趋稳，经济建设上也出现"黄金十年"，铁路卫生事业建制化的进程加快。至 20 世纪 30 年代中期，具有现代性的铁路卫生制度体系初步形成。本章即从上述三个方面，阐述 1912—1937 年中国铁路卫生事业建制化的进程及其内容。

一、两级卫生行政机构的构建

卫生行政是指"保护国民之健康，由政府以法令规定一定之制度而施行之"②，其得以施行的关键在于卫生行政机关的建立和其职权的赋予。近代中国铁路卫生行政机构的构建经历了由地方路局至中枢机构的变迁，最终形成

---

① 建制（institution）作为一个科学社会学的概念，有制度、惯例、公共机构、风俗、组织等含义，是指一种结构上的确定性。现代西方科学社会学家魏因加特（P. Weingart）认为，科学建制是一种社会组织框架。关于"医学建制"一般有两种理解：一是指机构，如医院、医学校、研究所及专业学会等；另一含义是指一种笼统的医疗卫生服务的行为方式，如医疗收费制度、职业管理等。参见张大庆：《中国近代疾病社会史（1912—1937）》，山东教育出版社 2006 年版，第 78 页。本章中的"卫生建制"是指医疗卫生制度体系，"卫生建制化"则是指医疗卫生制度体系的建构过程。

② 具体卫生行政制度包括：传染病预防、海陆交通之检疫厉行、慢性传染病之扑灭及预防、生死数之统计局设置、花柳病之扑灭及预防方法、葬制之改良及墓地之规定、种痘之强制执行、饮食物检查、居住卫生、家畜卫生、工场卫生、矿山卫生、学校卫生、道路卫生、理发卫生、精神病患者之处置、病院医院之设置规则、污秽物除去、临时防疫、特别地方病研究所、行旅卫生、赈恤、保安警察等。生痴：《吾之医事行政管见》，《中华医学杂志》（上海）第 4 卷第 4 期，1918 年，第 210 页。

部（即指铁道部）和地方路局的两极架构。

（一）地方路局卫生行政机构

近代中国铁路卫生行政机构肇始于地方铁路管理局，但最初往往是由铁路医院或医官（生）兼职。比如，1906 年京绥铁路管理局成立的阜成门医院既承担路局员工医疗事务，也负医务行政之差，因此该医院成为中国铁路卫生行政之嚆矢[①]。民元以后，以卫生课为核心的专职化卫生行政机构开始在诸多地方铁路管理局建立起来。

京沪和沪杭甬两铁路管理局，在 1930 年没有合并前都曾各自设立总医官和医务处，分别负责该路局全路和部分沿线路段的医疗卫生工作。1930 年，京沪和沪杭甬两铁路管理局合并为一个总管理局，沪杭甬铁路总医官被撤销，京沪路总医官成为合并后的两路总医官，直接隶属于两路总管理局，两路总医官设办公处，配备事务员和司事若干人[②]。同年，两路总管理局为将医疗和卫生行政分离，在路局总务处设立卫生课专门负责卫生行政，课内分文书、医务和保健 3 股[③]，课长由总医官兼任。虽然总医官和卫生课分掌医疗和卫生两事，但两者由 1 人负责，造成职责不明和职能互相重叠的问题。为此，两路总管理局约在 1931—1933 年，将总医官撤并于卫生课，自此两路卫生行政实现统一。1934 年，两路总管理局为整理铁路卫生问题曾成立两路整理卫生事宜委员会[④]，其主要职责是向路局提出改良卫生议案，因而不是专门的卫生行政机构。

平汉铁路，在民国初年以总务处艺务、通译和秘书 3 课分掌医务卫生[⑤]。1922 年 10 月，路局设立总医官室，下设文书、医药和医院 3 个主任，文书主任主要负责"规章撰译""典守钤记及文书之收发撰译编档""医务人员考绩"等事项；医药主任掌管"医药之设备""药械之筹备分配""医务费用预算及稽查"等事宜；北京京汉医院主任的职责是"本院（北京京汉医院）之管理及治疗""药库之管理""总局及北京本路范围以内各地方卫生检查"等[⑥]，总医官室成为该路最早的卫生行政机构[⑦]。1931 年 2 月，路局改总医官室为卫

① 交通部、铁道部交通史编纂委员会：《交通史路政编》（第 11 册），编者印行，1935 年版，第 1 721 页。

② 《医务沿革史》，《铁道卫生季刊》第 1 卷第 2 期，1931 年 12 月，第 81—83 页。

③ 铁道部秘书厅：《铁道年鉴》（第 3 卷），商务印书馆 1936 年版，第 1 110 页。

④ 铁道部秘书厅：《铁道年鉴》（第 3 卷），商务印书馆 1936 年版，第 1 110 页。

⑤ 《全国铁路医务沿革史》，《铁道卫生季刊》第 1 卷第 1 期，1931 年 8 月，第 42 页。

⑥ 《京汉铁路管理局总医官室职制》，京汉铁路管理局总务处编查课：《京汉铁路管理局现行规章初编目录》，编者印行，1925 年版，"职制类"，第 1—4 页。

⑦ 平汉铁路管理委员会：《平汉年鉴》，编者印行，1932 年版，第 88 页。

生课，下设保健、医务和事务 3 股。保健股的职责是"卫生清洁及防疫之指导计划、一切卫生设备、禁烟调验及一切禁毒"；医务股的职责是"医务之设计及指导、临时救护及诊疗之设备、医务人员工作之考核、医务人员之训练、医师签发病假之考核、医疗器械药品材料之验收、医疗器械药品材料之存销审核、药品材料之化验及医务工作之统计汇编"；事务股则负责"公文函电之撰拟审核、经费之预算决算及稽核、人员任免迁调之登记、公文表册之收发缮校"①。另外，路局在卫生课还设立卫生稽查和清洁管理员，巡查和督导全路卫生。

北宁铁路，1929 年前因奉系军阀与国民政府之间的纷争而被分割，两方在天津和沈阳各设局分段管理，造成"全路虽有医院和诊疗所 9 处，泰半皆委托地方医院或挂名医员代办，诊治疾病，既未能尽心厥职，一切手续，尤复各自为政"②。东北易帜后，路局行政统一，1929 年增设卫生课，分医务、材料、检查和事务 4 股，每股有课员、书记、司事及检查员等，铁路一切卫生事宜及医院、诊疗所统归其管辖。1933 年年底，路局改组卫生课为医务、保健和事务 3 股。次年，路局又以医院和诊疗所属卫生课管理似欠妥当为由，将其管理权交由总务处直辖③。卫生课则专责全路卫生行政事务。

津浦铁路，1913 年全线通车时便设立医务处，置总医官 1 人，管理全路医务。1917 年，路局于医务处下增设卫生稽查 4 名，分驻天津、济南、徐州和蚌埠，专司车上及站上清洁。1927 年，津浦铁路管理局从天津迁至南京浦口后，力谋扩充医务卫生，添设卫生总稽查作为各卫生稽查之领导。1932 年 9 月，路局改医务处为医务长室，管理全路沿线各医院、诊疗所和卫生稽查④。1933 年年底，又改医务长室为卫生课⑤，隶属总务处，设课长 1 人，下设医务、保健和事务 3 股，每股设主任课员 1 人、课员 5 人和书记 2 人，卫生稽查也增至 9 人⑥。

---

① 铁道部秘书厅：《铁道年鉴》（第 3 卷），商务印书馆 1936 年版，第 1 099 页。
② 高纪毅：《北宁铁路工作报告目录》（自 1929 年 10 月 1 日全路统一至 1930 年 3 月止），编者印行，出版年份不详，第 3 页。
③ 铁道部秘书厅：《铁道年鉴》（第 3 卷），商务印书馆 1936 年版，第 1 102—1 103 页。
④ 津浦铁路年鉴编纂委员会：《津浦年鉴》，编者印行，1933 年版，第 18—19 页。
⑤ 据《济南铁路局志（1899—1985）》一书记载，津浦铁路卫生课成立于 1916 年 9 月，似有不确。根据《铁道公报》第 720 期、第 742 期所载，津浦铁路卫生课设立的时间应在 1933 年 11 月 20 日至 12 月 15 日间。参见济南铁路局史志编纂领导小组：《济南铁路局志（1899—1985）》，山东友谊出版社 1993 年版，第 514 页；《铁道部令第 1 797 号》，《铁道公报》第 720 期，1933 年 11 月 24 日，第 3 页；《铁道部指令第 19 683 号》，《铁道公报》第 742 期，1933 年 12 月 20 日，第 8 页。
⑥ 铁道部秘书厅：《铁道年鉴》（第 3 卷），商务印书馆 1936 年版，第 1 108 页。

平绥铁路，最初的医务卫生主要由西直门总医院负责，路局总务处警务课也有督导和襄助全路卫生的职责。1921 年 4 月，京绥铁路管理局增设卫生课，"专掌筹核全路医务及卫生各事宜"①，卫生课取代总医院，成为该路局专门卫生行政机构。但 1922 年，路局又将卫生课裁并于总医院，路局卫生行政仍旧如前。1933 年 12 月，遵照国民政府铁道部颁布的《国有铁路卫生医务组织通则》，路局改组卫生管理机构，取消总医院设立医务长室，下设医务、保健和事务 3 股及卫生稽查员②。同时，路局还在每个大站设立站务委员会，由该站医院院长、站长或段长充任委员，每月就该站的卫生问题提出改善方法③。

胶济铁路，在 1914—1923 年日本人掌控期间，在铁路管理局内设置医务系，统辖各医院及卫生行政事宜。1923 年 3 月，该路收归国有后，路方先设立医务长负责全路医务及卫生事宜，1929 年 10 月医务长改称总医官④。1931 年 1 月 9 日，路方又以"本路仅设总医官一缺，兼领青岛诊察室事务，隶属于总务处，规模似嫌过狭，且全路医院 4 处，诊察室 2 处，诊务日形繁巨，改良整顿殊不宜缓"为由，取消总医官，仿职工教育委员会陈例，设立医务委员会⑤。医务委员会主要职责是员工保健、传染病预防、意外灾患的消弭及预防、客车餐务的改进、车站车辆的卫生设备、清洁稽查员的监督和考绩任免，处理医务和卫生章制的修订及审核、全路医务和卫生改进方法的研究及推行、各医院和诊察室的设置及改良、医务员工的任免迁调及奖惩考绩⑥，等等。同年，胶济铁路管理委员会撤销医务委员会，在总务处增设公益课，下设教育、医务和劳工 3 股，医务股专责医务卫生行政⑦。

陇海铁路，在北洋政府时期该路医务由医务处负责⑧，而卫生事宜则由总

---

① 交通部、铁道部交通史路政编纂委员会：《交通史路政编》（第 9 册），编者印行，1935 年版，第 1 591—1 696 页；郭培青：《铁路医务的前瞻后顾》，《交通杂志》第 1 卷第 6—7 期合刊，1934 年 4 月，第 23 页。

② 《医务长室组织及职掌规程》，《平绥路闻》第 15 号，1934 年 1 月 9 日，"章制"，第 1—2 页。

③ 铁道部秘书厅：《铁道年鉴》（第 3 卷），商务印书馆 1936 年版，第 1 117—1 118 页。

④ 胶济铁路管理委员会：《胶济铁路接收七周纪要》，编者印行，1930 年 1 月版，第 17 页、第 29 页。

⑤ 胶济铁路管理委员会：《胶济铁路接收八周纪要》，编者印行，1931 年 1 月版，第 41—42 页；胶济铁路管理委员会：《胶济铁路接收九周纪要》，编者印行，1932 年 1 月版，第 15 页。

⑥ 《胶济铁路医务委员会规程》，《胶济铁路月刊》第 1 卷第 1 期，1931 年 1 月，"法制"，第 25—27 页。

⑦ 胶济铁路管理委员会：《胶济铁路接收九周纪要》，编者印行，1932 年 1 月版，第 16 页。

⑧ 《全国铁路医务沿革史》，《铁道卫生季刊》第 1 卷第 1 期，1931 年 8 月，第 54 页；陇海铁路管理局：《陇海年鉴》，编者印行，1933 年版，第 7 页。

工程师直接管辖①。1928 年 8 月，陇海铁路医务处改称医务课，后因二次北伐（指 1928 年蒋介石讨伐奉系军阀的战争）路局受创严重，医务课编制缩减，先改总医院，1930 年 12 月又改称总医官室②。1932 年秋，路局奉铁道部命令改总医官室为医务长室，所有全路卫生事宜由医务长室管理，配置有文牍、书记和司事各 1 人。1933 年，医务长室增设卫生、文书和医务 3 股，并在沿线设立卫生稽查若干名③。

除上所述铁路外，正太、道清、粤汉铁路广韶段、粤汉铁路湘鄂段、南浔和浙赣等铁路，均没有专门卫生行政机构，其医务卫生行政主要由各路医疗机构负责，如正太、道清、江南等路，而粤汉铁路广韶段、粤汉铁路湘鄂段和浙赣铁路则由路局总务处公益课兼差。

表 2-1　主要铁路管理局卫生行政机构表（1934 年）

铁路管理局名称	卫生行政机构	内部组织	负责人
京沪沪杭甬	卫生课	医务股、事务股、保健股	黄子方④
平汉铁路	卫生课	医务股、事务股、保健股	张学诚⑤
北宁铁路（关内段）	卫生课	医务股、事务股、保健股	毛羽鸿⑥
津浦铁路	卫生课	医务股、事务股、保健股	陈琰英⑦

---

①　陇海铁路管理局：《陇海年鉴》，编者印行，1933 年版，第 52 页。

②　《全国铁路医务沿革史》，《铁道卫生季刊》第 1 卷第 1 期，1931 年 8 月，第 55 页。

③　铁道部秘书厅：《铁道年鉴》（第 3 卷），商务印书馆 1936 年版，第 1 121 页。

④　黄子方（1899—1939），福建厦门人，留美医学博士。历任中央防疫处技正、武汉特别市政府卫生局局长、上海市政府卫生顾问、北平特别市政府卫生局局长、卫生部参事、国际联盟卫生组委员、京沪沪杭甬铁路管理局总医官和卫生课课长及中华医学会公共卫生委员会主席等职。参见《黄子方医师行述》，《中华健康杂志》第 2 卷第 6 期，1940 年，第 3—5 页。

⑤　张学诚，四川人，毕业于湘雅医学院。曾任职上海医科大学，后赴平汉铁路任卫生课长，兼平汉铁路汉口医院院长。参见《铁道部令总字第 2 106 号》，《铁道公报》第 829 期，1934 年 4 月 6 日，第 1 页；平汉铁路管理局：《平汉铁路职员录》，编者印行，1936 年版，第 44 页。

⑥　毛羽鸿（1895—1980），辽宁法库人，1919 年毕业于北京国立医学专科学校，先后任津浦铁路局副总医官、京奉铁路局医院院长、京奉铁路局锦州医院院长、北宁铁路局天津医院院长和卫生课长等职。参见天津市政协文史资料研究委员会：《近代天津人物录》，天津市地方史志编修委员会总编辑室 1987 年版，第 45—46 页。

⑦　陈琰英，广东番禺人，北洋医学校毕业，医学博士。历任津浦铁路浦镇医院主任医官，津浦铁路南段总医官及津浦铁路卫生课长等职。参见《各路最高卫生医务领袖资历调查表》，《铁道卫生季刊》第 1 卷第 3 期，1932 年 3 月，第 83 页。

（续表）

铁路管理局名称	卫生行政机构	内部组织	负责人
平绥铁路	医务长室	医务股、事务股、保健股	史纬华①
胶济铁路 （管理委员会）	公益课医务股	医务股	于圣培②
陇海铁路	医务长室	卫生股、文书股、医务股	朱森基③
正太铁路	石家庄医院	院　长	不　详
道清铁路	道清医院	院　长	张葆成④

资料来源：铁道部秘书厅：《铁道年鉴》第3卷，商务印务馆1936年初版，第1099—1125页；支那驻屯军司令部乙嘱托班：《平绥铁道调查——总务经理关系》，编者印行，1937年版，第6页；《铁道部令总字第2106号》，《铁道公报》第829期，1934年4月6日，第1页；《医务长室组织及职掌规程》，《平绥路闻》第15号，1934年1月9日，"章制"，第1—2页；《铁道部令第1576号》，《铁道公报》第621期，1933年7月31日，第1页；道清铁路管理局：《道清线全国铁路职员录》，编者印行，1934年8月版，第17页。

综上，近代各地方铁路管理局的卫生行政机构都经历了较为复杂的发展和演进过程，从医疗机构兼责卫生行政逐渐向专门性卫生机构演变。至20世纪30年代中期，主要国有铁路管理局卫生行政体系已开始趋同，表现在卫生行政机构名称、内部架构和职能的相近，如京沪沪杭甬、北宁、津浦和平汉等4路的卫生课，平绥和陇海两路的医务长室。当然，还有一些路局没有设专门性卫生行政机构，主要是在一些路线短、规模小的铁路上，这反映了近代中国铁路卫生事业发展的不均衡。

（二）中枢（交通部、铁道部）卫生行政机构

自清末邮传部至民国初年的交通部，虽然都设立专门管理全国国有铁路

---

①　史纬华，中国近代科学防疫第一人伍连德的得力助手，曾任安东隔离所医院医官、院长和驻满洲里的"驻院医官"及平绥铁路医官。参见辽宁省卫生志编纂委员会：《辽宁省卫生志》，辽宁古籍出版社1997年版，第160页；《外交公报》第76期，1927年10月，"通商"，第11页。

②　于圣培，江西九江人，北平中国大学法科及日本明治大学研究生课毕业。历任国民第三军军部秘书、中国大学法科教授、中央党部宣传部干事、国民政府秘书处荐任处员、胶济铁路局秘书及公益课长。参见胶济铁路管理委员会：《国有铁路胶济线职员录》，编者印行，1931年版，第9页。

③　朱森基，浙江绍兴人，上海震旦大学医科毕业。历任陇海铁路西路工程处灵宝至洛阳段医生、观音堂至商丘段医生、代理医务处长、铜山医院院长、总医官、医务课长及医务长。参见《各路最高卫生医务领袖资历调查表》，《铁道卫生季刊》第1卷第3期，1932年3月，第85页；铁道部秘书厅：《铁道年鉴》（第3卷），商务印书馆1936年版，第1121页。

④　张葆成，湖北汉口人，保定医学专门学校毕业，汉口法国医院医学士。曾任临城矿务局医院院长、陇海铁路驻洛阳医生、焦作中原煤矿公司医院院长兼福中矿务大学校医等职。参见道清铁路管理局：《道清线全国铁路职员录》，编者印行，1934年8月版，第17页。

的铁路总局和路政司（一度称"路政局"），但其内部组织架构并无卫生行政机关之设。铁路卫生事宜及管理权均由各地方铁路管理局自行掌握和实施，只有在突发和紧急防疫情形之下，地方铁路管理局的卫生权力才会临时转移到中央相关部门，目的在于协调各方力量，相互配合，共同应对。比如，1917—1918 年，为防控晋北和绥远鼠疫传播，北洋政府交通部于 1918 年 1 月在部内成立防疫事务处①，同年 4 月又联合京奉、津浦、京汉、京绥和正太 5 路共同组成防疫联合会②，交通部次长叶恭绰任会长，路政司长关赓麟为副会长，五路局长和各路高级医员为会员，各路局也相应设立防疫事务所和防疫分会③。交通部所设立的防疫事务处和防疫联合会虽具有一定行政职能，但并不是真正意义上的卫生行政机构，其颁布的《铁路防疫联合会规则》规定该会职能是"专为研究，并拟定各路公共卫生及防疫统一章程"和"在会各路沿线以内如有发现疫症，当即电告各会员"④。因此，防疫联合会不具有强制性权威，仅仅是交通部与各地方铁路管理局之间互相沟通与交流的平台而已，正如关赓麟在阐述该会成立的目的时所指出的，是为"求声气之联络""谋办法之统一""以有疫时之经验作无疫时之预备"⑤。而且这些机构都是临时性的，一旦疫情消除便会被裁撤，当 1918 年 5 月初晋北和绥远疫情基本消除时，防疫事务处即被撤销；同年 12 月 28 日，铁路防疫联合会改称为卫生联合生，1922 年也被裁撤⑥。整个北洋政府时期，交通部自始至终都未设立中枢铁路卫生行政机构。

中枢铁路卫生行政机构的缺失，严重阻碍当时铁路卫生事业的发展，这种局面直至南京国民政府建立后才有了转机。1928 年 10 月 23 日，国民政府发布文告称："文明国家对于铁道事业类多设立专部，为贯彻总理铁道政策，

---

① 沈云龙：《近代中国史料丛刊》（第 98 辑），曾鲲化：《中国铁路史》，（台北）文海出版社 1973 年版，第 217 页。

② 《铁路卫生联合会（原名铁路防疫联合会）》第一、二会中文纪事录，出版者不详，出版年份不详，第 18 页。

③ 交通部、铁道部交通史编纂委员会：《交通史路政编》（第 1 册），编者印行，1935 年版，第 182—190 页。

④ 《铁路卫生联合会（原名铁路防疫联合会）》第一、二会中文纪事录，出版者不详，出版年份不详，第 18 页。《铁路防疫联合会规则》，《交通月刊》第 17 期，1918 年 5 月 10 日，"法规"，第 1—2 页。

⑤ 《铁路卫生联合会（原名铁路防疫联合会）》第一、二会中文纪事录，出版者不详，出版年份不详，第 9 页。

⑥ 沈云龙：《近代中国史料丛刊》（第 98 辑），曾鲲化：《中国铁路史》，（台北）文海出版社 1973 年版，第 217—218 页。《交通部指令第 3 864 号》，《交通月刊》第 26 期，1919 年 2 月 1 日，第 23 页。

著即设置铁道部，以期计划之实现与发展。"① 这给战事之后发展缓慢乃至停滞的中国铁路带来了新生。铁道部成立之初，"铁道卫生及其他一切行政事项"由铁道部管理司第一科负责②。1929年12月2日，铁道部为"统筹各路卫生改进事项，以期公共卫生及医务之整理完善"，将卫生行政事务由原管理司第一科划出，另设卫生处负责。卫生处设处长1人，卫生专员、卫生佐理员、事务员及雇员若干，卫生处需要之时可以呈请铁道部向地方铁路管理局派驻卫生专员和卫生佐理员。铁道部卫生处掌理："各路卫生医务状况之调查视察报告""各路卫生医务设备及管理之指导改良""各路卫生医务人才之调度训练""各路卫生医务改进方法之研究推行""各路卫生医务成绩之征集比较"和"各路员工与乘客卫生知识之灌输并卫生习惯之改良"，等等③。卫生处成立之初，由留美医学博士胡宣明任第一任处长。虞顺德、池博、吴南凯、江上峰和邓真德5人为卫生专员，杭海为办事专员，事务员有黄贻清、金声2人。另设书记官2名，由姜金科和杨廷辅担任④。

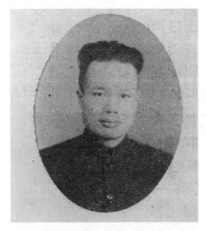

图2　铁道部卫生处首任处长胡宣明

（图片来源：《民国医界名士录》（12），《同仁医学》第3卷第6期，1930年6月，第83页）

　　铁道部卫生处的设立，改变了过去中枢机关没有专门铁路卫生行政机构的历史，而且在成立之初卫生处的地位在铁道部内部架构中相当高，仅次于

---

　　① 中国第二历史档案馆：《中华民国史档案资料汇编》（第5辑第1编），财政经济（9），"交通邮电"，江苏古籍出版社1994年版，第62页。

　　② 《国民政府铁道部组织法》，《铁道公报》第1期，1928年12月，第6页；《铁道部管理司分科办事规程》，《铁道公报》第1期，1928年12月，第18页。

　　③ 《铁道部卫生处职掌规则》，立法院编译处：《中华民国法规汇编》（第2编），中华书局1934年版，第935—936页。

　　④ 铁道部总务司文书科：《铁道部职员录》，编者印行，1929年12月版，第49—50页。

"司"和"厅"，与"处"和"室"相同①。1931年3月7日，国民政府将卫生部降级为卫生署，并入内政部②。受此影响，1932年1月26日，铁道部将卫生处相应降级为卫生科，不再单列，划归总务司管理，但其行政职能没有变化，编制也没有缩小，原卫生处长胡宣明改任卫生科长③。但不久，胡宣明辞任科长一职④；同年3月8日，铁道部任命胡定安为卫生科长，次年3月辞职⑤。1933—1936年，总务司卫生科长为王畏三⑥；1937年，该科的工作人员有专员罗广霖，以及科员赵易城、金声、胡福、倪德保和何佩韫5人，书记官为关介三。另外，卫生科还聘有护士张月琴和练习生李一鸣⑦。

上述即是中国近代地方铁路管理局和中枢卫生行政机构的演进过程，其基本趋势是向专门卫生行政机构发展。至20世纪30年代，尽管地方铁路管理局的卫生行政组织机构并未全面建立和实现统一，而且还略显繁杂，但以铁道部卫生处（卫生科）和地方铁路管理局卫生课为主干的、中枢至地方的两级铁路卫生行政体系架构已初步形成。

二、自办医疗机构的创建与发展

晚清时期，中国已建成并运营的国有铁路医疗服务机构缺乏，其铁路员工看病就医主要依赖于路外医院，多数为教会医院代诊。民元以后，各地方铁路管理局开始筹办属于自己的铁路医疗机构，并逐渐取消部分代诊医院（或称"特约医院"）。20世纪30年代，铁路自办医疗机构迅速发展，其医疗基础设施得以扩充，医护人员业务水平也有所提升。

---

① "司"为铁道部主要的二级行政机构，铁道部刚成立时设有管理、理财、建设与总务4司，后改称总务、业务、财务和工务4司。"厅"指秘书厅和参事厅；"处"名义上与"司"平级，实际低于"司"，铁道部曾先后设立过联运处、卫生处、统计处及机务处等；"室"则指技监室和顾问室。参见《国民政府铁道部组织法》，《铁道公报》第1期，1928年12月，第3—7页；黄华平：《国民政府铁道部研究》，合肥工业大学出版社2011年版，第106—113页。

② 陈光中：《中国卫生法规史料选编》（1912—1949年9月），上海医科大学出版社1996年版，第464—469页。

③ 《铁道部令第169号》，《铁道公报》第244期，1932年1月30日，第8页。

④ 《铁道部南京办事处令第148号》，《铁道公报》第249期，1932年3月8日，第2页。

⑤ 《铁道部令第198号》，《铁道公报》第250期，1932年3月15日，第12页；《铁道部令第1271号》，《铁道公报》第509期，1933年3月21日，第3期。

⑥ 王畏三，安徽无为人，历任铁道部卫生处卫生专员、总务司卫生科长和外交部卫生医药顾问等职。参见铁道部总务司人事科：《铁道部职员录》，编者印行，1931年4月版，第29页；《铁道部令第1271号》，《铁道公报》第509期，1933年3月21日，第3页；《本部消息》，《外交部周报》第6期，1946年12月16日，第2版。

⑦ 铁道部总务司：《铁道部职员录》，编者印行，1936年10月版，第35—36页。

（一）自办医疗机构的创建

1912 年之前，国有铁路中除京绥、沪宁和京汉 3 路已设立为数不多的自办医疗机构外，其他各路尚属空白。民元之后，自办铁路医疗机构才得以在各路普遍建立。

京沪沪杭甬铁路，民元前沪宁铁路建有镇江和上海 2 所铁路医院。1915 年，上海铁路医院因经费缺乏被裁撤，改为上海北站诊疗所。至 1930 年初，沪宁铁路共有吴淞、上海北站、苏州、常州和南京 5 处诊疗所，镇江医院 1 所（含 1933 年开诊的车站分诊所 1 处）和特约医院 3 处。沪杭甬铁路在两路管理局合并前，尚无自办医院，仅有驻上海南、杭州和宁波 3 站医官。1930 年 5 月，两路局合并后，原沪杭甬段各医官改称诊疗所。1933 年 7 月，两路管理局为解决上海北站铁路员工就医困难，对原上海北站诊疗所进行扩建，改称上海铁路医院。

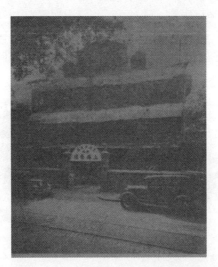

图 3　1933 年京沪沪杭甬铁路上海医院

（图片来源：《设立两路上海医院说明》，《京沪沪杭甬铁路日刊》第 745 号，1933 年 8 月 12 日，第 81 页）

1934 年 10 月，两路管理局以"沪杭甬路杭州站附近员工众多，对于医疗建设，向仅有杭州站诊疗所 1 处，遇有危重病伤，及应施手术，与留院医治时，均转送杭州广济医院治疗。惟事实上，员工每患重病，仍多至上海铁路医院就医。为增进同人福利起见，实有添设医院之必要"为由[1]，与浙赣铁路

———————————

[1]　《设立杭州铁路医院原委》，《京沪沪杭甬铁路日刊》第 1 099 号，1934 年 10 月 11 日，第 66 页。

管理局合作，共建杭州铁路医院①。至 1935 年 6 月，京沪沪杭甬两路管理局共有上海、镇江和杭州 3 所铁路医院，南京、常州、苏州、吴淞机厂、上海南站、杭州站、闸口站、宁波站白沙厂等共 11 处诊疗所及上海公立、嘉兴福音、常州武进、上海仁济、杭州广济和宁波光华共 6 所特约医院②。

平汉铁路，民元前只有江岸和郑州 2 所自办医院。1912 年，路局开始在北京设立养病院，只有 1 名医生，规模很小，负责北京至正定府段诊治事宜，长辛店车站则分设诊视室。1913 年，路局意识到该养病院"规模狭小，而医务日渐纷繁，自办医院急不可缓"，决定在北京康家胡同购置房地，筹建医院③。1915 年 4 月该院建成，称京汉铁路北京医院，最初设院长 1 人，医生 5 人，医药、看护、庶务和杂役等若干④。1922 年 4 月，京汉铁路医院改称总医院，设院长 1 人，指挥监督全路医务卫生并稽核用药；设副院长 1 人，帮同院长管理全路医药事务⑤。除京汉铁路医院外，1912—1937 年平汉铁路自办的医疗机构还包括长辛店医院（1912 年）、信阳医院（1912 年为信阳铁路诊所，1917 年改建为医院）、彰德医院（1912 年）、顺德医院（1914 年）、石家庄治疗所（1924 年）、汉口第二诊疗所（1930 年）和汉口铁路医院（1931 年）。

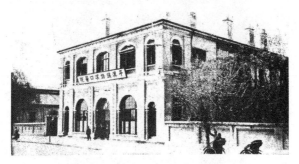

图 4　1931 年平汉铁路汉口医院
（图片来源：《铁路月刊——平汉线》第 62 期，1935 年 6 月）

北宁铁路（关内段），民元前仅有山海关临时医院 1 所和沟帮子诊疗所 1

①　京沪沪杭甬铁路管理局：《京沪沪杭甬铁路管理局二十三年度第四季工作概况》，《京沪沪杭甬铁路管理局工作概况》（1933 年 1 月 1 日起至 1934 年 12 月 31 日止），出版年份不详，第 21 页。

②　铁道部秘书厅：《铁道年鉴》（第 3 卷），商务印书馆 1936 年版，第 1 111—1 112 页。

③　平汉铁路管理委员会：《平汉年鉴》，编者印行，1932 年版，第 89 页。

④　《全国铁路医务沿革史》，《铁道卫生季刊》第 1 卷第 1 期，1931 年 8 月，第 45 页；《京汉铁路医院试办章程》，交通部、铁道部交通史编纂委员会：《交通史路政编》（第 8 册），编者印行，1935 年版，第 1 010 页。

⑤　《训令第 1 613 号》，《京汉铁路管理局公报》第 50 期，1922 年 4 月，"局令"，第 43 页；交通部、铁道部交通史编纂委员会：《交通史路政编》（第 8 册），编者印行，1935 年版，第 1 017 页。

处。北洋政府时期，路局先后创建丰台站医务室、前门诊病室、总局诊病室和锦县医院，并与开滦矿务局合作设立秦皇岛医院和唐山医院①。20 世纪 30 年代初，路局又分别设立天津医院、天津东站分医院、唐山医院和山海关医院，以及北平、丰台、塘沽、秦皇岛、大虎山和通辽 6 处诊疗所②。1931 年九一八事变后，路局医疗设施遭到严重破坏，关外段铁路医疗机构则全部丧失，仅有关内各段的 4 所铁路医院和 4 处诊疗所尚存。1934 年 5 月，路局鉴于北平诊疗所过于简陋，不敷应用，将其改组为前门医院。至 1935 年 6 月，北宁铁路管理局（关内段）共有医院 5 所、诊疗所 4 处和特约医院 2 所③。

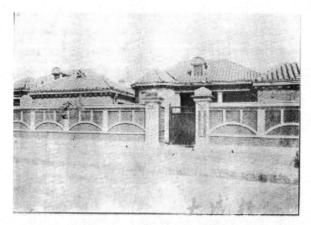

图 5　1931 年北宁铁路天津医院
（图片来源：《铁道卫生季刊》第 1 卷第 3 期，1932 年 3 月）

　　津浦铁路，民元前已有天津和浦镇 2 所铁路医院④。民元以后，随着铁路工程建设的推进和铁路正式通车运营，铁路医疗机构渐次增设。1913 年，济南医院建立，院内组织参照天津医院建构，原来委托济南官医院的代诊业务取消。1915 年，南宿州医院成立，但无论员工还是旅客，前往该院就诊的人数甚少，而"徐州车站，员役、警卫、兵夫及乘客人等，均较南宿州为多"，假若仅在徐州设立药房是难以满足需要的，于是 1917 年路局将南宿州医院改设徐州，是为津浦铁路徐州医院。1916 年，路局设立蚌埠药房；1921 年，蚌埠药房升格为医

　　① 交通部、铁道部交通史编纂委员会：《交通史路政编》（第 7 册），编者印行，1935 年版，第 206—208 页。

　　② 铁道部参事厅第四组：《铁道年鉴》（第 2 卷），汉文正楷印书局 1935 年版，第 1 095—1 097 页；铁道部秘书厅：《铁道年鉴》（第 3 卷），商务印书馆 1936 年版，第 1 103—1 104 页。

　　③ 铁道部秘书厅：《铁道年鉴》（第 3 卷），商务印书馆 1936 年版，第 1 103—1 104 页。

　　④ 《津浦全路医务概况》，《铁道公报》第 1 376 期，1936 年 1 月 22 日，第 5—6 页。

院。1928 年，路局又增设兖州医院①。至 1936 年年底，津浦铁路全线共有天津、徐州、蚌埠、兖州、济南和浦镇 6 所医院，以及浦口、浦镇机厂、临城、乌衣警察教练所、泰安、大槐树机厂、沧州及西沽机厂等 9 处诊疗所②。

平绥铁路，其医疗机构创建最早，至 1916 年已建有西直门医院、南口分医院、下花园分医院、张家口医院和大同分医院。1918 年，张家口以西发生鼠疫，为预防疫情，路局除加设丰镇医院外，将西直门、南口、下花园、张家口、大同 5 处医院加以扩充，1918 年 4 月，医院改组，6 个医院各自独立，互不相属，直属于总务处。1921 年，路局将西直门医院改为总医院，南口、张家口、下花园、大同和丰镇各医院均为分医院。丰镇分医院后移设于平地泉，称平地泉分医院，并在绥远组建绥远医院。1928 年，因经费困难等原因，路局曾将平地泉分医院裁撤，并将下花园分医院改为诊疗所。1933 年 10 月，路局遵照《国有铁路卫生医务组织通则》改西直门总医院为西直门医院，各分院则分别改称医院③。至 1935 年 6 月，路局计有西直门、南口、张家口、大同、平地泉、绥远和包头 7 所医院，以及康庄诊疗所 1 处④。

陇海铁路，民元前该路建有开封铁路医院和洛阳、郑州 2 处诊疗所⑤。1915 年，路局在原来洛阳诊疗所的基础上，加以扩充，创建洛阳医院，院长为法国人葛凡（音译）。1916 年，陇海铁路西段通车至观音堂，路局遂设立观音堂医院。1925 年，观音堂医院迁至商丘称商丘医院，继而又在陕州、灵宝、盘头镇增设诊疗所，在潼关设立潼关医院。在陇海铁路向东筑路过程中，陇海铁路工程局先后建立铜山医院、新浦医院和墟沟诊疗所。1934 年 11 月，连云港码头工程部分完成，路局将墟沟诊所移至连云，改为连云医院。台赵支线开工后⑥，路局将新浦医院移往运河，改称运河医院。至 1935 年 6 月，陇

---

① 陈琰英：《津浦铁路医院成立经过情形暨将来整饬之计划》，《津浦铁路公报》第 13 期，1928 年 12 月 20 日，"研究"，第 1—2 页；山东省卫生史志编纂委员会：《山东省·卫生志》，山东人民出版社 1992 年版，第 598 页。

② 铁道部秘书厅：《铁道年鉴》（第 3 卷），商务印书馆 1936 年版，第 1 108—1 109 页。

③ 《沿革及职制》，平绥铁路管理局：《平绥》（第 1 册）：1933 年 7 月 1 日至 1934 年 6 月 30 日，编者印行，出版年份不详，第 2 页。

④ 铁道部秘书厅：《铁道年鉴》（第 3 卷），商务印书馆 1936 年版，第 1 118 页。

⑤ 根据《铁道卫生季刊》记述，洛阳和郑州两诊疗所又称为汴洛医院和郑州医院。参见《全国铁路医务沿革史》，《铁道卫生季刊》第 1 卷第 1 期，1931 年 8 月，第 53 页。

⑥ 台赵支线位于山东省峄县台儿庄至江苏省邳州市赵墩，是国民政府铁道部陇海铁路管理局设计建设的线路。1933 年开工，1935 年竣工通车，全长 30 余公里。1945 年后，为保护抗战胜利果实，八路军发动沿线群众，将台赵支线拆除。参见张冠星、王朝堂：《邳县志》，中华书局 1995 年版，第 296 页；济南铁路局史志编纂领导小组：《济南铁路局志（1899—1985）》，山东友谊出版社 1993 年版，第 107—108 页。

海铁路共有运河、铜山、商丘、开封、郑州、洛阳、陕州及潼关共 8 所医院[①]。

胶济铁路，在日管时期（1914—1923）已创建张店、坊子、四方、高密和青岛共 5 所医院。1923 年 3 月，胶济铁路收归国有后，青岛医院改为青岛诊疗所，由路方自办的铁路医疗机构仅有济南诊察室[②]。1933 年 1 月，原青岛站特约医院华德医院因经费无着，缩小范围，解除与胶济铁路管理委员会的代诊合同，路局公益课因担心本路员工无处住院，决定将青岛诊疗所扩充为医院，收容铁路员工住院，至 1933 年 2 月青岛医院建立，并初具规模[③]。

除上述各路外，正太、道清和浙赣铁路管理局各建立铁路医院 1 所。正太铁路为石家庄医院，该院是 1935 年路局在原石家庄诊疗所基础上扩充而成[④]。道清铁路为道清医院，该院是 1928 年 4 月由路局建立[⑤]。而浙赣铁路管理局所建的医院即是与京沪沪杭甬合办的杭州铁路医院，另外该路局还先后建立江边、金华和玉山 3 处诊疗所。粤汉铁路广韶段（南段）、粤汉铁路湘鄂段、广九和南浔等路，由于路线短、规模小或者是刚刚建成通车，并无铁路医院，仅有少数诊疗所。

表 2-2　地方铁路管理局医疗服务机构名称一览表（1936 年）

路局名称	自办医院	自办诊疗所	特约（委托）医院
京沪沪杭甬	镇江医院、上海医院、杭州医院（与浙赣铁路合办）	南京诊疗所、常州诊疗所、苏州诊疗所、吴淞机厂诊疗所、上海南站诊疗所、杭州站诊疗所、闸口站诊疗所、宁波站白沙厂诊疗所	嘉兴福音医院、常州武进医院、上海仁济医院、杭州广济医院、宁波光华医院、上海公立医院

---

① 铁道部秘书厅：《铁道年鉴》（第 3 卷），商务印书馆 1936 年版，第 1 121—1 122 页。

② 胶济铁路管理委员会：《胶济铁路接收七周纪要》，编者印行，1930 年 1 月版，第 5—6 页；《全国铁路医务沿革史》，《铁道卫生季刊》第 1 卷第 1 期，1931 年 8 月，第 50—52 页。

③ 《训令第 347 号》，《胶济日刊》646 期，1933 年 2 月 14 日，第 1—2 页；济南铁路局史志编纂领导小组：《济南铁路局志（1899—1985）》，山东友谊出版社 1993 年版，第 517 页。

④ 《铁路要讯》，《铁路杂志》第 1 卷第 7 期，1935 年 12 月，第 138 页。

⑤ 道清铁路管理局：《道清铁路三十周年纪念刊》，编者印行，1933 年 12 月版，第 221 页。

（续表）

路局名称	自办医院	自办诊疗所	特约（委托）医院
平汉铁路	长辛店医院、郑州医院、汉口医院、北平医院、彰德医院、江岸医院、信阳医院、顺德医院、焦作医院	郾城诊疗所、石家庄诊疗所	大同医院、思罗医院
北宁铁路（关内段）	前门医院、天津医院、天津东站分医院、唐山医院、山海关医院	丰台诊疗所、塘沽诊疗所、中医诊疗室、秦皇岛诊疗所	滦县医院、新立屯医院
津浦铁路	浦镇医院、蚌埠医院、徐州医院、兖州医院、济南医院、天津医院	浦口诊疗所、浦镇机厂诊疗所、临城诊疗所、乌衣警察教练所诊疗所、泰安诊疗所、大槐树机厂诊疗所、德州诊疗所、沧州诊疗所、西沽机厂诊疗所	无
平绥铁路	西直门医院、南口医院、张家口医院、大同医院、平地泉医院、绥远医院、包头医院	康庄诊疗所	无
陇海铁路	连云医院、运河医院、开封医院、郑州医院、铜山医院、商丘医院、洛阳医院、陕州医院、潼关医院	无	无
胶济铁路	青岛医院、高密医院、四方医院、坊子医院、张店医院	济南诊疗所	青岛病院、齐鲁大学医院
正太铁路	石家庄医院	阳泉诊疗所、太原诊疗所	无
道清铁路	道清医院	无	无

（续表）

路局名称	自办医院	自办诊疗所	特约（委托）医院
浙赣铁路	无	江边诊疗所、金华诊疗所、玉山诊疗所	杭州广济医院、金华福音医院、诸暨生生医院、衢州如鲲医院
粤汉路南段	无	黄沙站第一诊疗所、石园塘站第二诊疗所、第三诊疗所	普惠医院、中山大学第二医院、广州疗养院、广州市立医院、韶州医院、济群医院、再生医院
湘鄂铁路	无	徐家棚诊疗所	汉口医院、岳州普济医院、湘雅医院、红十字会医院
广九铁路	无	大沙诊疗所、石龙站诊疗所、深圳站诊疗所	
南浔铁路	无	九江诊疗所	

资料来源：铁道部秘书厅：《铁道年鉴》（第 3 卷），商务印书馆 1936 年初版，第 1 099—1 120 页；郭培青：《粤汉铁路医务建设计划之拟议》，《交通杂志》第 4 卷第 4 期，1936 年 4 月，第 59—61 页；顾曾谅：《本路二十三年份医务卫生工作概述》，《浙赣铁路月刊》第 2 卷第 6 期，1935 年 11 月，第 7—9 页。

如上表所列，至 1936 年年底，中国近代铁路系统共有各类医疗机构 111 家，其中路局自办铁路医院 46 所、自办诊疗所 38 处、特约医院 27 所。路局自办医疗机构合计占总数的 75.7％，且以铁路医院居多，构成 20 世纪 30 年代国有铁路医疗服务机构的中坚。

（二）医疗基础设施的扩充

20 世纪 30 年代，铁路当局除继续创建一些新的医疗机构外，还对原有铁路医院或诊疗所进行扩充，病室、病床及医疗器械等得到改善，医护人员也有所增加。

京沪沪杭甬铁路，20 世纪 30 年代该路局所辖的 3 所医院，其设施、规模和医疗技术均为当时铁路系统中的佼佼者。镇江医院为该路老牌铁路医院，最初设施比较简陋，1933 年 7 月医院扩建，增设试验室、浴室、洗手室、厕所及职工宿舍，房舍达 22 间，并配置蒸汽压力消毒机、手术设备、化验血液和大小便设备，医护工役达 11 人。上海铁路医院 1933 年复建时，有各类房舍 30 余间，病床 33 张[①]。此后，医院设施逐年增添，1935 年病床增加至 35 张[②]，1936 年增添轻便手提式 X 光线机一具，能随时移装医务车上，运至沿线各站，以供不时之需[③]。杭州铁路医院是与浙赣铁路合办的，成立虽然最晚，但创办之初，其规格就比较高，配置有头等病房 2 间、二等病房 6 间、内外科三等大病房各 1 间、手术室 1 间、X 光线室 1 间、检验室 1 间、门诊室 3 间及浴室 6 间。常用病床 50 张，必要时可增加病床至 75 张。杭州铁路医院有院长 1 人、医师 2 人、护士长 1 人、司药 1 人、事务员 1 人、护士若干人等[④]。其设施与上海铁路医院相当，主要的医疗器械如太阳灯、石英灯、电疗器械、X 光及显微镜等，一应俱全。1936 年，京沪沪杭甬路局为增加医疗效能，在杭州铁路医院还添置大号的 X 光线机 1 台[⑤]。路局沿线各诊疗所设施也得以同步更新，闸口诊疗所添建房屋 3 间；上海北站诊所添置电气透热器和紫光线灯等设备[⑥]；苏州站诊所则迁入前工程师住宅，房屋宽大，周围为花园；吴淞诊所原设在机厂办公室内，也已迁在厂门内，拥有独立诊室，并建有工人浴室[⑦]。

平汉铁路，该路局 1930 年 12 月将原来的汉口第一诊疗所和第二诊疗所合并重组为汉口医院，重组伊始该院设施简单，住院部有病床 40 张，门诊只设有内科与外科两种[⑧]。1934 年，路局通过延聘上海医科大学的张学诚对汉口医院进行整顿与扩充，医院病床增加至 48 张，各科室添设 X 光机、紫光线灯、太阳灯和石英灯及电疗仪器；内科能开展胸穿和腰穿等检查；外科提高了外伤感染和截肢等疗效，同时开展了阑尾切除术；五官科能开展内翻矫治术、翼状胬肉摘除术、眼球摘除术、鼻息肉摘除和扁桃体摘除术；辅助科室则利用电疗设备治疗一些慢性疾病[⑨]。至 1935 年，汉口医院已有内科、外科、

---

① 铁道部参事厅第四组：《铁道年鉴》（第 2 卷），汉文正楷印书局 1935 年版，第 1 107 页。

② 铁道部秘书厅编：《铁道年鉴》（第 3 卷），商务印书馆 1936 年版，第 1 112 页。

③ 《上海杭州两铁路医院装置 X 光线机完成》，《京沪沪杭甬铁路日刊》第 1 636 号，1936 年 7 月 13 日，第 84 页。

④ 《设立杭州铁路医院原委》，《京沪沪杭甬铁路日刊》第 1 099 号，1934 年 10 月 11 日，第 68 页。

⑤ 《上海杭州两铁路医院装置 X 光线机完成》，《京沪沪杭甬铁路日刊》第 1 636 号，1936 年 7 月 13 日，第 84 页。

⑥ 铁道部秘书厅：《铁道年鉴》（第 3 卷），商务印书馆 1936 年版，第 1 112 页。

⑦ 黄子方：《京沪沪杭甬铁路二十三年份医务卫生工作概述》，《中华医学杂志》（上海）第 21 卷第 8 期，1935 年版，第 914 页。

⑧ 铁道部参事厅第四组：《铁道年鉴》（第 2 卷），汉文正楷印书局 1935 年版，第 1 080 页。

⑨ 汉口铁路医院：《汉口铁路医院志（1897—1997）》，编者印行，1997 年版，第 3—4 页。

耳鼻喉科、检验室、电疗室和 X 光工作室，病床达 60 张，配置高压蒸汽消毒器、显微镜、X 光机、短波电疗器、大热光灯、太阳灯、石英灯等主要器械，医生和工役 51 人[①]。1933—1934 年，年平均受诊人数达 29 033 人次[②]。1936 年 11 月，路局为解决重伤员工赴汉口医院就医不便之苦，特购置救护汽车 1 辆[③]。该路的其他医疗机构也有所发展，至 1935 年，郑州医院病床增至 26 张，江岸、信阳和安阳（亦称彰德医院）3 所医院病床为 20 张，北平医院则为 12 张[④]。全路医疗机构医护和管理人员数量也从 1925 年年初的 46 人，增至 1935 年的 118 人[⑤]。

北宁铁路（关内段），该路医疗机构中天津医院发展最为迅捷。1930 年 2 月，该院初建时，因经费有限，只租用了民房 30 间作为病房与科室，病床 20 张[⑥]，设备则有 X 光机、显微镜和远心沉淀器等[⑦]，1932 年医护人员为 36 人。其管辖的天津东站分医院有工作人员 24 人，设备价值 3 593.76 元；塘沽诊疗所有工作人员 7 人，设备价值 977.90 元。当时天津东站分医院还设病床 25 张，塘沽诊疗所设病床 4 张[⑧]。自天津医院建立后，其就诊人数日渐增多，1934 年综计诊治各科患者 8 641 人，达 43 842 人次，而原来租赁民房的"屋宇湫隘，一切建筑，多半不合医院之用，光度热度，设备尤差！旧时一切设备既感不敷应用，而房间□仄，更苦无从发展"[⑨]。因此，北宁铁路管理局经过多方筹划，于 1935 年 3 月动工新建一幢 4 层大楼，共耗资 172 711.97 元，内设病床 23 张，购置万能手术台、开腹器械、角膜显微镜、酸素吸入器、斜视计、电气万能机、显微镜（千倍以上）、血球沉降器、尿比重器、蛋白定量计、发酵糖定量计、人工太阳灯、新式太阳灯、口腔紫光灯、长短波透热机、

---

①　张学诚：《平汉铁路二十三年份及二十四年份医务卫生工作概述》，《铁路月刊——平汉线》第 78 期，1936 年 10 月 31 日，"论著"，第 25—38 页。

②　铁道部秘书厅：《铁道年鉴》（第 3 卷），商务印书馆 1936 年版，第 1 101 页。

③　《平汉铁路管理局二十五年九月份工作报告》，《铁路月刊——平汉线》第 79 期，1936 年 11 月 30 日，"工作报告"，第 5 页。

④　张学诚：《平汉铁路二十三年份及二十四年份医务卫生工作概述》，《铁路月刊——平汉线》第 78 期，1936 年 10 月 31 日，"论著"，第 25 页。

⑤　交通部、铁道部交通史编纂委员会：《交通史路政编》（第 9 册），编者印行，1935 年版，第 1 020—1 031 页；《各路卫生医务机关各职员人数》，《铁道卫生》第 7 期，1934 年 12 月，第 186 页。

⑥　天津铁路中心医院、天津市第四中心医院志编纂委员会：《天津铁路中心医院院志》，编者印行 2000 年版，第 5 页。

⑦　《各路医院诊所内外科重要器械一览》，《铁道卫生季刊》第 1 卷第 4 期，1932 年 6 月，第 88 页。

⑧　天津铁路中心医院、天津市第四中心医院志编纂委员会：《天津铁路中心医院院志》，编者印行，2000 年版，第 5 页。

⑨　《北宁铁路天津医院落成开幕典礼纪念册》，出版者不详，出版年份不详，第 8 页。

电力蒸气消毒器和电力煮沸消毒器等设备，价值约 45 000 元①。截至 1937 年，天津医院医护人员增至 57 人，其中医师 13 人、护士 23 人。临床业务水平也有提高，"开腹、白内障及眼球摘出、中耳及副鼻窦根治、剖腹产术及子宫肿瘤摘除"等手术已能开展。化验室已能进行一般细菌检查。X 光机除能进行透视、照相检查外，还能对胃肠进行检查②。北宁铁路天津医院经过此番扩充与发展，已成为当时天津最大的医院之一③。

津浦铁路，20 世纪 30 年代该路局各医疗服务机构均有所发展。铁路医院均配备办公室、诊病室、割症室、配药室、洗伤室、养病室、浴室、厨房、厕所、太平间和药料储藏室，简要的外科器械如显微镜、血压表、消毒器、担架床也已配置④。其中，浦镇、济南和天津 3 所医院发展规模最大，至 1933 年浦镇医院已配备紫光灯、人工太阳灯和电疗室等较为先进器械，有医师 3 人、司药 2 人、护士 5 人、司事 1 人，工役 16 人和病床 24 张⑤；济南医院计有病床 27 张，手术室、化验室各 1 间，医师与护士 9 人；天津医院计有病床 8 张，手术室、化验室各 1 间，医师 3 人、司药 2 人、护士 3 人和书记 2 人。其他医疗机构中，兖州医院有病床 8 张，蚌埠医院有病床 12 张，德州诊疗所和沧州分诊所则各有病床 5 张和 4 张；徐州医院因系租用庙宇且地处山上，故仅有医院之名，而少病床之设备；蚌埠医院设主任医师 1 人、医师 1 人、司药及帮司药各 1 人、护士暨司事 1 人，共 5 人⑥，徐州医院的人员设置与蚌埠医院相同。1936 年初，徐州铁路医院迁入路局新建房屋办公⑦。

平绥铁路，因经费缺乏，该路局对铁路医疗服务机构的扩充非常有限，主要集中于西直门医院的建设与发展。1934 年 9 月，路局为解决"疾病之诊断""药品分析配备""调验员工烟癖"等方面的化验问题，在西直门医院增设化验室 1 间，同年 12 月又在该医院增设耳鼻喉科。1935 年夏，路局为提高

① 《北宁铁路天津医院落成开幕典礼纪念册》，出版者不详，出版年份不详，第 1—14 页。

② 天津铁路中心医院、天津市第四中心医院志编纂委员会：《天津铁路中心医院院志》，编者印行，2000 年版，第 7 页。

③ *Tientsin Railway Hospital Opens Apr. 1. The China Press*，Mar 30，1936，The first edition.

④ 铁道部参事厅第四组：《铁道年鉴》（第 2 卷），汉文正楷印书局 1935 年版，第 1 100 页；铁道部秘书厅编：《铁道年鉴》（第 3 卷），商务印书馆 1936 年版，第 1 109 页。

⑤ 铁道部参事厅第四组：《铁道年鉴》（第 2 卷），汉文正楷印书局 1935 年版，第 1 105 页；铁道部秘书厅编：《铁道年鉴》（第 3 卷），商务印书馆 1936 年版，第 1 109 页；《津浦全路医务概况》，《铁道公报》第 1 376 期，1936 年 1 月 22 日，第 6 页。

⑥ 郭培青：《铁路医务的前瞻后顾》（再续），《交通杂志》第 1 卷第 9 期，1933 年 7 月，第 109 页。

⑦ 《徐州医院迁移新屋》，《津浦铁路日刊》第 1 469 号，1936 年 2 月 14 日，第 90 页。

内科和外科的诊疗水平，从德国购置一架短波电疗器械，也装设在西直门医院①。其他医院设施扩充缓慢，南口、绥远两医院各设病床12张，大同医院有病床10张，平地泉、包头和张家口医院则各有6张②。至1935年6月，平绥铁路全线有医护人员61人，病床69张，常用的医疗器械均已具备③。

陇海铁路，在20世纪30年代初期该路所辖各医疗机构均称医院，但名实不符，"建造医院者，只铜山及洛阳两处，故规模粗具，其余医院，则只就路有房屋拨给一所，略加修改，盖为一种简单之诊疗所而已"④。许多医院应有的办公用房都不够完备，人员与医疗器械也显不足。1933年10月，路局为解决洛阳医院房舍不敷分配的困境，增设养病院1所，有房间9间，病床20张，设备有显微镜、听诊器、血压计、磅秤力表与检验器皿，并配有病人所需之单衣、棉衣、单被、棉被、壶、碗、拖鞋和便器，医护人员6名⑤。至1935年，洛阳铁路医院共有职员15人，病床20张，年就诊人次达54 650次⑥。郑州医院初建时仅有员工6人，房屋10间⑦，经1932—1933年的两次扩充，房舍达33间，病床达20张，员工增至16人⑧。路局其他医院也都有所扩大，陕州和铜山两所医院1931年7月同时添造平房7间。潼关医院在1932年搬离原来租用的民房，迁入路局花7 000余元建筑的新医院，有大小房屋15间⑨。至1936年，陇海铁路已有新浦、海州、运河、徐州（铜山）、商丘、开封、洛阳、潼关和西安等10所医院。各医院都设有院长，院长之下都有医师、司药、护士、司事、工役等职员，"院内设有病室，至于其他应用器具及药品各院均甚完备"⑩。

除上所述几路外，其他各铁路管理局的医疗机构也有所发展。正太铁路石家庄医院原来设施简单，医护人员也不多，其太原与阳泉2家诊疗所连1

---

① 《卫生》，平绥铁路管理局：《平绥》（第2册），1934年7月1日至1935年6月30日，编者印行，出版年份不详，第229—230页。

② 郭培青：《铁路医务的前瞻后顾》（再续），《交通杂志》第1卷第9期，1933年7月，第111页。

③ 铁道部秘书厅：《铁道年鉴》（第3卷），商务印书馆1936年版，第1 118页。

④ 朱森基：《陇海铁路医务卫生整理方案》，《铁道卫生季刊》第1卷第2期，1931年第12月，第87页。

⑤ 洛阳铁路医院院志编纂办公室：《洛阳铁路医院志（1915—1985）》，编者印行，1985年版，第15—16页。

⑥ 铁道部秘书厅：《铁道年鉴》（第3卷），商务印书馆1936年版，第1 122页。

⑦ 郑州市地方史志办公室：《郑州大辞典》，中州古籍出版社2002年版，第567页。

⑧ 参见《筹画设计建筑郑州医院新屋》，《铁路杂志》第1卷第1期，1936年1月，第153页；《建筑郑县医院新屋》，《铁路杂志》第2卷第12期，1937年5月，第123页。

⑨ 陇海铁路管理局：《陇海年鉴》，编者印行，1933年版，第52—57页。

⑩ 中国国民党陇海铁路特别党部：《陇海铁路调查报告》，编者印行，1935年版，第63页。

名医师都没有，仅有看护 1 人。1936 年，路局在石家庄医院添建隔离室和 X 光室各 1 间，在阳泉和太原 2 家诊疗所添置 X 光机和太阳灯等器械，并为石家庄医院增添 X 光室主任，为阳泉和太原 2 家诊疗所各增添内外科主任医师 1 人①。南浔铁路管理局于 1932 年自办九江诊疗所，有医师、司药、办事员和勤务共 4 名，设置诊疗室、储药室、配方室及办公室各 1 间②。浙赣铁路管理局则于 1934 年先后设立江边、金华和玉山 3 个诊疗所，全路聘有医务顾问 1 人，由黄子方担任，另有主任医师 1 人、医师 2 人、司药兼护士 3 人及工役 3 人，分驻各诊疗所③。道清路局积极整顿医务，扩充道清医院，至 1932 年年底医院有医护人员 19 名，内设挂号、待诊、外科诊疗、女诊疗、眼耳鼻喉等科，配有诊断、调剂、手术、化验、储藏、药库、养病和院长办公等室及员工宿舍，并设有隔离病房 1 间④。胶济铁路所辖各所医院中，张店医院规模最大，基础设施也较为齐全；青岛医院成立最晚，病房很少，"因经费关系，既不能另行建筑，又无房屋可以迁移，住院病人时感不敷容纳"，为解决这个问题经公益课申请，1935 年由总务处拨款添筑病室数间，并另辟太平间 1 间⑤。

表 2-3　主要国有铁路医务卫生情况一览表⑥（截至 1935 年 6 月）

铁路管理局	病院数	医护数	病床数	设备情况	经费（元）	接诊人次
京沪沪杭甬路	11	74	125	常用医疗器械	198 400	144 284
平汉铁路	11	80	166	常用医疗器械	345 912	297 193
北宁铁路（关内段）	9	103	125	常用医疗器械	176 763	109 671
津浦铁路	15	96	80	常用医疗器械	213 736	153 027
平绥铁路	8	61	69	常用医疗器械	86 956	180 274
陇海铁路	9	34	73	常用医疗器械	114 400	121 306

①　《卫生医务之改进》，正太铁路管理局秘书室：《正太铁路接收四周年纪念特刊》，编者印行，1936 年版，第 7—8 页。

②　江西省地方志编纂委员会：《江西省志·江西省铁路志》，中共中央党校出版社 1994 年版，第 307 页。

③　顾曾谅：《本路二十三年度医务卫生工作概述》，《浙赣铁路月刊》第 2 卷第 6 期，1935 年 11 月，第 7—9 页。

④　道清铁路管理局：《道清铁路三十周年纪念刊》，编者印行，1933 年 12 月版，第 221—224 页。

⑤　《胶济铁路第四次卫生医务会议记录》，《铁路月刊——胶济线》第 6 卷第 4 期，1936 年 4 月，"会议记录"，第 1—2 页。

⑥　注：表中医务卫生经费数据为 1934 年度预算经费，接诊人数则是 1933 年度，其余数据截至 1935 年 6 月；常用医疗器械包括 X 光机、显微镜、太阳灯、石英灯、紫光线灯、血压表和电疗、检验（血液、大小便）设备。

（续表）

铁路管理局	病院数	医护数	病床数	设备情况	经费（元）	接诊人次
胶济铁路	6	67	54	常用医疗器械	146 784	126 073
正太铁路	3	11	30	常用医疗器械	39 800	35 641
道清铁路	1	12	26	常用医疗器械	29 124	32 776
粤汉铁路南段（广韶段）	3	7	无	—	28 400	34 374
湘鄂铁路	1	3	无	—	21 588	31 043
广九铁路	3	8	无	—	22 416	15 876
南浔铁路	1	3	无	—	7 308	4 222
粤汉铁路株韶段	—	—	—	—		7 129
陇海铁路潼西段工程局	—	—	—	—		7 466
合　计	84	559	748		1 431 587	1 300 355

资料来源：铁道部秘书厅编：《铁道年鉴》（第 3 卷），商务印书馆 1936 年初版，第 1 100—1 120 页；《铁路月刊——胶济线》第 5 卷第 7 期，1935 年 7 月 31 日，"内表"；《卫生医务之改进》，《正太铁路接收四周年纪念特刊》，正太铁路 1936 年版，"总务"，第 7 页；铁道部总务司卫生科编印：《铁道卫生》第 7 期，编者印行，1934 年 12 月，第 187 页及内表《各路二十二年度诊疗疾病人数统计表》。

　　由上所述，至 20 世纪 30 年代中期，我国铁路医疗服务机构有了很大改观，其基础设施、医护人员和卫生经费等均较 30 年代之前有较大提高。30 年代之前，铁路医院基础设施非常落后，很少有 X 光机、高倍显微镜等，但 30 年代中期主要铁路医院，如北宁的天津医院、平汉的汉口医院、京沪沪杭甬的上海医院和杭州医院都配置有太阳灯、石英灯、X 光机、显微镜等当时比较先进的医疗器械。各路医护人员数也有较大幅度增加，1930 年全路系统有医护人员 428 人[1]，1935 年则为 559 人，增加 30.6％。就单个路局而言，也基本上呈增长趋势，平绥铁路在民元年间只有医护人员 4 人，20 年代增加至 36 人，1934 年则增加至 68 人[2]。津浦铁路在民元年间全路医护人员只有 10 人，20 年代则增至 40 余人，1934 年则增加至 116 人[3]。胶济铁路 1931 年有

---

　　[1]　《各路医务人员统计表》，《铁道卫生季刊》第 1 卷第 1 期，1931 年 8 月，第 88 页。

　　[2]　交通部、铁道部交通史编纂委员会：《交通史路政编》（第 10 册），编者印行，1935 年版，第 2 431—2 432 页；《各路卫生医务机关各职员人数统计表》，《铁道卫生》第 7 期，1934 年 12 月，"附录"；铁道部秘书厅：《铁道年鉴》（第 3 卷），商务印书馆 1936 年版，第 1 100—1 123 页。

　　[3]　《各路卫生医务机关各职员人数统计表》，《铁道卫生》第 7 期，1934 年 12 月，"附录"；铁道部秘书厅编：《铁道年鉴》（第 3 卷），商务印书馆 1936 年版，第 1 100—1 123 页。

医护人员 51 人，1935 年增加至 67 人[①]。卫生经费投入也呈现增加的趋势，以平汉铁路为例，30 年代之后医务卫生费都高于 1930 年之前各年，1934 年比 1930 年增长 22.5％[②]；京沪沪杭甬铁路亦是如此，该路局 1935 年预算医务卫生费比 1930 年增加 43.9％[③]。

（三）医护人员业务水平的提高

医护人员业务水平的高低决定着铁路医疗机构的服务水平。因此，路局在增加医护人员数量的同时，也注重医护人员的业务水平提升，这从各铁路医院院长、诊疗所主任，以及医师和护士学历与经验即可见一斑。

表 2-4　1934 年平汉铁路汉口医院院长、内外科主任、医师一览表

姓　名	籍贯	年龄	职务	毕业学校
张学诚	四川	34	院　长	湘雅医学院毕业
王迪民	山西	38	内科主任	齐鲁医学院毕业
王　耀	浙江	44	外科主任	美国哈佛大学医科毕业，医学博士
竺家玺	浙江	26	医　师	浙江大学医科毕业
江宗本	湖北	31	医　师	齐鲁医学院毕业
商文彝	辽宁	28	医　师	辽宁医学院毕业
刘广著	江苏	31	医　师	齐鲁医学院毕业
梁森纯	广东	27	医　师	上海东南医学院毕业
陈文镜	四川	31	X 光特约医师	上海圣约翰医学院毕业，医学博士

资料来源：汉口铁路医院：《汉口铁路医院志（1897—1997）》，编者印行，1997 年版，第 4—5 页；平汉铁路管理局：《平汉铁路管理局职员录》，编者印行，出版年份不详，第 43—45 页。

---

① 《各路医务人员统计表》，《铁道卫生季刊》第 1 卷第 1 期，1931 年 6 月，第 88 页；铁道部秘书厅：《铁道年鉴》（第 3 卷），商务印书馆 1936 年版，第 1 100—1 123 页；铁道部参事厅第四组：《铁道年鉴》（第 2 卷），汉文正楷印书局 1935 年版，第 1 073—1 127 页；《各路卫生医务机关各职员人数统计表》，《铁道卫生》，第 7 期，1934 年 12 月，"附录"。

② 1926—1928 年，平汉局卫生经费预算为 177 251 元；1929—1930 年，则为 225 789 元；1933 年和 1934 年，分别为 322 572 元和 315 912 元。参见《全国各路历年卫生医务经费调查表》《全国各路十九年份全年医务经费调查表》，《铁道卫生季刊》第 1 卷第 2 期，1931 年 12 月，第 123—124 页；《平汉铁路管理委员会二十一年医务卫生总报告》，《铁路月刊——平汉线》第 35 期，1933 年 3 月，"工作报告"，第 20 页。

③ 数据参见《全国各路历年卫生医务经费调查表》，《铁道卫生季刊》第 1 卷第 2 期，1931 年 12 月，第 124 页；黄子方：《京沪沪杭甬铁路二十四年份医务卫生工作概述》，《公共卫生月刊》第 2 卷第 6 期，1936 年 12 月 1 日，第 489 页。

由表2-4可知，1934年10月平汉铁路汉口医院从院长、主任到医师共9人，均是正规医科学校毕业，而且清一色为西医师。其中，外科主任王耀为美国哈佛大学医科博士毕业，X光特约医师陈文镜1929年毕业于上海圣约翰大学医学院，获医学博士学位[1]。院长张学诚则毕业于著名的湘雅医学院，是由铁道部出面从上海医科大学聘请来担任此职的，并兼任平汉铁路管理局卫生课长[2]。

表2-5 1934年平汉铁路汉口医院司药、化验师、护士一览表

姓 名	籍贯	年龄	职 务	毕业学校或经历
邢毓芝	湖北	27	司 药	武昌医学肄业
张理阳	四川	43	司 药	重庆美华药房学习
何静瑞	四川	29	司 药	洛阳军校医院分院学习
王伟臣	河北	47	药剂师	北方药学毕业
白子衡	河北	31	化验技师	北京医院化验室技师
张崇岑	湖南	27	化验技师	不 详
周家仪	湖北	32	护士长	北京协和护校毕业
宋青恩	河南	30	护士长	岳阳医院护校毕业
董三省	湖北	33	护 士	学习外科麻醉
周瑞云	安徽	25	护 士	不 详
肖亚光	湖北	28	护 士	岳阳医院护校毕业
谢美珍	浙江	24	护 士	不 详
王长燧	湖北	27	护 士	湖北协和护校毕业
王克明	河北	24	护 士	斯罗护校毕业
王达文	广东	24	护 士	不 详
张芸微	湖南	30	护 士	湘雅护校毕业

资料来源：汉口铁路医院：《汉口铁路医院志（1897—1997）》，编者印行，1997年版，第5页。

---

[1] 熊月之、周武：《圣约翰大学史》，上海人民出版社2007年版，第470页。
[2] 《铁道部令总字第2106号》，《铁道公报》第829期，1934年4月6日，第1页。

由表2-5可知，1934年铁路汉口医院司药、化验师和护士共16人，当中除张崇岑、周瑞云、谢美珍与王达文4人学习经历不详，邢毓芝没有完成学业外，其他医务人员都经过正规医学学习或者有在医院、药房当学徒的经历。

京沪沪杭甬铁路上海医院成立之际，聘有专任医师4人，特约专科医师3人，院长及高级医师均系医科大学教授之专科医师。1935年6月，该医院有医师7人，其基本情况如下：

表2-6　1935年京沪沪杭甬上海医院医师一览表

姓　名	籍　贯	年龄	职　务	毕业学校
骆传荣	江西九江	36	院长、医师	美国宾夕法尼亚大学医学博士
沈诗义	浙江杭州	31	驻院医师	不　详
张克欧	广东揭阳	不　详	医　师	上海医科大学毕业（国立上海医学院）
何元海	不　详	不　详	医　师	上海圣约翰大学毕业，留学美国，医学博士
钱建初	江苏武进	35	内科主任	哈佛大学医学博士
张承学	广东顺德	50	医　师	不　详
张西铭	广东开平	41	医　师	留学美国，医学博士

资料来源：黄子方：《京沪沪杭甬铁路二十三年份医务卫生工作概述》，《中华医学杂志》第21卷第8期，1935年版，第914页；王作民：《美国万花筒·社会风光人物》，中国社会科学出版社1985年版，第377页；张一雷：《上海市区志系列丛刊·普陀区志》，上海社会科学院出版社1994年版，第952页；京沪沪杭甬铁路管理局：《京沪沪杭甬铁路职员录》，编者印行，1934年3月版，第15—17页。

从表2-6可知，京沪沪杭甬铁路上海医院7名医师中除沈诗义和张承学2人的情况不明外，其他5名医师均是大学医科专业出身，且4人具有医学博士头衔和留学经历。其中骆传荣既是医师，也是该院的院长，自1933年7月上海医院筹建之际便受聘此职，这与其资历密切相关①。1937年9月，骆传

---

① 骆传荣（1901—1972），先后就读于湘雅医学院和宾夕法尼亚大学，获医学博士学位。后到美国费城海斯脱医院任"驻院医师"。1924年回国，先后任湘雅医学院外科助教、武昌同仁医院院长兼外科主任、上海医学院外科教授兼红十字会总医院外科主治师，1933年7月，任院长兼外科主任，抗战期间之及之后先后在重庆、上海任职。其擅长外科及妇科专业，对病人一心赴救，从不草率从事，赢得了广大病人和医务界人士的敬重。参见张一雷：《上海市区志系列丛刊·普陀区志》，上海社会科学院出版社1994年版，第952页。

荣辞任上海铁路医院院长职务后，继任者为该院医师曹晨涛①。

京沪沪杭甬铁路另一家医院杭州医院建立时，聘原镇江医院院长周思信担任该院院长。周思信医术精湛，曾为京沪路随车侍役周祺昌施行手术，割出盲肠，病人不久痊愈出院，这是镇江铁路医院施行的第一次手术②；周思信还与黄子方③、沈诗义（上海医院"驻院医师"）合编《救急病创常识》，并独自翻译 J. A. 麦尔斯（J. A. Myers）的原著《肺痨病》。除周思信外，杭州医院另聘医师 2 人，一为原杭州站治疗所的沈承瑜（浙江人，曾任教于浙江医药专科学校）；一为陈富信，1935 年与 1936 年，陈富信在《中华医学杂志》发表《急性白血病一例报告》和《高气压病之病例》两篇文章④。周思信离开杭州医院后，接替他的是留学美国、毕业于哈佛大学的外科医学博士朱履中⑤。朱履中 1923 年赴美国哈佛大学进修脑外科与骨科，1925 年回国，致力于创伤骨病的诊治，曾任职于协和医学院，担任高级讲师及骨科副主任，1937 年与牛惠生、胡兰生、孟继懋、叶衍庆等人在上海发起成立了中华医学会上海总会骨科小组，成为近代中国骨科事业的创始人之一⑥。

20 世纪 30 年代，北宁铁路医护人员的专业性并不比京沪沪杭甬铁路差，尤其是北宁铁路天津医院更是人才济济，成为当时颇具名声的医院。

表 2-7　1936 年北宁铁路天津医院院长、内外科主任、医师一览表

姓　名	籍　贯	年龄	职　务	毕业学校	经　历
金子直	浙江东阳	48	院　长	日本千叶医大	江苏南通医院院长，北京传染病院院长，国民政府卫生部科长等
潘骏千	河北盐山	29	卫生课长，兼副院长	满洲医科大学肄业，国立北平大学医学院毕业	天津市政府卫生稽查训练班主任

①　1916 年，曹晨涛毕业于上海哈佛医学院预科，1918—1921 年就读于美国哈佛大学医学院，回国后曾任职于北京协和医院和南京中央医院。参见唐天标：《中国人民解放军专业技术干部名人录》，国防大学出版社 1993 年版，第 678 页；陕西省地方志编纂委员会：《陕西省志·政治协商会议志》，陕西人民出版社 1995 年版，第 204 页。

②　《简讯》，《京沪沪杭甬铁路日刊》第 946 号，1934 年 4 月 11 日，第 70 页。

③　《设立杭州铁路医院原委》，《京沪沪杭甬铁路日刊》第 1099 号，1934 年 7 月 18 日，第 68 页。

④　《急性白血病一例报告》，《中华医学杂志》（上海）第 21 卷第 5 期，1935 年 5 月，第 543 页；《高气压病之病例》，《中华医学杂志》（上海）第 22 卷第 7 期，1936 年 7 月，第 547—552 页。

⑤　《路务简讯》，《京沪沪杭甬铁路日刊》第 1357 号，1935 年 8 月 15 日，第 92 页。

⑥　胥少汀、葛宝丰等：《实用骨科学》（第 3 版），人民军医出版社 2005 年版，第 3 页；陈峥嵘：《现代骨科学》，复旦大学出版社 2010 年版，第 10 页。

（续表）

姓　名	籍　贯	年龄	职　务	毕业学校	经　历
赵增庆	四川宜宾	41	内科主任	国立北平医科大学	军医官，防疫主任医官，军医处长，军医院长等
马竣和	河北东光	39	内科主任	国立北平医科大学，德国吐平根大学	大学教授，西医院长，天津市立医院内科主任
董良民	河北宛平	39	医　师	国立北平医科大学，奥国及德国专门研究	国立北平大学医学院眼科教授，北平私立生明眼科医院院长
魏江岷	陕西咸阳	40	眼耳鼻喉科主任	国立北平医科大学	军医处长，卫生队长，军医课长
周汝翼	浙江诸暨	43	医　师	国立北平医科大学	军医官，卫生局主任，眼科主任，该路前门医院院长
周颂声	山东安邱	52	医　师	德国柏林大学医学博士，日本京都帝国大学医学博士	山东官立中西医院院长，山东大学医科学长，河北和北平大学医学院教授
李　竞	河南孟县	40	医　师	齐鲁大学医学院	军医处长，教会医院内科医师
李通权	热河平泉	36	医　师	国立北平医科大学，德国吐平根大学医学博士	河北省立医学院外科教授，思罗医院医师，天津市立医院外科主任
陈文斗	辽宁法库	38	X 光主任	辽宁医专，北平协和医科大学 X 光修业	防疫医官，东北军军医，天津市立医院 X 光主任
胡纯淑	辽宁北镇	39	妇产科主任	燕京大学医学预科，齐鲁大学医科毕业	山东共和医院妇产科医师，辽宁救济院妇产科医师
潘德华	河北盐山	26	医　师	南满医科专门学校肄业，国立北平第一助产学校毕业	北平卫生事务所产科医师，天津骏千医院产科医师

　　资料来源：北宁铁路管理局：《全国铁路职员录——北宁线》，编者印行，1936 年 5 月版，第 88—90 页。

从表 2-7 可知，北宁铁路天津医院 1936 年 5 月有医师以上职员 13 人，全部毕业于国内外医学院校，其中以国立北平医科大学人数最多，有留学经历者 5 人，获得医学博士者 2 人。所有医师均有相当的从医经验，而且多为高级职员。

除上述外，津浦铁路天津医院总医官虞顺德[①]、副院长霍杰民[②]、1934 年的主任医官吴庆元[③]，胶济铁路的郭培青，陇海铁路的朱森基、张承学[④] 和 1930 年 2 月担任北宁铁路天津医院院长的毛羽鸿等都是医界人才。这些具有丰富专业医学知识，乃至有相当留学背景的院长、医师，使得铁路医疗机构的业务水平得到保障。当然，具有专业水平的医护人员主要集中于北宁、平汉和沪宁沪杭甬等路，其他规模小、地理偏僻的路局如南浔、广九、湘鄂和道清等路，其医护人员的专业水平则要逊色得多，主要表现为专业学历层次不高及缺乏丰富的工作经历。

表 2-8　广九、湘鄂、道清及浙赣等路医师一览表

姓　名	籍　贯	职　务	毕业学校
倪兆荣	广东番禺	大沙头站诊疗所主任	广东中法医学专门学校毕业
赵廷荣	广东新会	大沙头站诊疗所医生	广东光华医科大学毕业
关晓波	广东番禺	石龙站诊疗所主任	广东公医医学专门学校毕业
张崇贤	广东开平	深圳站诊疗所主任	广东光华医科学院毕业
张葆成	湖北夏口	道清医院院长	保定医学专门毕业，汉口法医
夏炳南	湖北夏口	道清医院医师	武昌文学书院毕业，万国医院医科毕业

---

① 虞顺德，上海市人，1896 年毕业于美国西奈大学，获医学博士，1907 年获清政府的医科举人出身。历任烟台教会医院外科主任、济南山东医院主任医官，天津直隶总督署医官、天津医院会办、津浦铁路总医官等职，创建津浦铁路天津总医院。参见樊荫南：《当代中国名人录》，良友图书印刷公司 1931 年版，第 358 页。

② 霍杰民，1922 年获得医学博士学位，曾任津浦铁路济南医院和津浦铁路天津医院医师、副院长。参见山东省德州地区史志编纂委员会：《沾化县志》，齐鲁书社 1995 年版，第 548 页。

③ 吴庆元，上海圣约翰大学医科专门毕业博士，曾任上海同仁医院医生兼耳目两科主任、无锡普仁医院院长和津浦铁路主任医官等职。参见津浦铁路管理局：《津浦铁路管理委员会职员录》，编者印行，1934 年版，第 28 页。

④ 张承学，广东顺德人，1909 年毕业于北洋医学堂。前清时曾充禁卫军军医官、北洋防疫医院及南苑防疫医院院长。民国成立任南京临时政府陆军部卫生科科长，被派赴美国美利兰大学医院及芝加哥医院等处实地考察最新医术，回国后曾任陇海铁路医院院长，前后计 10 多年。后在上海行医。参见《医药讯》，《申报》1928 年 1 月 31 日，增刊第 1 版。

（续表）

姓　名	籍　贯	职　　务	毕业学校
陈敬安	广东东阳	湘鄂段管理局诊病所医员	香港皇仁书院，北洋医学校毕业，医学博士
顾曾谅	江苏无锡	浙赣铁路医务室主任医师	国立同济大学医学院毕业
汪宾仁	江苏如皋	浙赣铁路江边诊所医师	国立同济大学医学院毕业
何同善	浙江镇海	浙赣铁路金华诊所医师	国立同济大学医学院毕业
徐德麟	湖北襄樊	浙赣铁路上饶诊所医师	国立同济大学医学院毕业

资料来源：广九铁路管理局：《广九铁路管理局职员录》，编者印行，1937 年 4 月版，第 5—6 页；道清铁路管理局编：《全国铁路职员录——道清线》，编者印行，1934 年 8 月版，第 17 页；湘鄂段管理局总务处调查课：《粤汉铁路湘鄂段管理局职员录》，编者印行，1930 年 5 月版，第 15 页；浙赣铁路管理局：《浙赣铁路联合公司职员录》，编者印行，1937 年 2 月版，第 43—45 页。

铁路医疗机构的普遍建立，以及其基础设施的扩充和医护人员的增加，使近代中国的铁路医疗服务体系初步形成。以西医诊病模式所构建起来的、以铁路医院为主体的近代铁路医疗服务组织，以及医学技术、医疗器械的引入和铁路医护人员业务水平的提高，加强了铁路医院和诊疗所的医疗服务功能。

三、铁路卫生规制的全面发展

卫生规制是卫生行政机构和医疗服务组织实施医疗卫生政策、积极开展各类医疗卫生服务行动的法制保障，也是卫生建制化的重要内容和组成部分。中国近代铁路卫生规制主要经历两个阶段的发展：第一阶段为南京国民政府铁道部成立之前，铁路卫生规制主要以卫生防疫为中心，辅以地方路局的医疗卫生管理制度；第二阶段为南京国民政府铁道部成立之后，即 1928—1937 年，铁路卫生规制呈现全面发展趋势，既有铁路卫生防疫法规的进一步发展，也有卫生行政、医疗服务和日常卫生制度的普遍建立。

（一）早期以"疫规"为中心的铁路卫生规制

中国近代铁路卫生规制最初发端于传染病防控，如 1910—1911 年东北发生鼠疫时期，清政府为阻止鼠疫沿铁路线传入关内，先后颁布《查验京奉火车防疫章程》和《关内外通车检疫办法》等卫生规则。同样，1917—1918 年晋绥发生鼠疫期间，北洋政府为阻截传染病的传播也颁布了一批关于铁路防疫的规章。

表 2-9　1900—1928 年铁路防疫规制一览表

规制名称	颁布时间	颁布机构	主要内容
《查防营口鼠瘟、铁路沿途设立医院防疫章程》	1904 年	清政府	共 8 条，规定阻截营口鼠疫传播的办法，主要包括验疫、检疫及治疗①
《沪宁铁路设备卫生处所以及保安布置章程》	1910 年	沪宁铁路管理局	共 22 条，规定沪宁路各站及车上公共卫生配置，并规定应对患有传染病旅客的办法②
《查验京奉火车防疫章程》	1910 年	直隶卫生局	共 15 条，规定京奉铁路在疫情暴发时所采取的应对措施，包括停开火车、设立临时病院、对过往人员实行检疫、留验和车厢消毒等③
《关内外通车检疫办法》	1911 年	清政府邮传部	规定入关乘客的留验办法④
《奉天京奉车站临时检疫留验所开办章程》	1911 年	京奉铁路管理局	规定留验所的设置、人员构成、留验办法等⑤
《火车搭客章程》	1911 年	奉天防疫总局	规定医生在车站实施检验的办法⑥
《交通部防疫事务处章程》	1918 年	北洋政府交通部	规定交通部防疫事务处的官制、权力及职责⑦

① 《查防营口鼠瘟、铁路沿途设立医院防疫章程》，沈云龙：《袁世凯史料丛刊》，甘厚慈：《北洋公牍类纂》（三）第 25 卷，（台北）文海出版社 1967 年版，第 1 837—1 838 页。

② 《沪宁铁路设备卫生处所以及保安布置章程》，《交通官报》庚戌年第 24 期，1910 年 9 月，第 30—32 页。

③ 直隶卫生局：《查验京奉火车防疫章程》，《盛京时报》，宣统二年十二月十九日（1911 年 1 月 8 日），第 2 版。

④ 《水陆检疫之措置》，奉天全省防疫总局：《东三省疫事报告书》（下册），第 2 编第 8 章，编者印行，1912 年版，第 13—14 页。

⑤ 《委员张廷英禀送京奉车站留验所开办章程等情函复由及英稽查请领办所经费各情》，《奉天交涉司全宗 JB16-43 号》，辽宁省档案馆馆藏档案。转引自焦润明：《清末东北三省鼠疫灾难及防疫措施研究》，北京师范大学出版社 2011 年版，第 128 页。

⑥ 《惟南门尚可出入》，《盛京时报》，宣统三年正月二十一日（1911 年 2 月 17 日），第 5 版。

⑦ 北洋政府交通部参事厅：《交通部法规汇编》，编者印行，1918 年版，第增 128 之 1 至 2 页；蔡鸿源：《民国法规集成》第 12 册，黄山书社 1999 年版，第 303 页。

（续表）

规制名称	颁布时间	颁布机构	主要内容
《火车检疫规则》	1918 年	北洋政府交通部、内政部	共 8 条，规定检疫委员或检疫事务员对火车上发现传染病或疑似病人的处置办法①
《京汉铁路检疫暂行细则》	1918 年	北洋政府交通部、内政部	共 5 章 42 条，规定铁路检疫、留验、隔离以及治疗的办法②
《检疫委员设置规则》	1918 年	北洋政府交通部	共 8 条，规定在疫病发生时，应组成检疫委员，设立检疫事务所，并规定其权利和职责③
《沪宁杭甬两路预防鼠疫三则》	1921 年	沪宁杭甬两路管理局	共 3 条，规定旅客如有疾病时不得上车，两路办事员司如患疫病须立即报告医生诊治，两路各段医生处每届春令施行种牛痘④

上表中，《查防营口鼠瘟、铁路沿途设立医院防疫章程》和《沪宁铁路设备卫生处所以及保安布置章程》虽都涉及铁路防疫，但前者不完全针对铁路交通而言，而后者则主要关注铁路车站及车上的公共卫生，因此都不是完全意义上的防疫法规。1910 年，由直隶卫生局制定的《查验京奉火车防疫章程》则是第一个真正意义上的铁路防疫法规，成为中国近代铁路卫生防疫规制的范本。1918 年，北洋政府交通部颁布的《火车检疫规则》，则是近代第一个由国家颁定的统一的铁路卫生规则。

另外，从铁路防疫规制的制定主体来看，其呈现多元化特点，既有中央政府，如邮传部、交通部和内政部，也有地方政府或地方铁路管理局。从数量上来看，国家层面的法规占多数，表明对于传染病防控，政府已不自觉地

---

① 《火车检疫规则》，中国第二历史档案馆：《政府公报》（第 120 册），上海书店出版社 1988 年版，第 352—353 页。

② 《京汉铁路检疫暂行细则》，中国第二历史档案馆：《政府公报》（第 121 册），上海书店出版社 1988 年版，第 247—250 页。

③ 《检疫委员设置规则》，《晨钟报》1918 年 1 月 17 日，第 3 版。

④ 《铁路预防鼠疫之办法》，《绍兴医药学报星期增刊》第 65 号，1921 年 4 月 10 日，第 8 页。

承担了现代国家所应承担的职责,并视铁路为实施疫病控制的重要措施。限于经济、观念及政治等因素的影响,"因疫而生"成为制定这些规制的主要动因,也使得防疫规制多为权宜之计,一旦疫情解除,这些常规的公共卫生管理制度便被置于高阁。

在铁路疫规产生的同时,各地方铁路管理局也陆续制定了有关该路的卫生行政、医疗机构及其诊疗管理方面的规制。现以京汉与京绥两路为例,作简要介绍。

京汉铁路,其最早涉及卫生行政的规制出现于1913年制定的《试办职制草案》之中,该《草案》规定:"本局于北京设医院一所,设医生一员,帮医生一员,又驻京局华医生一员,其外择要分驻各段设洋医生四员,华医生五员,隶于总管理处专管治疗本路乘客、员役疾病及传染病预防,平日卫生并住院病人之看护事项。"① 次年,路局重新改订职制章程,在总务处下增设卫生科和卫生材料所,并制定《卫生材料所章程》,规定卫生材料所设所长1员、科员2员,并设庶务和药剂2课②。1922年,京汉路局设立总医官室,制定《总医官室职制》,规定总医官室负责全路医务卫生事项,直接管辖京汉医院和沿线各段医院,下设文书和医药2主任③。《总医官室职制》成为该路最早的、专门性的卫生行政规章。京汉铁路的医疗机构章程最早产生于1915年制定的《京汉铁路医院试办章程》④,1924年路局对《试办章程》进行修改,定名为《京汉铁路医院章程》,比《试办章程》要系统和完备,其内容涉及医院组织建构、职责权限、收费、药品器械及病人住院等方面。在诊疗管理方面,路局先后于1909年和1916年分别制定《治疗伤病办法》和《京汉铁路员司住院养病费根据办法》,对员工就医住院程序、收费及报销等进行了规定⑤。另外,路局还出台针对饮水和饭食清洁的《京汉铁路前门车站候车室供

① 《试办职制草案》,交通部、铁道部交通史编纂委员会:《交通史路政编》(第8册),编者印行,1935年版,第725—729页。

② 《卫生材料所章程》,交通部、铁道部交通史编纂委员会:《交通史路政编》(第8册),编者印行,1935年版,第1031—1033页。

③ 交通部、铁道部交通史编纂委员会:《交通史路政编》(第8册),编者印行,1935年版,第1009页。

④ 《京汉铁路医院试办章程》,《京汉铁路管理局公报附张》,1915年4月14—15日,"法律",第390—393页。

⑤ 《治疗伤病办法》,交通部、铁道部交通史编纂委员会:《交通史路政编》(第8册),编者印行,1935年版,第1039—1040页;《京汉铁路员司住院养病费办法》,交通部路政司调查科:《交通部直辖各铁路民国五年兴革事项表》,编者印行,1918年8月,第2页。

给茶水取缔茶役办法》和《规定全路膳车规则》①，属于日常公共卫生管理方面的制度。

京绥铁路与京汉铁路相比，在医疗组织及其诊疗规制方面产生较早，且较为完备，但在卫生行政规制方面却显得滞后，至南京国民政府铁道部成立之前都没有出台。

表2-10　1912—1927年京绥铁路医务组织及诊疗规制一览表

规制名称	制定年份	条款数
《京绥铁路医院诊病规则》	1918 年	10 条
《京绥铁路医院住院养病规则》	1918 年	10 条
《京绥铁路各医院协助治疗之规定》	1918 年	4 条
《京绥铁路设置医药车及救急药箱暂行规则》	1918 年	7 条
《京绥铁路医院章程》	1918 年	22 条
《京绥铁路医院诊病规则》	1921 年	5 条
《京绥铁路医院住院养病规则》	1921 年	13 条
《京绥铁路总医院附设卫生材料库办事细则》	1921 年	12 条
《京绥铁路救急药箱规则》	1921 年	6 条
《救急药箱保管规则》	1921 年	13 条

资料来源：交通部、铁道部交通史编纂委员会：《交通史路政编》（第9册），编者印行，1935年版，第1 039—1 040页。

上表中，《京绥铁路医院章程》是医疗机构的组织章程，规定了医院组织架构和其职责。其他各规制均为诊疗与管理制度，关涉员工门诊诊病、住院养病、收费和紧急诊疗等方面。另外，在公共卫生方面，京绥路局1917年制定《清洁客车规则》，规定擦车夫和看车夫要时刻保持车厢清洁，车队长及车队分巡要不时巡察车厢清洁情况②。

其他各路与京汉、京绥两路的卫生规制发展基本同步，其医疗组织章程和诊疗管理制度或多或少、或详或略都已产生，并在各路发挥着作用。因为多数地方铁路管理局尚未建立卫生行政机构，所以卫生行政章程乏见。

总之，在早期即南京国民政府铁道部成立之前，中国铁路卫生规制已有所发展，主要是以卫生防疫方面为中心，且以地方铁路管理局为制定的主体，

---

① 《京汉铁路前门车站候车室供给茶水取缔茶役办法》《规定全路膳车规则》，交通部路政司调查科：《交通部直辖各铁路民国五年兴革事项表》，编者印行，1918年8月，第1页、第9页。

② 京绥铁路管理局编查课：《京绥铁路规章汇览车务编》，编者印行，1918年版，第91页。

只有防疫规制曾由中央政府及其职能机构颁布，而且一般是在疫病情形突发时才得到实施。因此，早期中国铁路卫生法制既缺乏统一性规制，在内容上也很不完备。

（二）南京国民政府铁道部时期的铁路卫生规制发展

1928—1937 年，中国铁路卫生规制呈现全面发展的态势，铁路卫生防疫规制进一步发展，卫生行政、医疗机构和日常卫生等方面规制普遍建立，既有（铁道）部颁之全铁路系统的立法，也有路局自身出台的章制。

第一，卫生防疫规制进一步发展。20 世纪 30 年代，中国铁路卫生防疫规制获得突破性的发展和质的飞跃，孕育了铁路防疫的根本性法规，即 1932 年 6 月国民政府铁道部颁布的《铁路防疫章程》。该《章程》是依照国民政府新颁布的《传染病预防条例》及《传染病预防条例施行细则》①，在 1918 年北洋政府所定的《火车检疫规则》的基础上进行了较为全面的补充。条款数目增加至 15 条，不仅明确了传染病名称，还综合《京奉火车防疫章程》和《京汉铁路检疫暂行细则》中的内容，制定了铁路部门防疫的具体措施，成为这一时期中国铁路卫生防疫的基本法律。

各地方铁路管理局在这一时期，虽然不再像以前那样自订防疫章程，但近代中国铁路因频遭传染病的侵扰，所以业已形成的一些防疫规制并没有完全失去效用，而且在 30 年代以后还有一定程度的发展，尤其是在针对突发疫情时，各铁路管理局积极主动制定防疫办法。1932 年全国疫情大流行时，平汉铁路管理局迅速制定 7 条应付办法，各铁路管理局还根据铁道部卫生处所订《各路车辆根本消毒原则》制定了各路的消毒办法，如津浦铁路管理局制定了《车辆消毒办法》3 条②。地方铁路管理局为预防传染病的发生与传播，还制定了诸如《胶济铁路扑蝇办法》及《胶济铁路扑蝇会简章》③ 等规制。

第二，卫生行政规制。国民政府铁道部颁布的卫生行政规制包括《铁道部卫生处职掌规则》《铁道部卫生处办事细则》《铁道部卫生处管理各路卫生医务细则》和《国有铁路卫生医务组织通则》。

---

① 《传染病预防条例》，1928 年 9 月 18 日正式颁布，共 24 条；《传染病预防条例施行细则》，1928 年 10 月 30 日正式颁布，共 7 条。参见内政部：《内政法规汇编》（第 2 辑），编者印行，1934 年版，第 131—135 页。

② 《车辆消毒办法》，《津浦铁路月刊》第 2 卷第 9 期，1932 年 10 月 31 日，"工作概要"，第 5 页。其具体内容：（1）车辆制造时，关于内部之车板、车墙、椅桌、床架、柜框等，当尽量减少条缝及洞孔，如有该项条缝、洞孔发现，当用油垢堵塞，以免蚤虱昆虫之寄生；（2）车辆大修时，将天花板及地板等拆开检视，并将车门、车窗、通风孔等紧闭，用防腐剂蒸熏；（3）旧车如有裂缝损坏，如车辆之条板、座椅之藤垫等等，随时由机段派匠修理弥缝之，如机段不能修理，立刻送厂修理。

③ 参见《胶济铁路月刊》第 4 卷第 5 期，1934 年 5 月，"法制局颁"，第 7—9 页。

　　《铁道部卫生处职掌规则》是1929年铁道部卫生处成立时颁布的，共11条，是铁路卫生最高行政机构章程，主要规定卫生处的人事编制及其职责。《铁道部卫生处办事细则》共16条，对铁道部卫生处各职员应负职责进行规定，如卫生专员的职责包括"指导（各路）卫生医务""办理（各路）卫生工程"和"办理处内各项事务"。"指导卫生医务"则又细分为"组织各路之卫生行政人员、调查各路之卫生医务状况规定施行程序、调查各路之卫生医务经费作新预算之根据、召集各路卫生员司讨论设施事宜并指派工作、指导各路一切卫生设施、视察各路卫生医务实施状况分别报处或函知各路局以资督促、训练各路卫生员司"及"研究各路卫生设施进行方法"，等等①。

　　《铁道部卫生处管理各路卫生医务细则》共4章16条，是铁道部规范卫生处对地方铁路管理局医务行政管理的根本性章程。该《细则》首先规定，各地方铁路管理局卫生课是实施全路医疗卫生和保健的行政机关，并职掌全路卫生事务全权；其次则规定，铁道部派驻各地方路局卫生专员的具体职责是指导各路车务、机务、工务3处及警务课，并规定上述路局机关均应设立卫生佐理员负责各自范围内的环境卫生②。《国有铁路卫生医务组织通则》是1933年8月铁道部为推行地方铁路管理局卫生机构改革而颁布的。该《通则》共9条，规定一等路暨准一等路设置卫生课，二等路暨准二等路设置医务长，三等路设置医院院长或主任医师；上项卫生课长、医务长、医院院长、主任医师，均直隶于各路局总务处，负责处理全路卫生医务事宜；卫生课设医务、保健和事务3股；医务长室得设医务、保健和事务3股；医院或主任医师室，设医院院长或主任医师1人、卫生稽查1人、事务员1至2人、书记1至2人；各铁路各分段，得酌设医院或诊疗所，直隶于卫生课或医务长③。

　　地方铁路管理局所制定的卫生行政规制则因路而不同。平汉、津浦、北宁和京沪沪杭甬等4路管理局制定卫生课规制，而陇海和平绥2路管理局则制定医务长室规制，其他铁路管理局因没有专设卫生行政机构，也就没有专门卫生行政专章，其职责体现在路局及其处、课的编制章程中。

　　第三，医疗机构及其管理规制。1932年7月，国民政府铁道部为规范各地方铁路管理局的医院组织制度体系，颁布《铁路医院及诊疗所组织规程》。该《规程》共4章16条，规定（路局）铁路医院应分内科、外科、眼耳喉鼻

---

　　① 《铁道部卫生处办事细则》，《铁道公报》第33期，1930年1月18日，第1—2页。

　　② 《铁道部卫生处管理各路卫生医务细则》，徐百齐：《中华民国法规大全》（第4册），商务印书馆1936年版，第5 179—5 180页。

　　③ 《国有铁路卫生医务组织通则》，《铁路月刊——粤汉南段附广三线》第3卷第7—9期，1933年10月，"法制"，第1页。

科、皮肤科和妇孺科，（路局）诊疗所分内科、外科（附皮肤科）和眼耳喉鼻科。铁路医院应设立化验室办理全路各诊疗所之细菌及化学检验等事项，铁路医院设院长 1 人，诊疗所设主任 1 人，由该路高级医务卫生机关遴选资历适合者充任，医院及诊疗所根据医务繁简得聘用医师、事务员、司药及护士等职员①。次年 8 月，铁道部在颁布的《国有铁路卫生医务组织通则》中，又对路局医疗机构主要行政人员的员额及职责做出了明确的规定。

地方铁路管理局所制定的医疗机构及其管理规制非常庞杂，涉及卫生事务的各个方面，诸如医疗机构组织、员工诊病、住院、探病以及收费等。在所有地方铁路管理局当中以京沪沪杭甬和平汉两路尤为详备。医疗机构规制方面，京沪沪杭甬铁路管理局所属的上海、杭州和镇江 3 所医院都制定了暂行规则和办事细则②；平汉铁路管理局则出台统一的《规定病伤员工新式请诊单》《规定员工子弟学校学生住院诊疗办法》③《铁路医院章程》《各医院诊疗所办事细则》及《各院所组织及服务章程》④。员工诊疗规则方面，京沪沪杭甬铁路管理局在其医院组织规则中已进行了规定，平汉铁路管理局则制定《本路员役家属就医单式暨办法》《汉口医院诊治规则》及《旅客行人受伤就医办法》等⑤；员工住院与探病规则方面，京沪沪杭甬铁路管理局制定《两路上海医院病人住院规则》《两路上海医院员工家属住院暂行规则》《两路上海医院探病规则》《京沪铁路镇江医院病人住院规则》及《京沪铁路镇江医院探

---

① 《铁路医院及诊疗所组织规程》，《铁道公报》第 302 期，1932 年 7 月 20 日，第 1—3 页。

② 《京沪沪杭甬铁路上海医院暂行规则》，《京沪沪杭甬铁路日刊》第 833 号，1933 年 11 月 24 日，第 161—162 页；《京沪沪杭甬铁路上海医院办事细则》，《京沪沪杭甬铁路日刊》第 836 号，1933 年 11 月 28 日，第 185—186 页；《京沪铁路镇江医院暂行规则》，《京沪沪杭甬铁路日刊》第 899 号，1934 年 2 月 21 日，第 85—86 页；《京沪铁路镇江医院办事细则》，《京沪沪杭甬铁路日刊》第 900 号，1934 年 2 月 22 日，第 92—93 页；《设立杭州铁路医院原委》，《京沪沪杭甬铁路日刊》第 1 099 号，1934 年 10 月 11 日，第 68 页。

③ 平汉铁路管理局：《平汉铁路现行规章第二次追加编》，编者印行，出版年份不详，第 403—418 页。

④ 《铁路月刊——平汉线》第 29 期，1932 年 9 月，"法制"，第 39—42 页；《铁路月刊——平汉线》第 36 期，1933 年 4 月 1 日，"法制"，第 18—22 页；《铁路月刊——平汉线》第 65 期，1935 年 9 月，"法制"，第 27—31 页。

⑤ 《铁路月刊——平汉线》第 21 期，1932 年 1 月，第 47—49 页；平汉铁路管理委员会：《平汉铁路管理委员会现行规章汇编》，编者印行，1932 年版，第 497—498 页

病规则》等①；平汉铁路管理局制定《医院住院规则》《汉口医院病人住院规则》和《汉口医院探病规则》等②。诊疗费用管理方面，京沪沪杭甬铁路管理局没有专门规则；平汉路局则制定《各院所诊疗签假住院及收费规则》《各医院诊疗所外诊收费章程》《医院减收员工家属医药费办法》和《汉口医院救护车收费暂行规则》等③。

此外，平汉铁路管理局还制定《汉口医院医师服务规则》《汉口医院护士服务规则》《汉口医院司药服务规则》《汉口医院事务员服务规则》《平汉铁路管理局甄用医师办法》及《平汉铁路管理局甄用护士办法》等关于医护人员服务与请假的规章④。

第四，日常卫生规制。国民政府铁道部颁布的铁路系统日常卫生规制涉及三个方面，一是铁路沿线卫生清洁规制，包括《铁路车务卫生清洁管理规则》《铁路机务卫生清洁管理规则》《铁路工务卫生清洁管理规则》《车务处清洁管理员服务规则》《卫生清洁管理人员暨各夫役改组办法》⑤；二是车站各类服务夫役及小贩的服务经营规制，主要有《各路随车厨役、侍役、茶役服务须知》《各路随车厨役、侍役、茶役阅读部发服务须知情形考核办法》《国有铁路小贩营业管理规则大纲》⑥；三是卫生监督规制，包括《铁路警察取缔卫

---

① 《两路上海医院病人住院规则》，《京沪沪杭甬铁路日刊》第 766 号，1933 年 9 月 6 日，第 36—37 页；《两路上海医院员工家属住院暂行规则》，《京沪沪杭甬铁路日刊》第 768 号，1933 年 9 月 8 日，第 56 页；《两路上海医院探病规则》，《京沪沪杭甬铁路日刊》第 769 号，1933 年 9 月 10 日，第 64 页。《京沪铁路镇江医院病人住院规则》，《京沪沪杭甬铁路日刊》第 901 号，1934 年 2 月 23 日，第 98—99 页；《京沪铁路镇江医院探病规则》，《京沪沪杭甬铁路日刊》第 902 号，1934 年 2 月 24 日，第 147 页。

② 《铁路月刊——平汉线》第 65 期，1935 年 9 月 30 日，"法制"，第 31—34 页；《铁路月刊——平汉线》第 77 期，1936 年 9 月，"法制"，第 25—26 页；《铁道公报》第 643 期，1933 年 8 月 25 日，第 3 页。

③ 《铁路月刊——平汉线》第 65 期，1935 年 9 月 30 日，"法制"，第 18—23 页；《铁路月刊——平汉线》第 81 期，1937 年 1 月 31 日，"法制"，第 62—63 页；《铁路月刊——平汉线》第 65 期，1935 年 9 月 30 日，"法制"，第 23—27 页；《铁路月刊——平汉线》第 81 期，1937 年 1 月 1 日，第 62—63 页；平汉铁路管理委员会：《平汉铁路管理委员会现行规章汇编》，编者印行，1932 年版，第 517—518 页；《胶济铁路管理局公报》第 243 期，1930 年 2 月下旬，第 49—50 页。

④ 参见《各路现有卫生医务法规之概况》，《铁道卫生季刊》第 1 卷第 2 期，1931 年 12 月，第 113—118 页；《铁路月刊——平汉线》第 65 期，1935 年 9 月 30 日，"法制"，第 34—41 页；《铁路月刊——平汉线》第 55 期，1934 年 11 月 31 日，"法制"，第 35—36 页。

⑤ 参见《铁道公报》第 718 期，1933 年 11 月 22 日，第 1—3 页；《铁道公报》第 719 期，1933 年 11 月 23 日，第 3—8 页。

⑥ 《各路随车厨役、侍役、茶役服务须知》《各路随车厨役、侍役、茶役阅读部发服务须知考核办法》，《京沪沪杭甬铁路日刊》第 1 056 号，1934 年 8 月 20 日，第 129—131 页。《国有铁路小贩营业管理规则大纲》，《铁道公报》第 1 232 期，1935 年 7 月 31 日，第 1—2 页。

生障碍规则》《铁道警察卫生训练纲要》《铁路卫生稽查规则》①。另外，国民政府铁道部为开展铁路卫生运动大会和禁烟禁毒工作也制定了相关规制。

地方铁路管理局的日常卫生规制非常丰富与庞杂，内容涉及多个方面，诸如铁路卫生清洁，胶济铁路管理委员会制定了《清洁客车规则》《清洁车站规则》《各站站台轨道清洁办法》，京沪沪杭甬铁路管理局制定了《改善车站列车清洁办法》，平汉铁路管理局则实行了《机车清洁及奖惩办法》②。1933年后，各路局均遵照铁道部的要求，制定各路3处（工务、车务和机务）的清洁管理规制，并各路《卫生清洁管理人员及各伕役改组办法》。铁路车站饮食方面，胶济铁路管理委员会制定了《供给旅客茶水办法》《饭车饭店管理规则》《供给旅客饮水规则》《各站杂货商及小卖商整洁办法》，平汉铁路管理局则制定《膳车规则》③。卫生保健方面，胶济铁路管理委员会制定《胶济铁路工人禁烟暂行办法》《胶济铁路小学校学生康健检查办法》等④。

各路局之间的卫生规制存在差异，表现在名称、条款数及操作性等方面。比如，在车务清洁管理方面，京沪沪杭甬铁路管理局1930年专门制定的《车务卫生办事细则》共3编，分别就卫生稽查、车辆清洁及车站清洁等做了详尽的规定⑤；而胶济铁路管理委员会1930年颁布的《胶济铁路清洁客车规则》只有13款，内容上也仅涉及旅客列车的清洁与打扫⑥；津浦铁路管理局1929年制定的《津浦铁路沿线各处清洁办法》条款更少，只有9款，其内容也非常笼统⑦。

---

① 《铁路警察取缔卫生障碍规则》，《京沪沪杭甬铁路日刊》第838号，1934年11月30日，第205页；《铁路卫生稽查规则》，《铁道公报》第718期，1933年11月22日，第5—6页。

② 参见《胶济铁路管理局公报》第256期，1930年7月上旬，第54—55页；《胶济铁路管理局公报》第272期，1930年12月中旬，第54—57页；立法局编译处：《中华民国法规汇编》（第10编），中华书局1934年版，第918—920页；《胶济铁路月刊》第1卷至第7卷；《铁路月刊——平汉线》第56期，1934年12月31日，"法制"，第2—4页；《京沪沪杭甬铁路日刊》第1516号，1936年2月22日，第148—149页。

③ 参见《胶济铁路管理局公报》第256期，1930年7月上旬，第54—55页；《胶济铁路管理局公报》第272期，1930年12月中旬，第54—57页；立法局编译处：《中华民国法规汇编》（第10编），中华书局1934年版，第918—920页；《铁路月刊——平汉线》第21期，1932年1月，"法制"，第52—56页。

④ 参见《胶济铁路管理局公报》第256期，1930年7月上旬，第54—55页；《胶济铁路管理局公报》第272期，1930年12月中旬，第54—57页；立法局编译处：《中华民国法规汇编》（第10编），中华书局1934年版，第918—920页；《胶济铁路月刊》第1卷至第7卷。

⑤ 《京沪沪杭甬铁路车务卫生办事细则》，立法院编译处：《中华民国法规汇编》（第10编），中华书局1934年版，第901—909页。

⑥ 《胶济铁路清洁客车规则》，《胶济铁路管理局公报》第254期，1930年6月中旬，第38—39页。

⑦ 《津浦铁路沿线各处清洁办法》，立法院编译处：《中华民国法规汇编》（第10编），中华书局1934年版，第879—880页。

本章小结

1912—1937 年是中国铁路卫生建制化的重要时期，铁路卫生行政、医疗机构和卫生规制均经历大致相似的发展过程，即由下至上、由简到繁、由分散至逐渐统一的发展趋势。应该说，在抗日战争全面爆发前，中国铁路卫生建制化已初步实现。具体表现在：卫生行政上架构了以铁道部卫生处（卫生科）和路局卫生课为主干的两级行政体系，医疗机构上建立了以自办铁路医院为核心的医疗卫生服务组织，卫生规章制度上以卫生防疫制度为核心，逐渐呈现防疫、医疗、卫生和保健等制度全面发展的趋势。

铁路卫生事业的建制化是近代中国铁路卫生事业发展的关键性内容。它为铁路当局开展员工医疗服务、实施公共卫生管理和传染病防疫奠定了必要的组织和制度基础。它的进步也必然有利于铁路自身事业的发展。同时，铁路卫生体系的建构也是近代中国医疗卫生变革的一个侧面，是疾病防控与社会互动在铁路系统产生的结果。它的形成，确立了西方医疗卫生体系在铁路卫生体系中的主导地位，有利于传统的医疗观、防疫观向近代转变，从而推动了社会医疗卫生事业的发展。

第三章

铁路卫生事业的战时劫难与战后重建

　　由第二章所述可知，20 世纪 30 年代中期，中国铁路卫生事业的建制化已基本实现，并呈现出较快发展的态势，但 1937 年日本发动的全面侵华战争改变了这一进程，中国铁路卫生事业在敌人的炮火下遭受重创，铁路部门历经数年建立起来的卫生制度体系不复存在，医疗机构及其基础设施被炸毁、被侵夺，医护人员流散。面对暴日的侵略，中国铁路医护人员不畏牺牲，在前线和后方继续开展医疗服务，与敌人进行了持续不断的抗争。1945 年抗日战争胜利后，铁路当局在接收日伪铁路卫生设施基础上，进行了铁路卫生事业的恢复与重建，取得了一定的成绩。

一、铁路卫生事业的战时劫难

　　1937 年日本发动的全面侵华战争，给中国铁路事业带来空前的劫难。中国主要国有铁路干线，如北宁、平汉、平绥、津浦、京沪沪杭甬和胶济等均被日军占领，铁路轨道、车站、桥梁、隧道、机车和客货车辆等基础设施损毁严重。以陇海铁路为例，徐州会战前敌人为切断陇海铁路，对该路进行狂轰滥炸，截至 1937 年年底，敌机轰炸 863 次，投弹 1 072 枚，炸毁机车 29 辆、客货车 51 辆、铁轨 261 根、桥梁 4 座、车站房屋 48 所；1938 年，敌机轰炸次数更为频繁，达 1 351 次架次，投弹 4 417 次，炸毁机车 43 辆、客货车 183 辆、房屋 291 所、铁轨 291 根[①]。据国民政府主计处估计，截至 1943 年 6

---

　　① 刘春海：《陇海铁路之三年抗战》，《抗战与交通》第 55—56 期，1941 年 2 月 1 日，第 968—969 页。

月，我国铁路直接损失 277 367 029.63 元，间接损失 629 838 265.16 元，合计达 907 205 294.79 元[①]，直接损失中为日军进攻、炮击、空袭和掠夺所致的达 270 133 832.03 元，占直接损失的 97.39%[②]。铁路卫生事业也同遭此难，多数铁路医疗机构的房屋和医疗设施在日军的炮火与空袭中被炸毁；极少数幸免于难的，在铁路沦陷后又遭到日军的抢劫和占领。部分仓促转移出去的铁路医院和医护人员在向后方撤离过程中因受日军追击，物资与人员流失严重。

平汉铁路，抗战爆发前共有长辛店、郑州、汉口、北平、彰德、江岸、信阳、顺德、焦作 9 所医院和郾城、石家庄 2 处诊疗所，病床 166 张，医护人员 98 名[③]。日寇侵华期间，该路全线各医疗机构无论是在敌占区还是在国统区，设备和资财均损失殆尽，人员和机构荡然无存，一切医疗防疫工作全部中断[④]。其中，信阳和江岸 2 所医院被彻底炸毁，江岸医院 1 名护士在敌人的轰炸中遇难，2 所医院其余人员均被遣散。郑州医院在日军迫近时自行解散，无人管理，人员内撤，自谋生路。平汉铁路管理局规模最大的汉口铁路医院也未能幸免，1938 年当汉口时局日趋紧张之际，汉口医院奉命由张学诚院长组织部分职工随平汉铁路管理局南撤广西桂林，不愿南撤者发放 3 个月工资，自寻出路。南撤人员携带医院全部设备物资到达桂林后，将设备物资存放在西城路 69 号、81 号和白果巷 18 号南撤人员住处及临时开设的诊所内。此后，国民政府交通部调张学诚等到交通部桂林医院工作，并将原汉口医院的设备物资交付给桂林医院，但尚未交付之前，桂林即遭到日军空袭，引发西城路大火，所有设备物资完全被烧毁。从此，平汉铁路汉口医院设备物资毁灭，人员遣散，汉口医院旧址也因日军进攻武汉而被炸成废墟[⑤]。

京沪沪杭甬铁路，抗战前是中国铁路医疗卫生事业水平最高的，拥有上海、杭州和镇江 3 所铁路医院和 8 处诊疗所，病床 125 张，医护人员 76 名[⑥]。淞沪会战期间，京沪沪杭甬铁路及沿线成为日军重点轰炸的对象。地处闸北的铁路上海医院首当其冲，不断遭到日军飞机的空袭，受损严重，医院的正

---

① 国民政府主计处统计局：《抗战中人口与财产所受损失统计》（就民国三十二年一月至六月收到之报告编制），全宗号 62 247，1943 年 11 月 30 日，中国第二历史档案馆馆藏，第 2 页。

② 国民政府主计处统计局：《抗战中人口与财产所受损失统计》（就民国三十二年一月至六月收到之报告编制），全宗号 62 247，1943 年 11 月 30 日，中国第二历史档案馆馆藏，第 4 页。

③ 铁道部秘书厅：《铁道年鉴》（第 3 卷），商务印书馆 1936 年版，第 1 099—1 101 页。

④ 郑州铁路局史志编纂委员会：《郑州铁路局志（1893—1991）》（下册），中国铁道出版社 1998 年版，第 1 023 页。

⑤ 汉口铁路医院：《汉口铁路医院志（1897—1997）》，编者印行，1997 年版，第 6 页。

⑥ 黄子方：《京沪沪杭甬铁路二十四年份医务卫生工作概述》，《公共卫生月刊》第 2 卷第 6 期，1936 年 12 月，第 489 页。

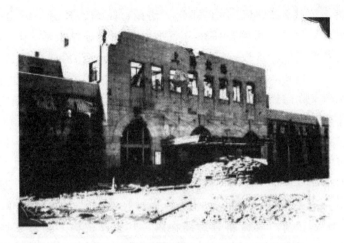

图 6　被炸毁的京沪沪杭甬铁路上海北站

（图片来源：上海市历史博物馆、上海淞沪抗战纪念馆、上海一大会址纪念馆：《四个月的战争：
"八一三"淞沪抗战实录》，上海社会科学院出版社 2004 年版，第 103 页）

常工作难以为继。1937 年 9 月，上海医院迁至上海西站附近，改名铁路伤兵医院，收治铁路员工家属及战争中受伤的士兵和市民。后因上海西站被炸，医院再迁至海格路 476 号（现华山路 860 号）。同年 11 月上海局势恶化，为保护医院不受日军占领与破坏，经路局局长黄伯樵授意，由卫生课课长黄子方与中国红十字上海国际委员会联系，于同年 12 月 1 日起，将大部分医院人员及设备（除汽车及 X 光机外）借调给该会，开办上海市红十字会第一难民医院①。在多次迁址与避难过程中，医院的基础医疗设施损失与损坏很多，医务人员也日渐离散。一部分人继续留在难民医院，为中国难民服务，其工资和各项经费均由上海国际红十字会负责，与铁路部门已没有关系；一部分人参加了京沪铁路卫生队赴前线为中国军队服务；另有一部分人则自动撤离至内地②。京沪沪杭甬铁路镇江医院于沦陷前内迁汉口，又辗转柳州，改称湘桂铁路工程局柳州医院，1940 年再迁至成都，易名宝成铁路工程局成都医院。1942 年，奉交通部命令再迁至甘肃天水，更名为宝天铁路工程局天水医院③。京沪沪杭甬铁路杭州医院在日军的炮火中被炸毁，沿线其余各诊疗所均遭到严重破坏，多半自行解散。

①　上海铁路局中心医院、上海铁道医学院附属铁路医院：《院志（1910—1990）》，编者印行，1990 年版，第 1—2 页。

②　朱广杰、吴钟：《上海铁道医学院志》，中国铁道出版社 1995 年版，第 155 页。

③　中华人民共和国铁道部教育卫生司：《中国铁路医院大全》，中国铁道出版社 1996 年版，第 222 页。

陇海铁路，抗战前该路已建立郑州、洛阳、陕州、开封、铜山、潼关、商丘、运河和连云共 9 所医院。1938 年 5 月，徐州会战结束后，日军企图攻占郑州以图谋沿平汉铁路进攻武汉，遂对郑州及陇海铁路沿线进行狂轰滥炸。铜山、开封 2 所医院均被炸成废墟，位于陇海铁路东端的连云、运河等医院均依次撤退转移至陇海铁路的西端①。陇海铁路郑州医院在开封沦陷之前，随中国军队西迁至西安②。陇海铁路洛阳医院虽在 1938 年未遭轰炸，但在 1944 年日军对洛阳的空袭中损毁严重，仅存"断垣败宇"，被迫停诊，院长刘云生等 9 人撤到西安与耀县等地③。

除上述铁路管理局之外，关于其他路局医疗机构的破坏情形，囿于资料所限，无法一一清晰展现，但各路所受的劫难是一样的，包括津浦、北宁、胶济、平绥、正太和南浔等铁路管理局在内，其医疗机构多为日军炸毁或占领，只有少数医疗设施转移至后方。如津浦铁路被日军占领后，其所有铁路医院的器械和药品被抢掠一空，医务人员亦自行解散④，日军还将津浦铁路天津医院和北宁铁路天津医院合并改称天津铁路保健院⑤；在正太铁路管理局，当 1937 年秋日军即将占领石家庄前夕，路局将石家庄铁路医院撤往云南和贵州。

二、铁路医护人员的不懈抗争

日军的侵略行径，激起了全体中华儿女毁家纾难的爱国热情。广大铁路员工"均能深明大义，坚定信念，以极度热烈之爱国情绪，发挥大无畏之服务精神，镇静工作，艰苦奋斗"⑥。医护人员作为铁路员工的重要组成部分纷纷加入抗战的行列，他们冒着敌人的炮火，与敌展开了不懈的抗争，这主要体现在陇海、浙赣和湘桂等少数几个始终未被日军全部占领的铁路管理局。

陇海铁路，在抗战爆发前，即在医疗救援方面进行了准备，一是扩充医院；二是举办救护训练班，抽调员工分班受训。抗战爆发后，路局派医务人

---

① 陇海区铁路管理局：《陇海铁路总务处工作报告》，编者印行，1946 年版。

② 郑州铁路局中心医院：《郑州铁路局中心医院院志（1915—2000）》，编者印行，2002 年版，第 8 页。

③ 洛阳铁路医院志编写办公室：《洛阳铁路医院志（1915—1985）》，编者印行，1987 年版，第 16 页。

④ 济南铁路局史志编纂领导小组：《济南铁路局志（1899—1985）》，山东友谊出版社 1993 年版，第 515 页。

⑤ 天津铁路中心医院、天津市第四中心医院志编纂委员会：《天津铁路中心医院院志》，编者印行 2000 年版，第 8 页。

⑥ 钱宗泽：《抗战以来之陇海铁路》，《抗战与交通》第 33 期，1940 年 1 月 1 日，第 641 页。

员随路局防护队和工程队冒险办理救护防毒工作，制作员工简易防毒口罩 1 万余具；各大站于伤兵列车经过时，供给食品，包扎换药。同时，路局还开行卫生列车，输送和治疗伤病的兵民；开行出诊车，以救护沿线员工之伤病[①]。

1938 年 5 月日军进攻该路东端之际，路局医务人员不畏牺牲迅速抢运医院各种仪器向后方转移，此后正是依赖这批从前方抢运来的部分医疗仪器设施，设立了华阴诊所、西安医院、三原医院、耀县诊所、宝鸡医院及拓石、福临堡等诊所[②]。但这些铁路医疗机构都比较简陋，比如 1937 年年底设立的宝鸡医院，只有工作人员 11 名，其中包括院长 1 名、医师 1 名、护士 2 名，有房舍 8 间，设简易病床 12 张，门诊主要是以外科为主的综合科[③]。1939 年，陇海路局为收治前线受伤的病员，在洛阳东关火街救济院成立洛阳后方医院。为避免日军的轰炸，路局将原来洛阳铁路医院住院部的病床全部转移到后方医院，共置病床 100 张。后方医院主要收治战伤、外伤、破伤风等病种，伤员很多，曾一度入住百余名伤员。由于当时后方医院药品缺乏，诊疗设施不足，加之诊务繁忙，住院病人的死亡率很高。后方医院坚持数月以后，因路局经济枯竭，只得保留病床 30 张[④]。随着陇海铁路东端不断沦陷，大批铁路员工转移至西端，加之平汉、津浦等路迁散的铁路员工大批涌来，这些临时拼凑起来的铁路医院已难以应付。但医务护人员凭借简陋的设施，"极力办理战时救护防护事宜，支撑八载余，幸免阻越"[⑤]。

浙赣铁路，该路医护人员在艰苦的环境下与敌人周旋，始终没有完全停止过医疗服务。全面抗战爆发前，浙赣铁路已在杭州与京沪沪杭甬铁路管理局合作共建了杭州铁路医院，并在江边、金华、玉山 3 站分别设立诊疗所[⑥]。杭州沦陷后，杭州医院解散，江边诊疗所亦被炸毁。沪杭甬、苏嘉两路沦陷后，浙赣铁路作为东南地区唯一东西干线成为日机最主要的空袭目标，金华、玉山和南昌等沿线各站均遭到猛烈的轰炸。金华和玉山诊疗所的医护人员不畏炮火为铁路员工提供医疗服务。1938 年年初，浙赣铁路管理局由杭州先迁至江西玉山，再迁湖南醴陵，同时在金华设立"杭南办事处"，一面加紧浙赣

---

① 钱宗泽：《抗战以来之陇海铁路》，《抗战与交通》第 33 期，1940 年 1 月 1 日，第 641 页。

② 陇海区铁路管理局：《陇海铁路总务处工作报告》，编者印行，1946 年版。

③ 陕西省地方志编纂委员会：《陕西省志·卫生志》，陕西人民出版社 1996 年版，第 527 页。

④ 洛阳铁路医院志编写办公室：《洛阳铁路医院志（1915—1985）》，编者印行，1987 年版，第 16 页。

⑤ 陇海区铁路管理局：《陇海铁路总务处工作报告》，编者印行，1946 年版。

⑥ 黄子方：《浙赣铁路医务卫生设施概况——浙赣铁路参观之记七》，《京沪沪杭甬铁路日刊》第 1497 号，1936 年 1 月 31 日，第 187 页。

线路改造，一面添设各种设备，比如设立浙赣线区司令部（驻南昌）、调度所，编组符号列车、卫生列车、工程列车等①，其中就包括编组卫生列车以及新建和扩建铁路诊疗所。至 1938 年 6 月，路局已在上饶、南昌和新余 3 站分别建立诊疗所。1939 年，浙赣路局将玉山诊疗所改为玉山医院。医院位于玉山城外冰溪镇七里街，有平房 1 幢，面积 500 平方米，医务人员 24 人②。至 1940 年 1 月，浙赣铁路医疗机构"由五个诊疗所，增至十个诊疗所，分布沿线员工聚集较多之处，并于玉山、醴陵、南昌各设医院一所，又与金华、南昌、萍乡等处公私立医院，特约寄疗，故全线员工及其家属之患病，就诊甚便，且遇往来伤病官兵亦能代为酌量换药。至防疫救护事宜，均随时分别举办，未尝偏废"③。据《浙赣月刊》记载，1941 年 9 月份，"（浙赣路）玉山医院上月留存病人 54 人，入院 188 人，出院 180 人，本月底留院病人 62 人，初诊 2 964 人，复诊 7 214 人，体格检查 214 人；龙泉诊疗所上月留所病人 2 人，入所 8 人，出所 10 人，初诊 643 人，复诊 1 167 人，体格检查 12 人；金华诊疗所初诊 790 人，复诊 2 162 人，体格检查 67 人；鹰潭诊疗所初诊 869 人，复诊 2 204 人，体格检查 28 人；诸暨诊疗所初诊 284 人，复诊 527 人；上饶分诊所初诊 555 人，复诊 1 053 人；衢县分诊所初诊 273 人，复诊 725 人。总计初诊 6 378 人，复诊 15 152 人，合计 21 530 人"④。

1942 年 5 月，日本为防止盟国空军利用浙赣铁路沿线的机场进攻日本本土，企图打通浙赣线，占领或破坏铁路沿线的中国机场，并掠夺武义、义乌、东阳等地丰富的萤石矿，发动了空前规模的浙赣铁路战役。6 月，日军攻陷玉山，同时又从南昌夹击浙赣铁路，在腹背受敌的情况下，铁路员工自行破坏铁路，"至此全线全部建设毁损殆尽"⑤，沿线所建之诊疗所与铁路医院均遭到破坏。不久，日军撤出玉山，浙赣铁路管理局又迅速在玉山恢复设立铁路诊疗所，继续开展医疗服务。

湘桂与黔桂铁路，这两路是抗战爆发后国民政府为沟通国际交通及发展西南大后方的经济而兴筑的。由于两路所经区域多为山区，经年在大雾的笼罩之下，气压低且空气潮湿，疾病很容易发生。尤其是夏秋两季，天气酷热，

---

① 参见简笙簧：《抗战时期东南交通干道——浙赣铁路》，（台北）"中央研究院"近代史研究所：《抗战建国史研讨会论文集（1937—1945）》（上册），编者 1985 年印行，第 187—189 页。

② 江西地方志编纂委员会：《江西省志·江西省铁路志》，中共中央党校出版社 1994 年版，第 307 页。

③ 杜镇远：《抗战以来之浙赣铁路》，《抗战与交通》第 33 期，1940 年 1 月 1 日，第 644 页。

④ 《一月来之本路·总务方面》，《浙赣月刊》第 2 卷第 9 期，1941 年 9 月 30 日，第 4 页。

⑤ 行政院新闻局：《浙赣铁路》，编者印行，1947 年版，第 9 页。

十几万工人聚居一处，随地便溺，蚊蝇猖獗，于是赤痢、霍乱、疟疾等疾病蔓延，工人死亡率高得惊人。春秋两季，双腿腐烂的病症特别流行，这些都影响了工程的进度[①]。为此，湘桂铁路管理局于 1938 年分别在衡阳、衡阳西、冷水滩、桂林、全州、永福、黄冕、柳州、来宾等地设立多处诊疗所，于三塘设肺结核疗养院，为铁路员工提供医疗服务。1938—1939 年，各诊疗所接诊传染病诊次最高，平均月诊传染病人 1 100 余名；1940 年接诊的传染病人次比前期平均每月增加 600～700 人次，其中以疟疾、痢疾为多，占传染病总数的 70％～90％。黔桂铁路工程局于 1939 年在宜山、南丹、金城江、怀远、六甲、侧岭、关西、麻尾、独山、都匀及贵阳等处也开设诊疗所[②]。尽管工程局对于工人的保健工作已有所注意，设立诊疗所，并提供一定的设备与药品，甚至还举办卫生比赛。但实际效果很差，许多诊疗所并无必备的医疗设施和充足的药品，工人得了病只得听天由命。1944 年以后，湘桂和黔桂两路的诊疗所在日军的炮火中被炸成废墟，医疗工作一时中断。1945 年抗战胜利前，湘桂和黔桂两路共有诊疗机构 9 个，分别为都匀医院，独山、麻尾、柳南、柳北和綦江 5 处诊疗所，贵阳、南丹和六甲 3 处分诊所，以及 1 个医疗队[③]。

除上述几路外，由于北宁、平汉、平绥和正太等铁路在很短时间内全部沦陷，这些铁路管理局的医护人员多自行解散，或者跟随中国军队撤退至后方，部分人员加入后方铁路组织，继续从事医疗服务工作。

三、铁路卫生事业的战后复建

抗战胜利后，国民政府交通部将全国划分为平津、武汉、京沪、广东、东北和台湾 6 区，每区派 1 名特派员赴各地接收沦陷区铁路，并负责修复战时被破坏的铁路线。1946 年 3 月，交通部在已接收的沦陷区铁路基础上宣布全国铁路实行干线区管理制，即在全国设平津、津浦、京沪、浙赣、粤汉、

---

① 朱从兵：《铁路与社会经济——广西铁路研究（1885—1965）》，广西师范大学出版社 1999 年版，第 210 页。

② 张家麟：《当代中国铁路卫生事业管理》，中国铁道出版社 1997 年版，第 9 页。

③ 《工作纪要：本局柳州医院陈院长炎盘工作报告（三十六年二月十七日）》，《湘桂黔旬刊》第 2 卷第 9 期，1947 年 3 月 21 日，第 7—9 页。

湘桂黔、平汉、陇海、昆明和晋冀共 10 区铁路管理局^①，管辖本区铁路干线及其支线。另在东北地区设立特派员办公处，管辖锦州、沈阳、吉林、齐齐哈尔、牡丹江 5 个铁路管理局。经历 8 年劫难的中国铁路开始逐渐走上重建之路^②，铁路卫生事业也随之得以渐渐复建。其复建涉及两个方面：一是铁路卫生管理体制；二是铁路医疗服务机构。

在铁路卫生管理体制方面，铁路当局建立线区铁路管理局卫生行政，并颁布铁路医院管理和诊疗规制。

首先，交通部摒弃铁道部时期卫生行政与医疗机构分立的做法，将两者合二为一。1947 年 5 月颁布的《交通部各区铁路管理局医院组织规程》规定，各线区铁路管理局总务处下设医院或总医院，"医院掌管各该区卫生行政，及医疗保健等事项，医院设院长副院长各 1 人，由各该区铁路局长遴员呈请交通部派充之，受各该局长之命，及总务处长之指挥监督，综理各该区卫生行政及医务事项"，同时还规定医院设立"内科、外科、妇儿科、眼耳鼻喉科、

---

① 津浦区铁路管理局，是国民政府交通部合并济南区铁路管理局和徐州区铁路管理局而成，主要管辖胶济铁路、津浦铁路和石家庄至德州铁路及其支线，局址设于济南。参见济南铁路局史志编纂领导小组：《济南铁路局志（1899—1985）》，山东友谊出版社 1993 年版，第 45 页；

平津区铁路管理局主要管辖北宁线（平榆段、通县古北口线及原有各小支线）、平绥线及门、大同、包头拐子等各支线的铁路事务与附属事项，局址设于北平。参见施宣岑、赵铭忠：《中国第二历史档案馆简明指南》，中国档案出版社 1987 年版，第 267 页；

平汉区铁路管理局管辖平汉线、道清线及各支线，局址在汉口，1946 年 10 月在石家庄成立平汉区铁路管理局北段管理处，管理平汉线黄河以北线段。参见郑州铁路局史志编纂委员会：《郑州铁路局志（1893—1991）》，中国铁道出版社 1998 年版，第 110 页；

京沪区管理局主要管辖沪宁、沪杭甬、苏嘉和京赣铁路及其支线，局址位于上海。参见施宣岑、赵铭忠：《中国第二历史档案馆简明指南》，中国档案出版社 1987 年版，第 272 页；

浙赣区铁路管理局主要管辖浙赣、南浔两线及其支线，局址在南昌。参见张雨才：《中国铁道建设史略（1876—1949）》，中国铁道出版社 1997 年版，第 230 页；

粤汉区铁路管理局主要管辖粤汉线、广九线、广三线及各支线，该局初设衡阳，1949 年 8 月迁至广州。参见湖南省档案馆：《湖南省档案馆指南》，中国档案出版社 1996 年版，第 188 页；

湘桂黔区铁路管理局成立于 1949 年 6 月，原名湘桂黔铁路工程局，主要管辖湘桂、黔桂铁路，局址在柳州。参见柳州市地方志编纂委员会：《柳州市志》（第 4 卷），广西人民出版社 2001 年版，第 228 页；

陇海区铁路管理局主要管辖陇海线和咸铜支线，局址设于西安。参见郑州铁路局史志编纂委员会：《郑州铁路局志（1893—1991）》（上册），中国铁道出版社 1998 年版，第 110 页；

昆明区铁路管理局成立于 1948 年 7 月，主要管辖滇越铁路中国境内一段，局址位于昆明。参见云南省档案馆：《云南省档案指南》，中国档案出版社 1997 年版，第 93 页；

晋冀区铁路管理局主要管辖正太铁路，局址在太原。参见山西省史志研究院：《山西省志·铁路志》，中华书局 1997 年版，第 599 页。

② 中国铁路史编辑研究中心：《中国铁路大事记（1876—1995）》，中国铁道出版社 1996 年版，第 155—157 页。

牙科、化验室、药局、总务室（文书股、出纳股和庶务股）"①，并置各科主任医师、医师、助理医师和护士等医护人员。依据交通部的规定，浙赣区管理局于 1947 年 5 月建立总医院（又称"杭州铁路总医院"）②；京沪区管理局于 1945 年 10 月设立上海铁路医院③，于 1947 年 1 月又成立医务委员会协办医疗卫生；平津、平汉和陇海等区铁路管理局也分别于 1948 年前成立北京铁路总医院、汉口铁路总医院和洛阳医院，至此路局卫生行政机构初步建立。

　　其次，交通部和各区管理局颁布和制定诸多医疗卫生管理和诊疗规制。在医疗卫生管理规制方面，1947 年 5 月颁布的《交通部各区铁路管理局医院组织规程》最为重要，它既是卫生行政规制，又是医疗机构规则，是这一时期铁路医疗卫生管理的总纲。它对线区铁路总医院的组织架构、人事编制及其各自的职责都有详尽之规定。各区管理局则对应制定总医院组织规程，如浙赣铁路局于 1947 年 7 月 5 日颁布《浙赣铁路局总医院组织规程》，并附发《浙赣铁路局总医院编制表》。该《规程》共计 14 条，规定总医院设内科小儿科、外科、妇产科、眼耳鼻喉科、牙科、化验室、药局和总务室，各科主任医师 4 人、医师和助理主任医师 6 人、护士长 1 人、护士和助理护士 20 人；化验主任 1 人、化验技师 2 人；药局主任 1 人、药剂师 2 人、药剂生 2 人；总务室设主任 1 人、股长 3 人、事务员 4 人、司事 2 人、书记 1 人。总医院下设各分医院，设分医院院长和副院长各 1 人，并设医师、助理医师、护士长、药剂师、化验师、化验技师、护士、助理护士、助产士、主任事务员、事务员、司事和书记若干人。《编制表》则对总医院、分医院和诊所的人员数额配置进行了规定④。这一时期，其他方面的卫生管理制度尚未全面建立，比较零星，如浙赣区的《医院药品暨医疗器械材料账目处理办法》⑤、平津区的《平津区铁路管理局站内小贩营业规则》和《平津区铁路管理局运输处客车事务所餐车管理规则》等⑥。

　　至于医疗机构的诊疗规制，交通部没有颁布统一的规则，由各线区铁路

---

　　① 《交通部各区铁路管理局医院组织规程》，《粤汉半月刊》第 2 卷第 19 期，1947 年 5 月，第 13—14 页。

　　② 《浙赣铁路局总医院组织规程》，《浙赣路讯》第 13 期，1947 年 7 月 15 日，第 3 页。

　　③ 上海铁路局中心医院、上海铁道医学院附属铁路医院：《院志（1910—1990）》，编者印行，1990 年版，第 2 页。

　　④ 《浙赣铁路局总医院组织规程》《浙赣铁路局总医院编制表》，《浙赣路讯》第 13 期，1947 年 7 月 15 日，第 3 页。

　　⑤ 《医院药品暨医疗器械材料账目处理办法》，《交通部平津区铁路管理局公报》第 2 卷第 23 期，1947 年 3 月 7 日，第 4—5 页。

　　⑥ 《平津区铁路管理局站内小贩营业规则》《平津区铁路管理局运输处客车事务所餐车管理规则》，平津区铁路局运输处：《客运暂行办法汇编》，编者印行，1947 年 8 月，第 117—125 页。

管理局自行订立。平津区铁路管理局这方面较为完备，先后制定了《铁路医院及诊疗所免费诊疗暂行办法》《铁路医院及诊疗所门诊规则》《铁路医院及分院住院规则》《铁路医院住院等级及膳食收费办法》《铁路医院及诊疗所出诊规则》《铁路医院及分院病室规则》和《铁路医疗及分院探视住院病人规则》等[1]；1947—1948 年，粤汉区铁路管理局集中颁布了《本路住院规则》《本路医院治疗民众暂行办法》《本路医院诊所收费价目表》《本局取缔冒名在本路医院诊所就诊暂行办法》及《本路总医院 X 光机透视照相暂行办法》等[2]；京沪区铁路管理局则公布施行了《本路医院及诊疗所诊治员工及家属疾病收费办法》和《员工因公伤病医药补助暂行办法》等[3]。其他各线区铁路管理局，也都有或多或少的规制，如津浦区的《本局医院诊疗证使用条例》[4]、湘桂黔区的《本路医院及诊疗所门诊出诊规则暨住院规则》[5]、浙赣区的《医院诊所高贵药品收费办法》等[6]。

上述铁路卫生行政和医疗管理与诊疗规制的建立与制定，为铁路当局开展医疗保健提供了组织制度保障。但总的说来，各线区铁路医疗规制还不够健全，铁路卫生规章则更是缺乏。

在铁路医疗机构方面，交通部与各线区铁路管理局主要接收日伪铁路医院，并以其为基础进行医疗机构的恢复与重建。下面以各线区铁路管理局为例，分别介绍其铁路医疗机构的重建情形。

平津区铁路管理局，1946 年初接收日军在北京建立的北京保健院，改名为北京铁路总医院，下设第一、第二和第三分诊病室，并陆续接收平津区铁路沿线的天津和张家口等地医疗机构。至 1947 年年初，平津区主要有北京铁

---

① 参见交通部平津区铁路管理局人事室：《平津区铁路局人事规章汇编》，编者印行，1947 年版，第 159—163 页。

② 《本路住院规则》《本路医院治疗民众暂行办法》《本路医院诊所收费价目表》《本路医院诊所收费免费暂行办法》，《粤汉半月刊》第 2 卷第 13 期，1947 年 7 月 1 日，第 19—24 页；《本局取缔冒名在本路医院诊所就诊暂行办法》《本路总医院 X 光机透视照相暂行办法》，《粤汉半月刊》第 3 卷第 23 期，1948 年 12 月 1 日，第 20—22 页。

③ 《抄发修正本路医院及诊疗所诊治员工及家属疾病收费办法》，《运务周报》第 22 期，1946 年合刊，第 499—500 页；《局令公布员工因公伤病医药补助暂行办法》，《运务周报》第 30 期，1946 年合刊，第 778—779 页。

④ 《本局医院诊疗证使用条例》，《交通部津浦区铁路管理局日报》第 42 期，1946 年 4 月 19 日，第 3 页。

⑤ 《本路医院及诊疗所门诊出诊规则暨住院规则》，《湘桂黔旬刊》第 2 卷第 4 期，1947 年 2 月 1 日，第 3 页。

⑥ 《医院诊所高贵药品收费办法》，《浙赣路讯》第 311 号，1948 年 7 月 5 日，第 2 版。

路总医院，天津、塘沽、古冶、秦皇岛、北戴河等分院[①]。其中，规模最大的为天津分医院，其前身为北宁铁路天津医院，接收后改称天津铁路医院，由孙绍裘（医学博士，曾任浦镇铁路医院院长）担任院长，当时主要医师有谢珍、阮士怡、翟树职、姚夔龙、吴骏福、罗文都、左伯唐、魏江岷、李新民及孙联甲等人。另留用日籍医师数人。至1948年天津解放前夕，该院设有内、外、妇产、儿、耳鼻喉、眼、皮肤、牙、放射、检验等科和药房及手术室，共有职工108名，其中包括医师23名和其他医务人员85名。设置病床50张，全年门诊达45 900人次[②]。

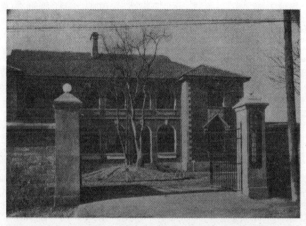

图7　1946年京沪区铁路管理局南京铁路医院
（图片来源：《京沪周刊》第1卷第12期，1947年4月）

京沪区铁路管理局，1945年年初即接管日军掌控的南京和戚墅关两处诊疗所，并改名为南京铁路医院[③]和戚墅关铁路医院[④]。同年，管理局还接收日军建立的上海铁道医院，更名为上海京沪区铁路管理局上海铁路医院，其下辖的嘉兴和杭州两处诊疗所也同时接收。至1945年年底，全院设有病床80张，工作人员171人，有内、外、产、眼耳鼻喉和齿等科，并设有X光、化验、配药、人事及庶务等室，拥有厚生型断面摄影装置1套、小型X光机2台、太阳灯电疗器2具、显微镜4架，以及治疗椅等医疗设备，还装有落地

①　《调整沿线医院分院》，《交通部平津区铁路管理局公报》第2卷第2期，1947年3月1日，第1页。

②　天津铁路中心医院、天津市第四中心医院志编纂委员会：《天津铁路中心医院院志》，编者印行，2000年版，第10页。

③　江苏地方志编纂委员会：《江苏省志·卫生志》，江苏古籍出版社1999年版，第624页。

④　常州市地方志编纂委员会：《常州市志》（第3册），中国社会科学出版社1995年版，第582页。

机车锅炉 1 台，供病房采暖，每月平均门诊 5 850 人次，住院 75 人次，施行手术 108 人次[①]。上海铁路医院已能开展痔瘘摘除、输卵管水肿切除、子宫内膜刮除、急性阑尾炎切除、上腿骨折钩钳牵引、睾丸切除、子宫颈癌切除、膀胱镜检及虹膜切除等手术[②]。

至 1946 年，京沪区管理局共有上海、南京和戚墅关 3 所铁路医院，杭州、嘉兴、常州、苏州、镇江和下关 6 处诊疗所。同年 9 月，路局为弥补医院和诊疗所的不足，在京沪和沪杭两线分别各设一辆巡回诊疗车，"往来沿途各站，省那些献身铁路工作的员工们和他们的家庭，以及保卫两路安全的养路警备队，义务诊疗疾病"，诊疗车"虽然不过是一节普通的敞篷车改装而成，内部的设备却相当完善，内外科各种主要的器械和药品，差不多都齐全，车厢内全部漆成白色，一半是诊疗室和配药间，还有一半是宿舍和厨房"。京沪线诊疗车每周在昆山、无锡、丹阳和龙潭，沪杭线诊疗车每周在松江、长安、杭州和闸口等站进行巡回诊疗[③]。自开诊至 1947 年年初，平均每车月诊人数，京沪线为 1 500 人，京杭线为 1 200 人[④]。

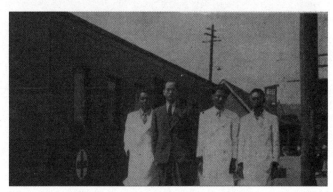

图 8　京沪诊疗车医护人员在车旁留影
（图片来源：《巡回诊疗车》，《京沪周刊》第 1 卷第 3 期，1947 年 1 月 26 日）

浙赣区铁路管理局，于 1947 年 4 月 1 日恢复重建杭州铁路医院，初名为浙赣铁路局总医院，医院设内科、外科、眼耳鼻喉科、牙科、妇产科、保健预防科、药局、化验室、总务室（下设文书、庶务和出纳 3 股）和保健防疫

---

　　① 上海铁路局中心医院、上海铁道医学院附属铁路医院：《院志（1910—1990）》，编者印行，1990 年版，第 2 页。
　　② 张家麟：《当代中国铁路卫生事业管理》，中国铁道出版社 1997 年版，第 10 页。
　　③ 《流动医院·两路巡回诊疗车替员工义务诊治》，《申报》1946 年 10 月 7 日，第 2 张第 5 版；《抄发巡回诊疗车行驶时刻表》，《运务周报》第 21 期，1946 年 9 月 23 日，第 460—461 页。
　　④ 《巡回诊疗车》，《京沪周刊》第 1 卷第 3 期，1947 年 1 月 26 日。

科（下设保健股、防疫股、巡回医疗和防疫队）[①]，1949年更名为杭州铁路医院。杭州铁路医院负责杭州至株洲段医疗卫生工作，有病床36张[②]。

1947年，浙赣路局分别将原来的玉山诊疗所和南昌医务室改为杭州总医院玉山分院和南昌分院。玉山分院于1947年年底成立，有病床10张，医务人员29名；1947年7月，南昌分院筹备成立，初租房一幢，设内、外、产、五官等科和化验室、病房，有病床20张[③]。据统计，1947年度，玉山分院共接诊60 698人次，较1946年度增加17 697人次；南昌分院1947年度下半年共接诊10 683人次，住院治疗人数144人，手术133人。除开展常规的诊疗外，两分院还积极开展保健工作，保健项目包括产前检查、预防接种、儿童健康比赛、体格检查，以及进行临时的疫病预防工作。玉山分院1947年度产前检查142人，施种牛痘1 503人，霍乱注射1 692人，鼠疫预防注射5 642人，体格检查1 739人；南昌分院1947年度下半年，种痘35人，预防注射372人，体格检查301人，产前检查233人[④]。同时，南昌分院于九江、樟树、南昌南站设立3个诊疗所，在宜春和新余设立2个医务室。

至1949年，浙赣区铁路局共有杭州总医院、玉山分院和南昌分院等3所铁路医院，有江边、金华、上饶、九江、樟树、南昌南站、贵溪、鹰潭、东乡、萍乡和温家圳等11处诊疗所及新余、宜春2个医务室[⑤]，成为抗战胜利后铁路系统中医疗机构恢复最为完备的路局。其医疗卫生服务组织数量甚至都超过抗战前该路的水平。

平汉区铁路管理局，在1946年10月北段管理处成立后[⑥]，先后接收日伪北京、石门（石家庄）、保定及长辛店等铁路医院和诊疗所。至1948年1月，该段有北平铁路医院、长辛店分医院和保定分医院，医务人员共计117人[⑦]。其南段在抗战胜利之初即派前汉口医院院长张学诚组织人员重新筹建汉口医院，至1946年年底，汉口总医院已设内科、外科、五官科、妇产科、牙科、X光室、化验室和药房等，住院部有男、女病床20～22张。此后，张学诚试

---

① 张辅衮：《总医院成立周年纪念》，《浙赣路讯》第230号，1948年4月1日，第3版。

② 浙江分册编委会：《中国医院大全浙江分册》，光明日报出版社1988年版，第109页。

③ 《南昌分医院近况一瞥》，《浙赣路讯》第54号，1947年9月2日，第1页。

④ （杭州）总医院：《卅六年度各院所之医务工作（续）》，《浙赣路讯》第208号，1948年3月5日，第3版。

⑤ 江西地方志编纂委员会：《江西省志·江西省铁路志》，中共中央党校出版社1994年版，第306—310页。

⑥ 平汉区铁路管理局秘书室统计课：《交通部平汉区管理局民国三十五年统计年报》，华中印书馆，出版年份不详，第1—2页。

⑦ 平汉北段管理处人事室：《平汉区铁路管理局北段管理处职员录》，编者印行，1948年版，第8—11页。

图以救济总署拨付的 4 万元扩建该院，但因法币贬值，工程停工①。1948 年，该路总医院（北平）为便利患者诊疗起见，增设眼耳鼻喉科，并聘请留英博士陈士彬为该科主任②。

除汉口总医院外，1945—1946 年，江岸、新乡、郑县、信阳及安阳等铁路分医院和广水、驻马店、许昌、黄河南岸等分诊所也陆续恢复③。郑县分医院于 1946 年 12 月在一马路旧址重建，平汉区铁路管理局先后派周景贤、王永仁和邓德谦任院长④，恢复后的医院设门诊部，下设内、外科，手术室、化验室和药房。有病房 30 间，病床 10 余张，其医疗设备均由国民政府救济总署调拨⑤。江岸分医院则先于汉口铁路总医院之前恢复，这是因为 1945 年平汉铁路各段员工陆续复员后，急需就医，路局在汉口总医院的院址上举棋不定，而武汉市立医院又因自身工作繁重而不愿替铁路员工代诊。在不得已的情形之下，路局乃决定先行恢复江岸铁路分医院，一面派田汝霖具体负责筹建，一面调回在粤汉铁路工作的许砚青，继续担任江岸医院院长职务，负责筹建和办院的全面工作。当时因无力新建院房，路局将江岸铁路管区第三、四号官房作为重建医院院址，经过短期修葺，医院于 1946 年 6 月开始门诊，病床逐有增加，到 1949 年已有 20 张病床，在职员工达 31 人，主要能够进行普通内、外科的治疗等业务，成为小型综合性医院⑥。由于战后铁路局资金有限，平汉区铁路管理局南段的各铁路医院设施都比较简陋，一般都没有设置病床，仅设门诊，科室也多为内、外两科，医务人员也仅有数名，从事一些简易的诊疗工作。

陇海区铁路管理局，1946 年初路局恢复洛阳铁路医院，院址仍位于抗战前洛阳医院的旧址，即陇海铁路 17 至 18 号公房。但洛阳铁路医院条件很差，每天仅能诊疗数十名病人，病床也只有 18 号公房才有 5 张，药品仅有"APC"之类及红汞、碘酒、酒精、硼酸软膏、依比膏、高锰酸钾等外国药品，所用器械，如刀、剪之类亦战前所有，陈腐不堪⑦。同年，管理局还恢复

---

① 汉口铁路医院：《汉口铁路医院志（1897—1997）》，编者印行，1997 年版，第 8 页。

② 《医院增设眼耳鼻喉科》，《平汉路刊》第 82 期，1948 年 9 月 9 日，第 2 版。

③ 平汉区铁路管理局秘书室统计课：《交通部平汉区管理局民国三十五年统计年报》，汉口华中印书馆，出版年份不详，第 97 页。

④ 郑州铁路局中心医院：《郑州铁路局中心医院院志（1915—2000）》，编者印行，2002 年版，第 131 页。

⑤ 郑州铁路局史志编纂委员会：《郑州铁路局志（1893—1991）》（下册），中国铁道出版社 1998 年版，第 1 023 页。

⑥ 汉口铁路医院：《汉口铁路医院志（1897—1997）》，编者印行，1997 年版，第 8—9 页。

⑦ 洛阳铁路医院志编写办公室：《洛阳铁路医院志（1915—1985）》，编者印行，1987 年版，第 17 页。

开封、郑县、陕州和商丘等医院。其中开封医院是在接管日伪开封医院基础上建立的，院址在开封徐府街，有房屋 40 间，病床 20 张，编制人员 33 人，其中医护人员 22 人。郑县、陕州及商丘等医院的人员编制、医院规模大致与抗战前相同[①]。但这些医院因战争破坏，都非常简陋，尤其是医疗器械和药品缺乏，所以医院只能从事一些简单的诊疗工作。至 1946 年 9 月，该路恢复医院 8 所，恢复与新建诊所 7 处，病床 78 张，医务人员达 109 名[②]。

表 3-1　陇海铁路各医院及诊所一览表（截至 1946 年 9 月）

医院或诊所名称	床位（张）	医务人员	备　注
长安医院	30	24	
开封医院	10	22	
宝鸡医院	16	11	床位设于租赁的民房内
三原医院	12	5	
潼关医院	10	7	
洛阳医院	无	7	床位尚未设，正筹办中
郑州医院	无	6	床位尚未设，正筹办中
商丘医院	无	5	床位未正式设置，正筹备中
连云医院	无	3	床位 10 张，尚未正式整理
徐州北站诊所	无	4	临时使用机厂内栈房 1 间
华阴诊所	无	1	归潼关医院直辖
陕州诊所	无	4	暂无床位，正筹设中
三桥诊所	无	1	归长安医院直辖
福临堡诊所	无	1	归宝鸡医院直辖
耀县诊所	无	5	
拓石诊所	无	3	

资料来源：陇海区铁路管理局：《陇海铁路总务处工作报告》，编者印行，1946 年版。

湘桂黔区铁路管理局，1946 年之前已有医疗机构 9 所，但都非常简陋，仅有 1 所都匀医院，且只有门诊部，并无病房设备。1946 年 5 月，湘桂黔路

---

① 郑州铁路局史志编纂委员会：《郑州铁路局志（1893—1991）》（下册），中国铁道出版社 1998 年版，第 1 023 页。

② 陇海区铁路管理局：《陇海铁路总务处工作报告》，编者印行，1946 年版。

总局迁至柳州，都匀医院也迁至柳州，改称柳州医院。至 1946 年年底，经裁并、扩充，柳州医院共下辖 15 个诊所，分别是冷水滩、全县、桂林、苏桥、雒容、大湾、柳北、柳南、宜山、怀远、金城江、南丹、麻尾、独山和都匀，医护人员扩充至 107 人。1947 年，柳州医院改称湘桂黔铁路医院，下辖 17 个诊所、5 个医疗队，其中甲种诊所 12 个，分别为衡阳、冷水滩、全县、桂林、雒容、柳北、柳南、宜山、金城江、侧岭、麻尾和都匀；乙种诊所 5 个，分别为苏桥、大湾、怀远、南丹和独山；医疗队驻冷水滩、全县、柳州、金城江和侧岭；至 1947 年年初共有工作人员 130 人，除医院内部 45 人外，其他 22 个医疗机构仅 85 人，平均每个不到 4 人①。医院不仅缺乏医护人员，更加困难的是器械和药品材料极度困乏，据该院院长的工作报告称，除柳州医院能勉强应付职工体格检查外，其他各诊疗所连体重计、血压计、握力计、色盲表等都没有，更不用说显微镜、太阳灯、X 光机等医疗器械了，甚至连起码的药棉也难以供应②。另外，1947 年 10 月，路局利用汽车组织医疗巡回诊疗车，赴各站依次诊治③。

粤汉区铁路管理局，初设铁路总医院和衡阳医院各 1 所，总医院门诊部 1946 年 6 月修复开诊。截至 1947 年 3 月，该局 2 所医院共有职员 104 名④。1947 年年底，衡阳医院与总医院合并，称粤汉铁路总务处总医院，由原衡阳医院院长陈覆恩任代理总医院院长，负责办理全路医务事宜⑤。1947 年 6 月，总医院新建病室一栋，设置病床 100 张，设备勉可应付，X 光机、电疗器、太阳灯、紫外线等设备均已订购⑥。总医院下设武昌、岳阳、长沙、株洲、苗圃、郴县、乐昌和广州 8 个诊疗所和坪石分诊室 1 处⑦。

除上述线区铁路管理局外，其他路局中，晋冀区铁路管理局先后接收原

---

① 《工作纪要：本局柳州医院陈院长炎盘工作报告（三十六年二月十七日）》，《湘桂黔旬刊》第 2 卷第 9 期，1947 年 3 月 21 日，第 7—9 页。

② 《工作纪要：本局柳州医院陈院长炎盘工作报告（三十六年二月十七日）》，《湘桂黔旬刊》第 2 卷第 9 期，1947 年 3 月 21 日，第 8 页。

③ 《沿线设巡回医疗车，新村设临时应诊处》，《湘桂黔旬刊》第 2 卷第 29 期，1947 年 10 月 11 日，第 12 页。

④ 参见粤汉区铁路管理局：《粤汉区铁路管理局职员录》，编者印行，1947 年 3 月，第 329—336 页。

⑤ 《衡阳医院归并总医院》，《粤汉半月刊》第 2 卷第 21 期，1947 年 11 月 1 日，第 26 页。

⑥ 《总医院建筑一览》，《粤汉半月刊》第 3 卷第 2 期，1948 年 1 月 15 日。

⑦ 《指定补充救急药箱药料之医院诊所一览表》，《粤汉半月刊》第 12 期，1946 年 12 月 15 日，第 29 页。

同蒲和石太两铁路沿线的太原、阳泉 2 所铁路医院和太原、石家庄 2 处诊疗所[①]。1946 年 12 月，路局又于太原设立晋冀铁路诊疗所。至 1949 年 5 月，太原铁路医院有病床 60 张，职工 78 人，其中医务技术人员 64 人[②]。津浦区铁路管理局，至 1948 年主要有青岛、济南和徐州 3 所医院，四方、张店和浦镇 3 所分院，以及济南机厂诊所和驻局诊疗所等。济南和青岛两医院均设内科、外科、妇产科、小儿科、眼科、齿科、耳鼻喉科和皮肤科。1948 年 4 月，济南医院门诊人数 8 515 人次，住院人数 1 455 人，出诊人数 13 人次，手术 37 人次；同月，青岛医院门诊人数 18 971 人次，住院人数 96 人，出诊人数 23 人次，手术 31 次[③]。东北地区铁路系统，因国民政府没能实现有效接收，铁路医疗卫生体制和医疗服务机构未能恢复。而昆明区铁路管理局所属铁路无几，加之资料缺失，相关医疗复建情形无从考证。

本章小结

抗战期间，中国铁路卫生事业从 20 世纪 30 年代中期的较高水平一度跌入低谷，原有的医疗管理体系和医疗设施被日本侵略者摧残殆尽。但广大铁路医务人员在强敌面前坚持抗争，为中国的抗日战争胜利做出了贡献。日本投降后，国民政府交通部和各线区铁路管理局积极恢复与重建铁路卫生体系，建立以铁路总医院为核心的卫生行政制度。各线区铁路管理局在接收日伪铁路医院基础上，普遍恢复设立了战前的主要铁路医院，且有一定程度的发展。比如，京沪区铁路管理局所属的上海铁路医院，战前有病床 40 张，工作人员 38 名，设有内、外、皮肤、尿道及眼耳鼻喉 4 个临床科室[④]。战后规模有所扩大，至 1946 年年底，该院已有病床 80 张，工作人员 170 余人，临床科室增加了儿科、妇产科及齿科[⑤]。再如，浙赣区铁路管理局，战前该路尚未完全通车，医院仅有与京沪沪杭甬路局合办的杭州医院 1 所，诊疗所也只有 3 个。

---

①　太原铁路分局：《太原铁路分局志：北京铁路局（1896—1995）》，中国铁道出版社 1999 年版，第 83 页。

②　太原铁路分局：《太原铁路分局志：北京铁路局（1896—1995）》，中国铁道出版社 1999 年版，第 632 页。

③　《本路济南医院三十七年度四月份工作报告》《本路青岛医院三十七年度四月份工作报告》，《交通部津浦区铁路管理局日报》第 675 号，1948 年 5 月 4 日，第 3 页。

④　黄子方：《京沪沪杭甬铁路二十四年份医务卫生工作概述》，《公共卫生月刊》第 2 卷第 6 期，1936 年 12 月 1 日，第 486 页。

⑤　上海铁路局中心医院、上海铁道医学院附属铁路医院：《院志（1910—1990）》，编者印行，1990 年版，第 2 页、第 11 页。

战后该路局先后建立的医院、诊疗所及医务室等医疗机构达 16 处之多①。

尽管浙赣、湘桂黔和京汉等线区的铁路医疗机构复建尚好，但与战前国有铁路的医疗水平相比，在医疗设施、技术水平和规章制度等方面仍有一定的差距。其中原因约有如下数端：一是多数铁路医院的医疗设施在战火中被损毁；二是战后国民政府接收时间仓促，政府并无经费可资铁路当局，即便路局有能力自购也难置办，如湘桂黔区路局柳州医院初建时，"器械缺乏，更成问题"，而"本院（指柳州医院）化验室各种设备，除以前存的一小部分外，其余请购的在广州、香港也不易买到"②；三则是战后不久，内战又起，铁路发展的外部环境恶化。铁路卫生事业尚在恢复当中，却又遭战火，故而至 1949 年国民党败退大陆之前，中国铁路卫生事业几于停滞，远未达到抗战前的发展水平。

---

① 参见江西地方志编纂委员会：《江西省志·江西省铁路志》，中共中央党校出版社 1994 年版，第 306—310 页。

② 《工作纪要：本局柳州医院陈院长炎盘工作报告（三十六年二月十七日）》，《湘桂黔旬刊》第 2 卷第 9 期，1947 年 3 月 21 日，第 7—9 页。

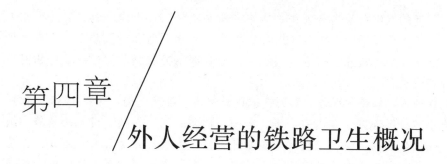

第四章
外人经营的铁路卫生概况

在近代中国，帝国主义国家除通过借款筑路的方式间接掌控和干涉中国铁路外，它们在中国的领土上还直接经营部分铁路线，如日本的南满铁路、俄国的中东铁路和法国的滇越铁路，这些铁路及其沿线附近完全为帝国主义国家所统治，其实质上与殖民铁路无异，1937—1945 年日本全面侵华期间，也曾对中国沦陷区的铁路实施过殖民统治。帝国主义者为使铁路成为其侵略中国的工具，在其所统治的铁路上均建立了比较完备的医疗卫生体系，其规模与水平远超过当时的中国国有铁路。本章主要是对外国人经营的铁路卫生状况进行论述，但由于缺乏足够史料，本章内容并不涉及滇越铁路的卫生概况。

一、南满铁路医疗卫生

日本人建立的"南满洲铁道株式会社"（简称"满铁"），在 1906 年创建之初就确定了"在铁路及其附属事业用地内，建立土木、教育、卫生等必要设施"[①] 的方针。从 1906 年至 20 世纪 30 年代，满铁逐渐构筑了较为完备的医疗卫生组织制度，从而为满铁的不断拓展提供了医疗保障。

（一）满铁的卫生行政机构

满铁的卫生行政机构，包括满铁本社和地方两个层次。在满铁本社，1907 年，满铁在地方部设立卫生课，负责管理满铁全路及附属地的卫生行政事务。1915 年，满铁又在地方部增设地方事务所，关东州（今辽宁大连地区）

---

① ［日］满史会：《满洲开发四十年史》（下卷），新华出版社 1988 年版，第 485 页。

外附属地的卫生行政事务便由地方事务所负责①。30 年代，地方部卫生课下设学校卫生系、现业卫生系（劳动卫生系）、医务系和保健预防系，并直接管辖保健所及一些特殊医疗服务组织。而地方部本身也经营诊疗、教育和卫生研究各机关。

在地方，满铁先后设立奉天铁道总局和地方各铁道局，并于 1936 年在总局人事部设保健课，课内有庶务、医务、预防、卫生调查、设施、营养、结核、伤病、卫生试验（化验）等各项专业分工人员，并经营检验所、疗养院及科学研究所等机构。各地方铁道局则于人事课内设保健系，具体负责各局所辖铁路沿线的卫生行政。满铁地方铁路卫生体系中，总局和各铁道局都各自经营医院、疗养院、保健所、研究机构或者其他一些特殊机关，但重要的医院、科研和教育机构都掌握在最高的满铁地方部手中，如大连医院、满洲医科大学和卫生试验所等。

（二）满铁的医疗服务与保健机构

满铁的医疗服务与保健组织包括医院和诊所、保健所及一些特殊机构。满铁的医院在管理层级上分为两类，一是直隶于满铁地方部的直辖医院，其下通常设立多所分院；一是在各铁道局机关所在地设立的满铁医院，是一个局的主要医疗机构，其下也有分院与诊所之设立。据记载，1936 年满铁地方部直辖包括大连医院在内的 21 所医院；奉天铁道局有 13 所医院、锦州铁道局有 6 所医院、吉林铁道局有 3 所医院、牡丹江铁道局有 5 所医院、哈尔滨铁道局有 3 所医院、齐齐哈尔铁道局有 8 所医院，各医院均还设有若干诊所。其中较大的医院有长春、奉天（沈阳）、辽阳、铁岭、营口、安东、鞍山、哈尔滨及大连医院等②，以大连医院和哈尔滨满铁医院规模及设施最为完备，长春、奉天（沈阳）、辽阳等医院次之。

大连医院是满铁医疗机构中设立最早的一所医院，号称"东洋（日本）第一"。1905 年年初建时设有内科、外科、小儿科、皮肤科和泌尿等科，此后又增加眼科、耳鼻喉科、妇产科及牙科。1907 年 10 月，满铁又将关东都督府管辖的大连医院和居留会经营的奉天及公主岭医院合并，同时制定了医院规程及药品价格规则。大连医院除接收满铁职员就医外，自 1907 年 11 月开始接收社会上的一般患者就诊。1908 年 2 月，大连医院设置了卫生细菌研究部。1909 年满铁开始扩充该院，至 1925 年 4 月落成新院。新建的大连医院规模宏大，设备完善，占地 89 823 平方米，建筑面积 45 671 平方米，工程总预算为

---

① ［日］满史会：《满洲开发四十年史》（下卷），新华出版社 1988 年版，第 486 页。
② 曲晓范：《满铁附属地与近代东北城市空间及社会结构的演变》，《社会科学战线》2003 年第 1 期，第 159 页。

600 万元。主楼为 4 层，中央为 6 层，高度为 40 米，副楼 3 层，并建有护士宿舍、厨房、动物房及太平间等；新医院设有内、外、儿、妇产、眼、耳鼻喉和口腔科，并有外科、妇科大手术室以及 X 光室、病理室等各医技科室，传染病房分内、儿科；此外还有书库、阅览室、日光室、浴室、大型活动室及小型舞台装置。在中央 3 楼设特等病房，全院有一般病床 454 张、传染病床 158 张，共计 612 张。新医院内部还配置当时比较先进的技术设备，如医生护士联系呼叫装置、病室换气装置、污物处理系统、煤气、冷热水管、人物分用电梯等。尤其门诊各科位置进行分流安排，并专设候诊室。医护人员由最初的 39 名，至 1926 年仅大连医院本院从业人员就增加到 488 名。1927 年，本院及其所辖医院门诊 361 838 人次，住院 187 301 人次。1929 年，大连医院曾进行一次改制，与满铁分离，另建"财团法人"，实行独立经营，但主要经费仍由满铁资助。财团经营之初，医院从业人员 637 人，1944 年增至 890 人，患者人数也从 69 万人次增到 1942 年的 124 万人次。

　　另外，大连医院还在附属地沙河口四丁目、沙河口第 17 区二番地、金州寻常小学旧校舍等地先后设立沙河口、同寿和金州 3 所医院。同时，大连医院还附设护士培训班、助产士讲习所、临时助产士讲习所①。

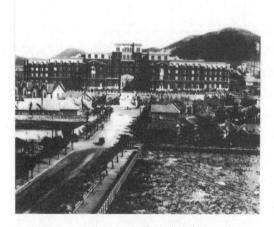

图 9　20 世纪 30 年代的满铁大连医院

(图片来源：龚建玲、谭瑞杰、纪丽君：《图说民国铁路》，中国铁道出版社 2011 年版，第 36 页)

---

　　① 资料参考：[日]满史会：《满洲开发四十年史》(下卷)，新华出版社 1988 年版，第 490—496 页；张家麟：《当代中国铁路卫生事业管理》，中国铁道出版社 1997 年版，第 6—8 页；王玉芹：《略论满铁在中国东北设立的卫生设施》，《东北亚研究》2011 年第 2 期，第 10—14 页。

　　哈尔滨满铁医院于1930年11月在哈尔滨义州街98号建立。1935年，日本收买中东铁路后，将颐园街原中东铁路中央医院改为满铁医院住院部，将义州街医院改为门诊部。据1935年5月统计资料，医院占地面积13 850平方米，建筑面积3 318平方米，年门诊40 551人次，年住院17 925人次，病床450张。医院门诊设内、外、妇、皮肤、眼、耳鼻喉、口腔等临床科室，另设理疗、X光科、门诊试验科（检验科）、门诊药局、挂号室等。病房分内科、外科、妇产科、儿科、皮肤科、传染病科及结核科等。医院还附设护士学校1所。

　　奉天（沈阳）满铁医院初建于1908年，至1913年时已初具现代化规模，内部分设内科、外科、妇产科、眼科和口腔科等，有电气按摩、挂号、现金征收、消毒、准备、手术、事务、技术、试验和药局等室；并置第一至第四病舍，第一病舍为一等和二等病房，第二、第三病舍为三等病房，第四病舍半为特别三等病房，半为看护妇寄宿舍及食堂，各病舍均有澡堂、大小便所、茶炉、洗面池，"其庭园宽阔，各十余丈，种以树木，有益卫生"①。

　　满铁为提高员工及日本人的身体健康，尤其是日本人因不适应中国东北天气而易患结核病问题，在满铁开业之初即开展预防结核病工作，并设立以其为治疗目的的疗养院和保健所。1932年5月，南满保养院建成，1937年11月该院共有从业人员54名，保养院病房分为3个等级，共能收容病人174名。南满保养院开业5个月后，患者满员，还有很多患者等待住院。1936年入院患者达1 458人，同时出院1 258人。为解决患者入院难的问题，1937年满铁将一些医院改造成保养院。至20世纪40年代满铁直接经营的保养院有南满洲、奉天、抚顺、新京（长春）、哈尔滨、富拉尔基、横道河岸、新战和南满洲保养院分院等共9所，病床724张②，加上医院所设结核病床共计达1 000余张。③截至1943年，满铁的医疗服务和保健机构共46所，具体情形见下表：

表4-1　1943年满铁株式会社所属医疗单位一览表

所属路局	医　院	保养所
奉天铁道局	鞍山、辽阳、苏家屯、铁岭、开原、四平、公主岭、新京（长春）、安东、本溪湖、皇姑屯	新京、奉天

---

　　①　《参观奉天满铁医院笔记》，《铁路协会会报》第2卷第15期，1913年12月，第47—48页。

　　②　〔日〕满史会：《满洲开发四十年史》（补卷），满洲开发四十年史刊行会发行1964年版，第152页。

　　③　〔日〕满史会：《满洲开发四十年史》（下卷），新华出版社1988年版，第498页。

（续表）

所属路局	医　院	保养所
锦州铁道局	锦州、兴城、通辽、赤峰	—
吉林铁道局	吉林、梅河口、敦化	—
牡丹江铁道局	图们、佳木斯、牡丹江、东安、一面坡、绥芬河	横道河子
哈尔滨铁道局	哈尔滨、北安、黑河	哈尔滨
齐齐哈尔铁道局	齐齐哈尔、博克图、海拉尔、满洲里、白城子	富拉尔基
罗新铁道局	罗新	—
大连埠头局	瓦房店、营口、大石桥	—
抚顺煤矿	抚顺	抚顺
大连满铁本社	南满洲医科大学附属医院、财团法人大连医院	南满

资料来源：［日］满史会：《满洲开发四十年史》（下卷），新华出版社1988年版，第499—500页。

除医院和保健机构外，满铁还设有一些特殊医疗机构，如妇女医院、收容中国女艺人（特殊妇女）的分院、公医机构、别府满铁馆，以及从事卫生研究的满铁卫生研究所和从事医学教育与研究的满洲医科大学等，特别是医科大学的创立，为满铁提供了大量的医疗卫生人才。满洲医科大学的前身是1911年在沈阳建立的南满医学堂，完全由日本人控制。第一期招收日本学生20人、中国学生8名，规定中国学生须先学习预科2年。1922年，南满医学堂改为满洲医科大学，学制7年。该校从创设到关闭的34年时间里，共培养医师2 680多名、药剂师300多名，其中中国医师1 000名，药剂师70多名[①]。毕业生的工作去向大都是满铁的各医疗机构，以1928—1935年的575名毕业生为例，其中430人就职于满铁各医务部门，占毕业生总数的75％[②]。

满铁医院的设备及医疗水平较之当时中国国有铁路的医疗条件来说，具有绝对优势，一位曾工作于满铁医院的中国人评价说："满铁医院技术设备比较先进，医务人员技术水平比较高，能够进行临床、科研、教学工作，院长、科主任大多数都是医学博士。"[③] 满铁曾自夸这是它在殖民统治中国东北时期

[①]　［日］满史会：《满洲开发四十年史》（补卷），满洲开发四十年史刊行会发行1964年版，第164—165页。

[②]　孙玉玲：《"满洲医科大学"与日军细菌战》，《东北沦陷史研究》1997年第3期，第19页。

[③]　哈尔滨市政协文史资料研究委员会：《哈尔滨文史资料》（第10辑），编者印行，1986年版，第137页。

文化上的"重大贡献"。1926 年 6 月，国际联盟保健委员会视察了满铁卫生设施，国际联盟保健部长来西曼曾称赞它是"现代化的模范"[①]。

事实上，满铁的医疗卫生状况也确实比较发达。据不完全统计，1935 年，在瓦房店、营口、鞍山、西营口、辽阳、铁岭、苏家屯、开原、四平街、公主岭、长春、哈尔滨、齐齐哈尔等 13 所医院内，就设有床位 1 788 张，传染病床 718 张，共计 2 506 张；共有医师 169 人，护士、助产士 365 人。门诊诊次为年 73.1 万人次，住院病人 6 万人次。1936 年，满铁用于医院、诊所、卫生研究所的工程、设备投资近 1 700 万元；全部卫生事业收入为 526 万元，支出 534 万元；医院营业收入为 373 万元，支出 292 万元左右[②]。

二、中东铁路医疗卫生

中东铁路，又称东省铁路或东清铁路，贯穿东北的黑龙江和吉林两省，是俄国人在中国领土上修建的铁路。该路虽然名义上为中俄合办，且由中国人担任督办之职，但是实际上俄国人通过《中俄合办东省铁路公司合同章程》（1896 年 9 月）和《中东铁路章程》（1896 年 12 月）[③]，取得了对该路的控制权。随着中东铁路的修筑与经营，俄国人在该路逐渐建立起铁路卫生制度。

（一）中东铁路的卫生行政

1898 年中东铁路正式施工时，路方便设立了总医师室，下分统计、会计和文牍 3 科，负责铁路修筑过程中的医务和卫生行政事宜。总医师室职员包括总医师、副总医师以及防疫、卫生、监察医师各 1 人[④]。1903 年 7 月 14 日，中东铁路正式通车运营，俄国人制定《中东铁路管理局组织机构总则》，规定铁路管理局设立医务卫生处和兽医处[⑤]。其中，医务处设处长、副处长各 1 名，下设有总务、会计、学校卫生和空气疗养院 4 科和医药材料库[⑥]，并设有卫生防疫、监察和卫生医师，负责全路医疗卫生行政事务[⑦]；兽医处则主要负责路局兽类、禽类的防疫事务，下设总务和会计 2 科、防疫所 8 处、兽医检

---

① ［日］高桥岭泉：《满铁地方行政史》，出版者不详，1927 年版，第 870 页。

② 张家麟：《当代中国铁路卫生事业管理》，中国铁道出版社 1997 年版，第 5 页。

③ 参见王铁崖：《中外旧约章汇编》（第 1 册），生活·读书·新知三联书店 1957 年版，第 672 页；傅角今：《中东铁路问题之研究》，世界书局，出版年份不详，第 59 页。

④ 张家麟：《当代中国铁路卫生事业管理》，中国铁道出版社 1997 年版，第 3 页。

⑤ ［俄］尼鲁斯：《中东铁路沿革史》，俄文版，1923 年，第 265 页。转引自吴文衔、张秀兰：《霍尔瓦特与中东铁路》，吉林文史出版社 1993 年版，第 37 页。

⑥ 国民政府工商部工商访问局：《中东铁路问题》，编者印行，1929 年版，第 16 页。

⑦ 石岩、孙广梅：《中东铁路管理局的机构设置及其性质》，《北方文物》1997 年第 1 期，第 90 页。

查所、洗毛厂和马奶房等①。此后，中东铁路卫生行机构虽有变更，但变化不大，1907 年中东铁路管理局曾增设民政处，在民政处设立卫生与兽医等科②，但是只针对中东铁路附属地，而非中东铁路。医务卫生处始终是该路主管全路医务卫生的最高卫生行政机关。

（二）中东铁路的医疗保健机构

中东铁路医疗服务和保健机构，包括医务处直辖的中央医院和沿线各医务段所属医院，以及卫生所、疗养院等保健机构。

中东铁路管理局最早建立的医院为中央医院，在哈尔滨火车站附近（今哈尔滨火车站东南角，颐园街 37 号），与中东铁路同时动工兴建，1900 年正式投入使用。建立之初，该院门诊设内科、外科、妇产科、小儿科、眼科和耳鼻科等 6 个临床科室及急诊室、药房等；病床分内科 80 张、外科 60 张、儿科 40 张、妇产科 40 张、传染科 40 张，合计 260 张；在 19 名主要医师中，有中国医师 6 名。该院在建筑设备及分科上，已初具近代医院的规模③。此后，中央医院规模有所扩大，1914—1916 年，购入 X 光机，这是当时黑龙江第一台 X 光机④；1928 年新建外科病房一栋，增加病床至 100 张。20 世纪 20 年代，中央医院还附设高级医学校、哈尔滨医校及护士、助产士学校⑤。

中东铁路沿线划分为满洲里、海拉尔、免渡河、博克图、扎兰屯、昂昂溪、窑门（现德惠站）、辽阳、大石桥、瓦房店、旅顺、一面坡、横道河子、磨刀石、穆棱和绥芬河等各站以及哈尔滨的两个直属医务段，共计 19 个医务段。每个医务段负责一定区域内的医务卫生行政事务，辖区一般在 150 公里左右，个别有 200 公里以上或 100 公里左右的，段内各设小型医院及助医所（或称助手施诊所、医士施诊所、诊疗所）。小型医院床位多少不等，医师 1～3 名，助医 1～2 名。助医所则基本没有床位，医师只有 1～2 名，助医 1～2 名。中东铁路管理局建立的疗养院有一面坡、扎兰屯和富拉尔基 3 所，休养所则有兴安、巴林、哈尔滨及倭盖洋等 4 所，另建有哈尔滨精神病院 1 所。

民元以后，中东铁路医疗服务机构规模总体趋于稳定，1913 年全路床位630 张，1921 年达 660 张，而在 1923 年又缩减到 545 张。医师人数在 1913 年

---

① 国民政府工商部工商访问局：《中东铁路问题》，编者印行，1929 年版，第 16 页。

② 张家麟：《当代中国铁路卫生事业管理》，中国铁道出版社 1997 年版，第 4 页；哈尔滨市地方志编纂委员会：《哈尔滨市志·政权》，黑龙江人民出版社 1998 年版，第 156 页。

③ 哈尔滨市地方志编纂委员会：《哈尔滨市志·附录》，黑龙江人民出版社 1999 年版，第 806 页。

④ 黑龙江省志卫生志编纂委员会：《黑龙江省志·卫生志》，黑龙江人民出版社 1996 年版，第 245 页。

⑤ 刁文生、冯喜英：《黑龙江卫生历史编年》，当代中国出版社 1993 年版，第 30 页，第 33 页。

为 39 人，1921 年曾达到 55 人，到 1923 年又缩编为 42 人①。1927—1931 年中东铁路医疗概况如下：

表 4 - 2　1926—1931 年中东铁路医疗基本情况表

		1926 年	1927 年	1928 年	1929 年	1930 年	1931 年
医疗机构数		43	44	45	48	39	39
疗养机构数		6	6	6	6	6	6
医护人员数		271	354	383	354	334	280
病床数		623	596	577	660	610	413
诊病人数	总数	133 498	239 393	192 125	170 253	155 832	106 707
	华人数	24 798	31 028	29 216	45 093	39 953	29 180
住院人数	总数	9 161	12 484	12 962	12 390	11 447	87 87
	华人数	2 040	2 603	3 015	3 692	2 618	2 517

资料来源：中东铁路经济调查局：《中东铁路统计年刊》（1930 年版），南满洲铁道株式会社哈尔滨事务所 1930 年版，第 67—68 页；中东铁路经济调查局：《中东铁路统计年刊》（1931 年版），南满洲铁道株式会社哈尔滨事务所 1931 年版，第 36 页。

由上述内容可知，20 世纪 20 年代至 30 年代中东铁路管理局已建立起比较健全的卫生行政和医疗服务与保健体系。其发展水平与日本人控制下的满铁虽有一定差距，但与当时中国人自办的任何一条铁路相比都高出很多，甚至与整个关内的中国国有铁路医疗条件相当。

三、中东与南满铁路卫生防疫

中东与南满铁路所处的中国东北地区，在近代疫病频发，尤其是鼠疫与霍乱。外国殖民者要经营两路则必须应对疫病的侵扰。为此，俄、日铁路当局都设立防疫机构，开展多方面的防疫工作。

（一）两路防疫机构

中东铁路修筑之时，俄国人就设立了防疫医师一职从事卫生防疫工作。中东铁路管理局成立后设立医务卫生处，防疫医师成为其常设职务，主要负责铁路沿线的卫生防疫事务。中东铁路开展卫生预防的主要服务对象是俄方的铁路工作人员，而至于华人并不是其关照的重点。

南满铁路负责卫生防疫的行政机构是满铁地方部卫生课下设的保健预防系。各铁路医院中均设置传染病房，并附设有细菌化验所。满铁还在铁路沿

---

① 张家麟：《当代中国铁路卫生事业管理》，中国铁道出版社 1997 年版，第 4 页。

线多个地方配备保健医师，担当预防注射等工作。满铁为预防东北地区频繁爆发的霍乱与鼠疫两种烈性传染病，先后于营口、安东、奉天、新京、四平街、大石桥等地设立特种传染病隔离所，并对疫源地进行巡回检查①。同时，满铁还与伪满洲国合作，设立鼠疫调查所、鼠疫隔离所及鼠疫监视所等多处②。另外，针对日本人多患结核病的情形，1920 年满铁成立满洲结核预防会，并于 20 世纪 30 年代先后建立多所保养院③。

（二）清末东北鼠疫防控

1910—1911 年，东北全境爆发大规模鼠疫。俄、日铁路当局在铁路沿线及其附属地率先于中国开展检疫与防疫工作。

1910 年 9 月，2 名中国人从俄国返回满洲里染病身亡后，中东铁路管理局即"特派医生将华人挨次察验，其有气色可疑者约三百余人，一律用火车转送出境"④，其住所由俄国士兵把守，不准其他人居住与接近，并在海拉尔、扎兰屯、齐齐哈尔和安达、布恰图等站设立卫生检疫站，规定"如有华人到站，即须检查"⑤。

随着疫情扩大，中东铁路当局采取了更加严厉的检疫、防疫措施，颁布防疫办法 5 条，"1. 南路长春、哈尔滨间往来邮政车请照常售卖头二等票，其华工三等票暂不附挂邮政车开行；2. 西路满洲里、哈尔滨间往来邮政车请照常售卖头二等票，华工三等票暂不附挂邮政车开行；3. 东路哈尔滨 5 站间往来邮政车，亦请照常售卖头二等票，其至站以东俄属地方者可在 5 站设立验疫所，由医生验明无病，即准其乘车出境；4. 凡遇中国官员有要公赴东路俄属地方，可在哈买票时，由敝总办与贵总办商明后发给特别执照，5 站免验；5. 东清华工三等票，亦暂不附挂邮政车开行"⑥。

对于中国人的管控尤为严明，一是以防疫为由将 1 500 名华工悉数辞退，

① ［日］满史会：《满洲开发四十年史》（下卷），新华出版社 1988 年版，第 489 页。

② 解学诗、松村高夫：《战争与恶疫——731 部队罪行考》，人民出版社 1998 年版，第 70—71 页。

③ ［日］满史会：《满洲开发四十年史》（下卷），新华出版社 1988 年版，第 486 页。

④ 《满洲里亦有鼠疫耶》，《申报》，宣统二年十月十五日（1910 年 11 月 16 日），第 1 张第 5 版。

⑤ 《满洲里哈尔滨防疫记》，《东方杂志》第 7 年第 11 期，宣统二年十一月二十五日（1910 年 12 月 25 日），第 344—347 页；奉天全省防疫总局：《东三省疫事报告书》（下册），第 2 编第 9 章，编者印行，1912 年版，第 5 页。

⑥ 《遮断交通之措置》，奉天全省防疫总局：《东三省疫事报告书》（下册），第 2 编第 4 章，编者印行，1912 年版，第 6—7 页。

附属地内的华人儿童则不许上学，"各工厂皆令华人一律散工"①；二是制定华工坐车章程以限制华人搭乘火车，指出华人之为苦工"若有赴后贝加尔州者，必须在满洲里车站受验之后 5 日，方能起身"；"若有赴海参崴埠方面者，准其乘坐东清火车，但不得超过穆棱车站而前往各地"；"各华商得在各站接收货物，惟须得有验疫之证凭"。但这时中东铁路并没有完全停开火车，"凡在满洲里、札赉诺尔、布哈图、扎兰屯等各站验症，认为健康者，准乘东清车"②。至 1911 年 1 月 19 日，中东铁路才停售二、三等车票，其头等车采取检疫办法。

满铁从 1910 年 12 月 25 日开始对所有来自北满的旅客都进行严格检查，疑似病人或与病患密切接触者均被强行送至隔离观察院。满铁为收容病患，于铁道附属地内"新修防疫隔离所地基共 76 坪，分筑大房 6 座，兴工甫两日而竣，计新旧隔离所 8 座，共可收容 3 000 人"③。1911 年 1 月 14 日，满铁开始停运二、三等火车④。1 月 17 日，满铁出台防疫办法，规定："暂停北方华工之搭车"；"在各车站修设大检疫所，收容华工检验有无毒病，俟确认无毒后始准放行"。但这两种办法都存在弊端，如停开火车，华工可选择徒步回家，会使防疫更为棘手；另一方面，若在各站设大检疫所，所耗经费巨大。所以，这两条办法并没有及时予以实施⑤。在不得已的情形之下，满铁决计全线停运。

（三）1928 年通辽鼠疫防控

1928 年，哲里木盟（今通辽地区）鼠疫流行，满铁当局为阻止疫情沿四洮铁路蔓延，与日本关东厅合作在四平及南满铁路全线实行检疫和防疫。特别是四平街车站，满铁规定，"由四洮支线来之乘客，至四平街下车皆须检疫。停留检疫以 5 日为期，收容被检者屋宇，约以千人为准，以旧守备队营房全部充之。下车乘客之停留检疫不施于此，惟于车上乘客，全部检查痰沫及触诊淋巴腺"。遇有嫌疑者，再加精细检查，必要时预备货车一辆。满铁要求四洮局对于四洮支线之三等乘客，须别分车辆，且不得在总局停车处下车

---

① 《满洲里哈尔滨防疫记》，《东方杂志》第 7 年第 12 期，宣统二年十二月二十五日是（1911 年 1 月 25 日），第 380 页；Carl F. Nathan, *Plague Prevention and Politics in Manchuria* 1910—1931. pp. 18—25.

② 《限制华工坐车章程之新编制》，《盛京时报》，宣统二年十一月初五日（1910 年 12 月 6 日），第 5 版。

③ 《满洲鼠疫记》，《申报》，宣统二年十二月二十一日（1911 年 1 月 21 日），第 1 张后幅第 1 版。

④ 《遮断交通之措置》，奉天全省防疫总局：《东三省疫事报告书》（下册），第 2 编第 4 章，编者印行，1912 年版，第 5 页。

⑤ 《关东刻亦防疫矣》，《大公报》，宣统二年十二月十七日（1911 年 1 月 18 日），第 2 张第 2 版。

（但四洮局员工不在此限），并取缔由通辽方面来之乘客至郑家屯下车者，又向流行地郑家屯往返之乘客，亦加取缔。满铁铁道其他线路乘客，于乘车前施行检疫，但只望诊。货物方面，满铁规定由四洮支线来之兽皮毛等，须施行消毒，对于一般货物，必要时施行杀鼠法，要求限制流行地方货物之装入。四洮支线之货物，不得与四洮本线之货物混同。

四平街中支那街，尤其是支那旅舍，须严格厉行检疫的户口调查；住宅仓库及其他处所，厉行野鼠家鼠之捕杀，以收买法奖励之，每头给价铜圆三个；病人收容处，以货车充之，遇必要时，建设建筑以收容之；于四平街旧守备队官舍设临时细菌检查所；于四平街车站前设临时防疫事务所；于四平街旧守备队官舍设消毒所，又奉天长春间各驿，对于北来乘客之下车者，施行望诊，对于支那旅舍厉行检疫及户口调查捕鼠等。另外，满铁还规定四平街至奉天之间，遇必要时，除地方居民外，一律禁止售与乘车票；郑家屯驻医师 2 名，打虎山驻 1 名，以防经四洮线及打通线而来袭之疫毒。同时，鉴于抚顺华役甚多，恐有由疫病流行地避难者前来投止，路方提示防疫人员须十分警戒[1]。

据《中国防疫史》记载，该年哲里木盟（通辽地区）患鼠疫发病者 848 人，死亡 730 人，同一时期的 1927 年和 1929 年每年发病为 100 余人，死亡也在 100 余人左右。"就死亡人数而言，这 3 年通辽的疫情并不算特别严重，其重要原因是防疫措施均较得力。负责铁路管理的日本南满洲铁路株式会社对铁路沿线的防疫相当及时，而通辽地方政府切实与东北防疫处配合，各项措施均能落实。"[2]

除上述两次较为严重的疫情外，整个 20 世纪 20 年代至 30 年代，东北地区每年都会流行不同的传染病，而满铁和中东路局均采取检疫、隔离留验、交通管制和预防注射等措施，成效还是比较明显的。比如 1921 年 2 月，"满洲里、札兰诺尔等处瘟疫流行，每日该两处约死三十余人。现已传至哈尔滨，数日间疫死四人。日前，由长春来哈尔滨之火车内有染疫者一人"。为阻截瘟疫的快速传播，中东路局在哈尔滨、满洲里、海拉尔、博札等 8 站均设所防疫，实行检查。哈埠万国防疫会议决满（洲）海（拉尔）间火车停售三等客票，一、二等车非经医官验过发照仍不卖票[3]。据报道，至 1921 年 3 月初，此次疫情"前后疫死者确已有二三百人，然此次防范甚严，且将北行之车早

---

① 《北方鼠疫流行之状况及防疫设施之大概》，《社会医报》1928 年第 37 期。转引自邓铁涛：《中国防疫史》，广西科学技术出版社 2006 年版，第 408—410 页。

② 邓铁涛：《中国防疫史》，广西科学技术出版社 2006 年版，第 410 页。

③ 《国内要闻·哈满间疫势仍炽》，《申报》1921 年 2 月 17 日，第 2 张第 7 版。

经停止，故日来染疫者已见减少，此不可谓非可庆之事也"①。

四、日占区铁路卫生管理

1937—1945 年，日本侵略军为巩固其对中国占领区的统治及攫取战略物资，维持和扩大侵略战争，由满铁出面分别于 1938 年 4 月和 1939 年 4 月成立华北交通株式会社和华中铁道株式会社，经营日军所占华北与长江以南中国各铁路线②。为保障日本人获得医疗服务和铁路正常运营，侵略者在这些铁路系统也建立起医疗卫生体系。

华北交通株式会社所管理的铁路线遍及整个华北地区，下设北平、天津、济南、张家口、太原、开封、徐州和石门（石家庄）等 8 个地方铁路管理局，其医疗卫生体系也相对庞杂。

首先，铁路卫生行政分为两级。在总部设立了直属于总社的医监以及总务局的保健主干，负责指导铁路医务、保健及防疫之业务。1945 年 4 月，医监改称总医监③。在各地方，由总务处下设的厚生课具体负责医疗与卫生防疫等行政事务。同时，各地方路局均设总医院或保健院 1 所，负责所属各分院及诊疗所的医务行政。

其次，医疗服务机构以总医院制度为核心。华北交通株式会社在各路局设立总医院或保健院，下设若干分院和诊疗所或巡回诊疗班，两者为隶属关系。

在天津铁路局，日本侵略者以原北宁铁路天津医院为基础设立天津铁路局总医院，亦称天津保健院，负责全路卫生，管辖各医院和诊疗所。至 1939 年 12 月，总医院下属分院有天津东站、塘沽、唐山、滦县、海滨、秦皇岛、山海关、沧州（县）和古冶 9 所，另设有京山线和津浦线 2 个巡回诊疗班。20 世纪 40 年代，为提高天津铁路局总医院的服务能力，日本侵略者对该院进行扩充，在原来基础上建筑一幢 3 层楼房，作为总医院病房，床位增加至 100 余张④。一层收住中国病人，二层专收日本病人（当时看病，门诊内、外大科分诊室，是日本医生给日本人看，中国医生给中国人看，小儿科有时混看，但住院则严格区分），三层作为职工宿舍（主要是日本职工居住）。医院已分内科、外科、耳鼻喉科、皮肤科、眼科、妇产科和牙科，医疗设施比较完备，

---

① 《国内要闻·东三省通讯隐东边宽鼠疫之睦相》，《申报》1921 年 3 月 6 日，第 2 张第 7 版。

② 苏崇民：《满铁史》，中华书局 1990 年版，第 764 页；《华中铁道公司已成立》，《银行周报》第 23 卷第 18 期，1939 年 5 月，第 2—3 页。

③ 交通部平津区特派员办公处：《平津区交通事业接收总报告》，交通部平津区特派员办公处总务组北平印刷所 1946 年版，第 13 页。

④ 天津分册编委会：《中国医院大全天津分册》，光明日报出版社 1989 年版，第 158 页。

新添置 2 台日本产的牙科综合治疗台，1 台日本产桂号牌 200 毫安 X 光线诊断机。这一时期该院的医疗技术水平也有所进步，外科能做截肢术等，腹部手术亦趋熟练，做一般阑尾切除，仅需 20 分钟；妇科手术开展得也很普遍，剖宫产等手术均可施行；眼科能做眼球摘除、白内障切除手术等；牙科可行根切术，牙体、牙髓病治疗并可行铜、金义齿修复；耳鼻喉科能行上颌窦根治术、乳突单纯凿开术。由于病理科的设置，医院在病因诊断上均有所进展。铁路局所设各医院与中国国有铁路一样，实行医疗区域划分，总医院负责区段为：京山干线自丰台（除丰台）至新河（除新河），西沽线全线，津浦干线自天津北站至姚官屯（除姚官屯）[①]。其他各分院及巡回诊疗班负责的区域见下表：

表 4-3　天津铁路局总医院各分院诊疗区域一览表

分院名称	位　置	诊疗区域
天津东站分院	天　津	京山干线天津区段
塘沽分院	塘　沽	京山干线自新河至塘坊（除唐坊）
唐山分院	唐　山	京山干线自唐坊至碑家店（除碑家店）
滦县分院	滦　县	京山干线自碑家店至张家庄（除张家庄）
海滨分院	海　滨	海滨线全线
秦皇岛分院	秦皇岛	京山线秦皇岛区段
山海关分院	山海关	京山线自张家庄至山海关（除秦皇岛）
沧州分院	沧　州	津浦线自姚官屯至德州（除德州）
京山线巡回诊疗班	一	京山线巡回
津浦线巡回诊疗班		桑园以北之津浦线巡回

资料来源：天津铁路中心医院、天津市第四中心医院志编纂委员会：《天津铁路中心医院院志》，编者印行，2000 年版，第 9 页。

在太原铁路局，1939 年 8 月日本医生村濑涉组建太原铁路保健院，工作人员达 242 名，规模远超过原正太路局所建立的太原诊疗所。至 1943 年，日本侵略军在太原铁路局沿线各站建立总医院 1 所，以及阳泉、榆次、宁武、介休、临汾、运城和潞安等 7 个分医院[②]。

---

① 天津铁路中心医院、天津市第四中心医院志编纂委员会：《天津铁路中心医院院志》，编者印行，2000 年版，第 8 页。

② 太原铁路分局：《太原铁路分局志：北京铁路局（1896—1995）》，中国铁道出版社 1999 年版，第 78 页。

其他各路局也与天津和太原路局一样，建立总医院、分医院和诊疗所（班）体系，具体见下表：

表4-4　华北交通株式会社各路局医疗机构统计表

路局名称	总医院	分医院	诊疗班
北京铁路局	1	4	2
天津铁路局	1	8	2
石家庄（石门）铁路局	1	5	1
太原铁路局	1	7	2
张家口铁路局	1	6	1
济南铁路局	1	4	2
青岛铁路局	1	2	—
徐州铁路局	—	—	—
开封铁路局	1		

数据来源：中央档案馆等：《华北经济掠夺》，中华书局2004年版，第502页。

华中铁道公司没有建立像华北交通株式会社那样的、较为统一的医疗卫生行政机构和具有一定规模的医疗服务体系，其医疗与卫生服务均由临时设立的医院或诊疗所负责。在京沪铁路被占领之后，华中铁道公司在上海民德路设立铁路诊疗所，为铁路职工及家属治病。1942年，该诊疗所迁入虹江路1 075号，改名为上海铁道医院，院长由日本人柏原正已担任[1]。上海铁道医院设有病床80张，医护人员100人，有内科（包括儿科）、外科（包括皮肤、花柳科）、眼耳鼻喉科、妇产科、齿科和物疗科（包括X光及理疗）等6个科以及配药室与挂号室。院内有1台X光机可以拍片和透视。内科一般常见病都可以处理，外科可施行阑尾切除、疝气等手术[2]。在京沪铁路沿线，除上海铁道医院外，日本人还建立了苏州铁道医院，在常州和南京建立了2处诊疗所，以及戚墅关铁路医务室（共有3名日本医务人员）[3]。至1942年，华中铁道公司管辖范围内，日本侵略者在上海设立厚生科学研究所，在上海和苏州建立铁道医院，在常州、南京、嘉兴、浦镇、蚌埠、芜湖、庐州及杭州等8

---

① 朱广杰、吴钟：《上海铁道医学院志》，中国铁道出版社1995年版，第155页。
② 上海铁路局中心医院、上海铁道医学院附属铁路医院：《院志（1910—1990）》，编者自印1990年版，第2页。
③ 常州市地方志编纂委员会：《常州市志》（第3册），中国社会科学出版社1995年版，第582页。

处建立诊疗所，以及嘉兴疟疾防遏所等医疗服务机构①。

同时，华中铁道公司为迷惑中国人，赢得铁路沿线普通民众的信任，宣称"华中铁道非但是一陆上运输机关，同时也是文化和卫生医疗机关，其使命是与民众以交通上之便利，运输民众日常物资，增加文化机能效果，与民众以医药上之帮助，藉以改进民众之健康"，为此特在铁路沿线设置巡回诊察之诊疗车、巡回诊疗之诊疗班、爱路医院和爱路工作者等。其中，诊疗车"由客车改造而成，此移动医院内医疗设备，并不亚于城市中之医院。该院聘有专门医师2名，药剂师1名，看护妇5名。该车由甲站运行至乙站及附近各村庄，巡回施诊给药与（于）当地农民。该车内部设药局、诊疗室、手术室各一。药局备有城市医院中不易获得之贵重药品，是以民众疾患多奏卓效，除给与彼等以内科服用药及外科涂布药外，并施行注射手术等工作，一切免费"。诊疗班"由医师1名，药剂师1名，看护妇3名所组成，该班将辎重医疗器具及药品，负于背上，往往诊疗车不能到达之地，巡回于各部落之间，为民众诊疗"。爱路医院"设于各县市内繁盛地区，实施固定恒久之诊疗。其规模与市中营业医院，无何不同。所不同者，乃对于贫困病人，施诊给药；有钱者，只取药本。如此医院，渐次普及各地，现在已有五六地区在试办"。而爱路医院的工作者，约有数百名，主要工作是携带医疗器械在铁路沿线农村进行医疗诊治②。

本章小结

通过上述对中国近代南满铁路、中东铁路和全面抗战爆发后日本侵略者在中国关内占领的铁路的医疗卫生体系概况阐述，我们可知中东铁路、南满铁路和日本所建的华北交通株式会社都建立了比较健全的医疗卫生体系，比中国近代国有铁路的医疗卫生体系要完备、技术要先进。但作为外国人直接经营的医疗卫生体系，其无法摆脱为侵略者实现侵略中国服务的殖民性烙印。

首先，侵略者掌控医疗卫生权力。在中东、南满和日占区各铁路，不仅铁路高级职员由殖民者担任，路局铁路医疗机构的主要职员也由殖民者出任。比如，天津铁路医院在日本占领期内，招聘众多日本医生、护士及事务人员，医长（相当于主任医师）以上职务，几乎都由日本人担任。日本人中山通治为医院院长，千时修次郎、新井俊五郎、高尾佐朋、平井笃太郎和北龟荣太郎为医长。另外，左川五郎为事务主任，原口圭二为药务长，倭政三郎为东

---

① 华中铁道股份有限公司：《第六次（中华民国二十一年上期营业报告）》，编者印行，1942年9月30日版，第4页。

② 《华中铁道与农村医疗事业》，《卫生保健医药专号》，1943年9月，第158页。

站分院长兼医长①。

其次，外国人直接经营的铁路医疗机构主要服务对象为外国人，中国人很少。比如，1931 年满铁医疗机构（包括吉林、哈尔滨医院在内）共接诊 1 198 622 人次，其中日本人 819 945 人次，占 68.4%；中国人 345 540 人次，只占 28.8%；其余为其他国家病人②。满铁大连医院 1927 年共有病床 590 张，但专为中国人设立的病床只有 41 张③；1938 年，大连医院病床增加至 816 张，而中国人病床不仅没有增加，反而减少至 33 张，并且设在地下室，设施极其简陋，只有空板床，其他诸如被服、餐具、便器等一概没有④。20 世纪 40 年代，华北交通株式会社张家口铁路局南口医院的日籍院长名叫高桥，他在南口医院实行残酷的法西斯统治，只把南口地区各单位的日籍统治者作为医护对象，对中国铁路员工的死活则不屑一顾，职工和其家属被疾病折磨而死的时有发生。当年，日本占领军还从张家口等地招募民工多至 2 000 余。在开挖岔道城至永宁之间的封锁沟时，因工作、居住和就餐环境极其恶劣，大批劳工罹患痢疾等疾病住院，竟被日本人强行逐出病房，全部关进地窖。人满为患时，日本人便以霍乱患者为由将他们从 10 多米高的岔道墙上推入火坑活活烧死⑤。

最后，外国人直接经营的铁路医疗直接为殖民者侵略中国服务。这充分体现在满铁身上。九一八事变后，满铁大连医院立即召开会议，部署任务，准备治疗器械和药品，腾出病床，收容负伤的日本官兵，并设立由医生、护士、庶务员、药剂员和翻译等组成的施疗班和随军医疗班。施疗班的对象主要是中国人，目的是减少中国人对日本人的反抗情绪，使日本在中国的侵略活动畅通无阻；医疗班则由满铁大连医院 271 人组成，随军服务⑥。不仅如此，满铁大连医院还积极参与日本全面侵华战争。七七事变中，该院联合满铁其他医院，组建一支规模庞大的武装侵华"医疗部队"，全面担当侵略战争中华北驻屯军伤病员的救护和对华北派遣社员的卫生防护工作。同时，该院也以其最大的能力，收容治疗大批日军伤病员。为了防止派遣社员感染疾病，

---

① 天津铁路中心医院、天津市第四中心医院院志编纂委员会：《天津铁路中心医院院志》，编者印行，2000 年版，第 9 页。

② 南满洲铁道株式会社：《昭和六年度统计年报》，第 871—873 页。转引自苏崇民：《满铁史》，中华书局 1990 年版，第 408 页。

③ 南满洲铁道株式会社：《南满洲铁道株式会社第二次十年史》，编者印行，1928 年版，第 1 215 页。

④ 王玉芹：《满铁大连医院的设立及其在东北的侵略活动》，《东北史地》2011 年第 3 期，第 95 页。

⑤ 冯宏来：《南口风云录》，方志出版社 2006 年版，第 65 页。

⑥ ［日］宫本通治：《满洲事变与满铁》，出版者不详，1934 年版，第 533 页。

保障派遣社员的身体健康，满铁大连医院多次为派遣社员种痘，注射伤寒病预防针等。华北交通株式会社为运输日本伤残军人，特将一般营业用的客车加以改造，于 1942 年 5 月编成 51、52 号病院列车，各 11 辆；于 1944 年 8 月又编成 53、54 号病院列车，各 13 辆[①]。日本在占领区建立的华北交通株式会社，以及华中铁道公司所办的铁路医疗，无不体现其侵略的本意，比如华中铁道公司在阐述其爱路医院工作者的目的时明确指出，是"欲防止敌性份子蠢动，确保铁路运输安全，并增加良善人民福祉"[②]。由此可见，外国人直接经营的铁路医疗实际上是帝国主义者侵略中国的重要辅助工具。

---

①　中国抗日战争史学会、中国人民抗日战争纪念馆：《日本对华北经济的掠夺和统制·华北沦陷区资料选编》，北京出版社 1995 年版，第 248 页。

②　《华中铁道与农村医疗事业》，《卫生保健医药专号》，1943 年 9 月，第 158 页。

下　篇

近代中国铁路卫生事业实务

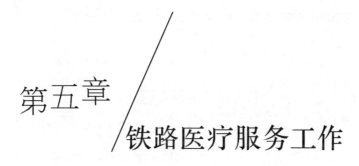

第五章
铁路医疗服务工作

铁路医疗服务是铁路卫生事业中最为核心的组成部分，是保障铁路员工及旅客身心健康、安全，维系铁路正常运营的基础。为此，铁路当局既要筹办铁路医疗服务体系，这是前提与依托，也要实施行之有效的诊疗制度。前述已对第一个问题进行了详细的交代，本章将关注路局开展的医疗服务工作，主要包括"划分医疗服务区域""开展多种形式诊疗"和"实行差别收费制度"三个方面。

一、划分医疗服务区域

在中国铁路初创时期，铁路当局曾委托铁路沿线的官、私医院代为提供诊疗，并指定某段或某站区间的铁路人员可前往这些代诊医院看病。为了使代诊医院能够甄别病患是否为铁路员工，患者就诊前需要由铁路主管人员开具就诊证明，这是后来铁路当局划分医疗机构服务区域做法的雏形。20世纪初，随着铁路自办医疗机构的创建，铁路当局就沿用了这样的措施，对其服务区段进行划分，到20世纪30年代这种做法在各路局普遍得以推行。而至于区段如何界定，国民政府铁道部没有出台具体的操作办法，由各路局根据各该路线的长短及铁路员工的分布密度来决定。下面就30年代各路局医疗机构的服务区域划分，做简要介绍。

京沪沪杭甬铁路，1934年时将全路沿线划为3个医务区：第1区以镇江铁路医院为中心，包括南京站和常州站2个诊疗所；第2区以上海铁路医院为中心，包括苏州站、上海北站、吴淞机厂和上海南站4个诊疗所；第3区以杭州铁路医院为中心，包括杭州站、闸口机厂、白沙机厂和宁波站4个诊疗所及嘉兴特约医院1所。在各医务区内，医院、诊疗所和特约医院又具体指定服务区域，见下表：

表 5-1　京沪沪杭甬铁路医院、诊疗所服务区域地段表（1934 年）

医务区	医院或诊所	地　点	起　讫	起讫各站站名
第一医务区（镇江医院）	镇江医院	镇江车站的云台山	自吕城站起至高资站止	自吕城站起，经陵口、丹阳、新丰、渣泽、镇江各站，至高资站止
	南京站诊所	南京车站	自高资站起至南京江边站止	自高资站起，经下蜀、龙潭，栖霞山、尧化门、太平门、神策门、南京各站，至南京江边站止
	常州站诊所	常州车站	自无锡站起至吕城站止	自无锡站起，经石塘湾、洛社、横林、戚墅堰、常州、新闸镇、奔牛各站，至吕城站止
第二医务区（上海铁路医院）	上海北站诊所（后改为上海铁路医院）	上海北站	自江湾站起至昆山站止，包括两路管理局各处课各部门	自江湾站起，经天通巷、上北站、麦根路、真茹、南翔、黄渡、安亭、陆家浜、恒利各站，至昆山站止
	苏州站诊所	苏州车站	自昆山站起至无锡站止	自昆山站起，经正仪、唯亭、外跨塘、官渎里、苏州、浒墅关、望亭、周泾巷各站，至无锡站止
	上海南站诊所	上海南站	自梵王渡站起至嘉兴站止	自梵王渡站起，经徐家汇、新龙华、上南、莘庄、松江、石湖荡、枫泾、嘉善各站，至嘉兴站止
	吴淞机厂诊所	吴淞机厂	吴淞机厂	吴淞机厂
第三医务区（杭州铁路医院）	杭州站诊所（后改为杭州铁路中心医院）	杭州车站	自嘉兴站起至杭州城站止	自嘉兴站起，经王店、硖石、斜桥、长安、许村、临平、笕桥、拱宸桥、艮山门各站，至杭州城站止
	闸口站诊所	闸口机厂内	闸口站及闸口机厂	闸口站及闸口机厂，并包括闸口各处栈
	白沙分诊所	白沙机厂内	自宁波站起至孔浦站止	自宁波站起，经斐迪书院、下白沙至孔浦站止，并包括白沙各处栈
	宁波站诊所	宁波车站	自宁波站起至曹娥站止	自宁波站起，经庄桥、洪塘、慈溪、叶家、犬亭、蜀山、余姚、马渚、五夫、驿亭、百官各站，至曹娥江站止
	嘉兴特约医院	嘉兴车站附近		因上南站诊所与杭州站诊所，距离过远，如遇列车上旅客及行车人员，猝遇急病创伤，不能送往上南或杭州者，则送至该医院

资料来源：铁道部参事厅第四组：《铁道年鉴》（第 2 卷），汉文正楷印书局 1935 年版，第 1111 页。

平汉铁路，20 世纪 30 年代共分 7 个医疗区段，其中江岸医院的诊疗范围从玉带门站起，经循礼门、大智门、江岸、湛家矶、滠口、横店、祁家湾、三汊埠、孝感县、萧家巷、陆家山花园、卫家店、王家店、杨家寨等站至广水站；信阳医院从东篁店站起，经武胜关、新店、李家寨、柳林、双河、信阳、彭家湾、长台关、三官庙、明港、李新店、新安店、黄山坡、确山县、驻马店、大刘庄、遂平县、焦庄、西平县、郭店等站至郾城县站；郑州医院从孟庙村站起，经小商桥、临颍县、大石桥、许州、苏桥、和尚桥、官亭、新郑县、薛店、谢店、小李庄、郑州、南阳、荥泽县、黄河南岸站至黄河北岸站；彰德医院从黄河北岸至邯郸县站；顺德医院从邯郸至高邑县站；石家庄治疗所则从高邑县至保定府站；长辛店医院从保定府至北京前门之间的铁路沿线各站①。

胶济铁路，1932 年将全路各段、站划分为 6 个诊疗区，第 1 诊疗区由青岛至大港站、第 2 诊疗区由四方至李哥庄站、第 3 诊疗区由胶东至咋山站、第 4 诊疗区由黄堡至杨家庄站、第 5 诊疗区由青州至枣园庄站（包括淄川和铁山两支线）、第 6 诊疗区由龙山至济南站。6 个诊疗区内，其医务分别由青岛诊察所、四方医院、高密医院、坊子医院、张店医院和济南诊察所负责②。其中，青岛诊疗所负责胶济铁路总局、青岛站和大港站；四方医院负责四方、沧口、女姑口、城阳、南泉、蓝村、李哥庄等站及四方机厂；高密医院负责胶东、胶州、芝兰庄、姚哥庄、高密、辛庄、蔡家庄、塔耳堡、丈岭和岞山站；坊子医院负责黄旌堡、南流、蝦蟆屯、坊子、二十里堡、潍县、大圩河、朱刘店、昌乐、尧沟、谭家坊子和杨家庄等站；张店医院负责青州、普通、淄河店、辛店、金岭镇、湖田、张店、南定、淄川、大昆仑、博山、马尚和周村等站；济南诊察所则负责龙山、郭店、王舍人庄、黄台、北关和济南等站③。

津浦、北宁、平绥、陇海和正太等路局，20 世纪 30 年代医疗服务区域划分情形见下表：

---

①《各路医院诊所管理各站起讫一览表》，《铁道卫生季刊》第 1 卷第 4 期，1932 年 6 月，第 98—99 页。

②《胶济铁路医院及诊察所办事通则》，《胶济铁路月刊》第 2 卷第 2 期，1932 年 2 月，"法制局颁"，第 1—3 页。

③《各路医院诊所管理各站起讫一览表》，《铁道卫生季刊》第 1 卷第 4 期，1932 年 4 月，第 101—102 页。

表 5-2　津浦、北宁、平绥和陇海等铁路医疗机构服务区域一览表

路别	医院或诊疗所	所在地	起讫地段	起止各站站名
津浦铁路	兖州医院	兖州	官桥至泰安府及兖济支线	官桥、南沙河、滕县、界河、西下店、邹县、兖州府、曲阜、吴村、南驿、大汶口、东北堡、泰安府、济宁州等
	济南医院	济南	界首至禹城县及陈黄支线	界首、万德、党家庄、白马山、辛庄、大槐树、济南、泺口、桑梓店、禹城等
	德州医院	德州	张庄至东光	张庄、平原、黄河崖、德州、桑园、安陵镇、连镇、东光等
	沧州医院	沧州	南霞口至马厂	南霞口、泊头镇、砖河、沧州、姚官屯、马厂等
	天津医院	天津	唐官屯至天津及良陈支线	唐官屯、陈官屯、静海、独流镇、良王庄、杨柳青、天津西站、天津总站、天津东站等
	浦口分诊所	浦口	浦口至下关	下关、浦口、总局、港务、南北岸码头
	浦镇机厂诊室	浦镇机厂	本厂	本厂
	乌衣警察教练所诊室	乌衣站教练所	本所	本所
北宁铁路	北平诊疗所	北平前门车站	北平前门至永定门及支线	北平前门东便门、永定门、双桥、通县南、通县站
	丰台诊疗所	丰台车站	丰台至万庄	丰台、黄土坡、湖村、魏善庄、安定、万庄
	天津医院	河北新大路	天津总站至廊坊	天津总站、北仓、汉沟镇、杨村、张庄、落垡、枣林庄、廊坊
	天津医院东站分院	特别三区四纬路	天津东站至张贵庄	天津东站、张贵庄
	塘沽诊疗所	塘沽车站	军粮城至芦台	军粮城、新河、塘沽、北塘、茶定、芦台
	唐山医院	唐山铁菩萨山	田庄至雷庄	田庄、唐坊、胥各庄、唐山、开平、窑里、古冶、碑家店、雷庄
	古冶诊疗室	古冶车站	古冶	古冶
	南厂诊疗室	唐山南厂	唐山南厂	唐山南厂

（续表）

路别	医院或诊疗所	所在地	起讫地段	起止各站站名
北宁铁路	滦县代理医员	滦县	坨子头至后封台	坨子头、滦县、朱各庄、石门、安山、后封台
	秦皇岛诊疗所	秦皇岛车站	昌黎至秦皇岛	昌黎、张家庄、留守营、北戴河、南大寺、秦皇岛
	山海关医院	山海关车站	山海关至绥中	山海关、万家屯、前所、绥中等
陇海铁路	潼关医院	潼关站	潼关至灵宝	潼关、七里村、文底镇、盘头镇、高牌关、常家湾、灵宝
	陕州医院	陕州	灵宝至渑池	灵宝、大营、陕州、贺家庄、会兴镇、张茅、硖石、观音堂、渑池
	洛阳医院	洛阳西站	渑池至氾水	渑池、义马、铁门、新安县、磁涧、金谷园、洛阳西站、洛阳东站、义井铺、偃师县、黑石关、孝义、巩县、氾水
	郑州医院	郑州	氾水至中牟	氾水、荥阳、铁炉、郑州北站、郑州南站、古城、白沙、中牟
	开封医院	开封	中牟至民权	中牟、韩庄、开封、兴隆、罗土、兰封、内黄、野鸡岗、民权
	商丘医院	商丘县	民权至砀山	民权、柳河、小壩、商丘县、马牧集、刘堤圈、杨集、砀山
	铜山医院	铜山县	砀山至运河	砀山、李庄、黄口、杨楼、郝寨、铜山县、徐州府、大湖、大庙、大许家、八义集、碾庄、运河
	新浦医院	新浦	运河至大浦	运河、炮车、瓦窑、新安镇、阿湖镇、牛山、曹浦、白塔埠、海州、新浦、大浦

（续表）

路别	医院或诊疗所	所在地	起讫地段	起止各站站名
平绥铁路	总医院	西直门	丰台至沙河	丰台、广安门、西直门、清华园、清河、沙河、正阳门、东便门、朝阳门、东直门、安定门、德胜门、西黄村、石景山、三家店、门头沟
	南口分医院	南口	沙河至西拨子	沙河、昌平、南口、东园、居庸关、三堡、青龙桥、西拨子
	康庄诊疗所	康庄	西拨子至新保安	西拨子、康庄、怀来、土沙城、新保安
	张家口分医院	张家口	新保安至天镇	新保安、下花园、辛庄子、沙岭子、宁远、张家口、孔家庄、郭磊庄、柴沟堡、西湾堡、永嘉堡、天镇
	大同分医院	大同	天镇至丰镇	天镇、官人屯、聚营堡、周士庄、大同、孤山堡、子湾、丰镇
	平地泉分医院	平地泉	丰镇至卓资山	丰镇、新安庄、红沙坝、官村、苏集、平地泉、三岔口、八苏木、十八台、马盖图、卓资山
	绥远分医院	绥远	卓资山至毕克齐	卓资山、福生庄、三道营、旗下营、陶卜齐、白塔、绥远、台阁木、毕克齐
	包头分医院	包头	毕克齐至包头	毕克齐、察素齐、陶思浩、萨拉齐、公积坂、麦达召、磴口、包头
正太铁路	石家庄医院	石家庄	全路	全路各站
	阳泉诊疗所	阳泉	娘子关至芹泉	娘子关、程家陇、底下盘、石岩、会乱、流白、羊墅、阳泉、驿芹泉等
	太原诊疗所	太原	寿阳县至太原	寿阳县、预首村、上湖、芦家庄、段廷东、赵村北、合流、榆次县、太原府等

（续表）

路别	医院或诊疗所	所在地	起讫地段	起止各站站名
广九铁路	广九铁路医务室	大沙头站	由大沙头站至石龙站	大沙头、吉山、乌浦、南岗、沙村、新塘、塘美、沙浦、仙村、石厦、石滩、石龙、石沥溶
	广九铁路医务室	石龙站	由石龙站至深圳站	石龙、茶山、南社、横沥、常平、土塘、樟木头、林村、塘头夏、石鼓、天堂园、平湖、李朗、布吉、深圳墟、深圳
广韶铁路	医务室	黄沙总局	黄沙站至韶州站	黄沙、西村、小坪、大朗、江村、郭塘、新街、乐同、军田、银盏坳、迎嘴、源潭、琶江、口昇、平横、石黎洞、连江口、英德、河头、沙口、韶州等
	医务室	广三段石园塘站	石园塘站至三水河口站	石园塘、五眼桥、三眼桥、邵边、潭边、佛山、街边、罗村、水西、濠口等
湘鄂铁路	粤汉铁路诊病室	徐家棚公寓63号	徐家棚至长沙	徐家棚、通湘门、余家湾、纸坊、贺胜桥、官埠桥、汀泗桥、咸宁、蒲圻、茶菴岭、城陵矶、岳州、麻塘、汨罗、长沙等
道清铁路	道清铁路医院	河南焦作	道口至清孟支线陈庄站	道口、王庄、柳卫、李源屯、汲县、白露、新乡老站、游家坟、新乡新站、大召营、焦作、柏山、清化以及清孟支线陈庄站等

资料来源：《各路医院诊所管理各站起讫一览表》，《铁道卫生季刊》第1卷第4期，1932年4月，第96—105页。

各医疗机构的服务区域并非固定，路局会根据实际情形进行相应调整，尤其是在新医院或诊疗所建立之时，就会发生比较大的变动。当然，这种情形在20世纪30年代中期已经很少了，因为这一时期铁路医院和诊疗所的设立已基本完毕，只有新建铁路才会出现这种情况。比如，浙赣铁路管理局在1935年之前并没有自办铁路医院或诊疗所，所有铁路员役之诊病均送至沿线特约医院。1935年之后，路局为改善铁路员役就医条件，开始在江边、金华和江山 3 地次第建立诊疗所，与原来的特约医院共同负责沿线铁路员役的医疗。1935 年 3 月，路局对各诊疗所和代诊医院的服务区域进行重新划分，其中杭州广济医院负责杭州总局员工及其家属；江边站诊疗所负责三廊庙站、静江东西岸、西与江边站至湄池站间员工及其家属；金华站诊疗所负责苏溪站至湖镇站（竹马馆、兰鸡站在内）员工及其家属；衢州如崐医院负责湖镇站、后溪街站间员工及其家属；玉山站诊所负责后溪街站至玉山站间及玉南段员工及其家属①。另外，抗战胜利后，各铁路管理局的医疗机构有的复建，有的则无法恢复，以至原来医疗服务区域划分不能适用，必须重新划分。比如，1946 年 10 月京沪区铁路管理局规定，全线划分为 3 个医务区，分别以南京医院、戚墅关医院和上海医院为中心，下设镇江、下关、苏州、常州、嘉兴和杭州 6 个诊疗所，其具体医疗区域划分如下：

表 5-3　京沪区铁路管理局各铁路医院诊疗所服务区域表（1946 年）

医务区	医院或诊所	服务区域起讫地点	起讫各站名
第一医务区（南京医院）	南京医院	自陵口起至江边，自下关起至中华门	陵口、丹阳、新丰、渣泽、南镇江、高资、桥头、下蜀、龙潭、栖霞山、尧化门、太平门、北固山、和平门、南京江边、福建路、三牌楼、丁家桥、鼓楼、成贤街、新国民、白下路、武定门、中华门、下关
	镇江诊疗所	自陵口起至镇江	陵口、丹阳、新丰、渣泽、南镇江、镇江
	下关诊疗所	自高资起至中华门	高资、桥头、下蜀、龙潭、栖霞山、尧化门、太平门、北固山、和平门、南京江边、福建路、三牌楼、丁家桥、鼓楼、成贤街、新国民、白下路、武定门、中华门、下关
第二医务区（戚墅关医院）	戚墅关医院	自正仪起至吕城止	正仪、唯亭、外跨塘、官渎里、苏州、南无锡、无锡、石塘湾、洛社、横林、戚墅堰、湾城、常州、新闸、奔牛、吕城
	苏州诊疗所	自正仪起至无锡	正仪、唯亭、外跨塘、官渎里、苏州、浒墅关、望亭、周泾巷、南无锡、无锡
	常州诊疗所	自常州起吕城止	常州、新闸、奔牛、吕城

---

① 顾曾谅：《本路二十三年度医务卫生工作概述》，《浙赣铁路月刊》第 2 卷第 6 期，1935 年 11 月，第 10—11 页。

（续表）

医务区	医院或诊所	服务区域起讫地点	起讫各站名
第三医务区（上海医院）	上海医院	自何家湾起至宝兴路，自上北起至昆山（包括管理局各处室各部分），自西上海至闸口，自龙华起至日晖港	何家湾、高境庙、兴亚路、江湾、天通庵、宝兴路、上北站、麦根路、真如、南翔、黄渡、安亭、天福庵、陆家浜、西港、青阳港、昆山、西上海、徐家汇、新龙华、梅陇、莘庄、新桥、明星桥、松江、石湖荡、枫泾、嘉善、七星桥、嘉兴、王店、硖石、斜桥、周王庙、长安、许村、临平、笕桥、艮山门、杭州、南星桥、玉皇山、闸口、龙华、南上海、日晖港
	嘉兴诊疗所	自石湖荡起至王店止	石湖荡、枫泾、嘉善、七星桥、嘉兴、王店
	杭州诊疗所	自硖石起到闸口止	硖石、斜桥、周王庙、长安、许村、临平、笕桥、艮山门、杭州、南星桥、玉皇山、闸口
备注	在各站发生之意外受伤者，亦照员工同样办理，但若病势危急者，可酌送附近特约医院或其他医院治疗		

资料来源：《传知第 923 号：员工患病应至规定医院诊所就诊》，《运务周报》第 28 期，1946 年合刊，第 728 页。

铁路医疗机构服务区域的划分，具有多方面的积极意义：

一是它方便铁路沿线员工及其家属能够就近选择医疗机构就诊，而不必舍近求远。

二是它通过明确规定铁路员工的就诊医疗机构，有利于缓解铁路沿线中心医院的接诊压力，以达到分流的效果。

三是医疗服务区域的划分，不仅指定了医疗机构的医疗服务区域，也是铁路医疗机构承担其他诸如卫生保健和卫生防疫工作的区域划分，有利于各医疗机构明确职责，提高工作效率。

四是医疗服务区域的划分，也使铁路医疗机构的诊疗对象较为稳定，有利于对患者病情的掌握，以及开具请假条等管理的方便；反之，如京沪区铁路管理局 1946 年所称，"本局员工遇有病患，常不在工作地区附近之本路医院诊所就诊，似此情形，对于病历之保管，假单之发给统计诸感不便"[1]。

---

① 《传知第 923 号：员工患病应至规定医院诊所就诊》，《运务周报》第 28 期，1946 年 11 月 11 日，第 715 页。

五是近代铁路医疗服务区域划分，是以铁路医院为中心的，有利于其对下辖各诊疗所进行业务指导。比如，京沪沪杭甬铁路管理局就规定医务区内的各诊疗所医师均为医院职员，由医院轮流调派至各诊疗所服务。该路局卫生课还规定医院任何医师，每年至少须有 3 个月在医院服务，各诊疗所遇有重症，可径送该区医院留治。医务区内医务技术，均由院长及各专科主任医师负责监督指导；全路医师，均有研习最新医疗技术及临床实验之机会①。

二、开展多种形式诊疗

为适应诊疗对象分散性、流动性等特点，中国近代铁路医疗服务机构开展了形式多样的诊疗服务，既包括门诊、住院等常规诊疗形式，也包括路上巡诊、出诊和紧急救治等其他诊疗形式。

（一）常规诊疗形式

常规诊疗形式有门诊与住院两种。门诊是医疗预防机构为不需要或尚未住院的病员防治疾病的一种方式，包括对病人的诊断治疗（认为必要时收进医院诊治）、健康检查和预防接种、孕妇的产前检查、出院病人的随访等工作。为某类疾病专门设立的门诊，称为"专科门诊"，如心脏病、骨伤科等②。近代中国铁路医疗机构的门诊相对简单，很少设有专科门诊，其主要工作内容就是诊断治疗及预防保健。住院则是铁路医疗机构收容、抢救和治疗病人的重要形式，即根据铁路员工、家属、旅客和路外人士的伤情，以及医院病床的紧缺等情况，让患者住进医院实施救治。

作为常规的诊疗形式，门诊是各医疗机构最普通和日常的医疗工作，其工作量也是最大的，而住院则因为需要病房和病床等基本设施，所以一般只有铁路医院才能开展，且接诊量也不高。以胶济铁路管理委员会 1932—1936 年为例，该路每年各医疗机构的门诊量都达数 10 万人次之多，而住院人数和出诊次数仅只几百人次和 1 000 余次。

---

① 《两路划分医务区》，《京沪沪杭甬铁路日刊》第 1002 号，1934 年 6 月 16 日，第 106—107 页。
② 《门诊》，中华书局辞海编辑所：《辞海试行本》（第 15 分册），中华书局辞海编辑所 1961 年版，第 8 页。

表 5－4　1932—1936 年份胶济铁路接诊人数（次）表

年（份）	门诊人次	住院人数	出诊次数
1932 年份	98 826	322	不详
1933 年份	132 627	463	799
1934 年份	151 165	505	785
1935 年份	150 442	539	1 223
1936 年份	154 641	595	1 444

资料来源：《胶济铁路自办各院所诊病人数统计表》，胶济铁路管理局：《胶济铁路接收十周纪要》，编者印行，1933 年 1 月版；《胶济铁路二十二年全年医务工作报告表》，胶济铁路管理局：《胶济铁路接收十一周纪要》，编者印行，1934 年 1 月版；《二十三年份本路各院所医务工作统计表》，胶济铁路管理局：《胶济铁路接收十二周纪要》，编者印行，1935 年 1 月版；《本路二十四年份各院所医务工作统计表》，胶济铁路管理局：《胶济铁路接收十三周纪要》，编者印行，1936 年 1 月版；《二十五年份各院医务工作统计表》，胶济铁路管理局：《胶济铁路接收十四周纪要》，编者印行，1937 年 1 月版。

与胶济铁路一样，中国近代其他铁路医疗机构的住院人数也都比较少。其原因是，一方面当时中国普通民众都习惯于家庭式的诊病模式，对于住在医院接受医生和护士提供的各项服务甚为不解，以至于有害怕、恐惧的心理，因此初期无论是路外医院还是铁路医院，住院人数都是很少的，只有在比较大的或接受外来文化程度较高的城市，住院病人比例才比较高，如上海、天津、青岛等地的铁路医院；另一方面是 20 世纪 30 年代初期中国铁路当局的经营效益很差，对于医疗方面的投入偏少，各铁路医院经费拮据，很难扩充铁路医院的规模，病床也难以增加，不能接纳更多铁路员工的住院治疗，即使有铁路员役因病需要住院也难以全部满足。

20 世纪 30 年代中后期，铁路医疗机构普遍得到扩充与完善，诊疗制度也逐渐建立起来，门诊与住院的接诊量也逐步得以提升。胶济铁路 1932—1936 年，门诊人数从 98 826 人次增加至 154 641 人次，住院人数则从 322 人增加至 595 人；京沪沪杭甬铁路 1933—1935 年，住院人数则从 855 人增加至 2 204 人，门诊人数多年维持在 10 余万人次以上[1]。

近代铁路医疗机构，无论是门诊还是住院诊疗，都呈现出普遍的分科化诊疗趋势。医疗分科化是在近代西方基础医学和临床医学不断发展，并且逐

---

[1]　京沪沪杭甬铁路管理局：《京沪沪杭甬铁路一览·1933 年度》，编者印行，1934 年 7 月版，第 50—51 页；黄子方：《京沪沪杭甬铁路二十四年份医务卫生工作概述》，《公共卫生月刊》第 2 卷第 6 期，1936 年 12 月 1 日，第 488—489 页。

步形成医学专业的基础上产生的。清末民初，中国铁路医疗机构初步创建，规模简单，没有明确的内、外科之分。20世纪二三十年代，随着西方现代医学在中国地位的巩固和先进医疗设备在铁路医疗机构内的添设与应用，铁路医疗机构分科化诊疗趋势明显，其主要表现是产生临床科室和辅助医疗部门。临床科室具体包括内科和外科两大类，内科又分为传染病、皮肤病、消化病、呼吸病、泌尿病、神经病和血液病等，外科则分为妇产科、眼科、耳鼻喉科和骨伤科等；辅助医疗部门包括检验室、病理科、X光工作室、化验室和电疗室等。当时各铁路医疗机构分科化是有差异的，北宁铁路天津医院、京沪沪杭甬铁路上海医院和平汉铁路汉口医院等分科较全、较细。例如，在北宁铁路天津医院既有内科、外科、眼科、耳鼻喉科、妇孺科，也有电疗室、理学室和X光工作室[1]。在京沪沪杭甬铁路上海医院，除有内科、外科、眼科和耳鼻喉科，还有皮肤科和尿道科[2]。杭州医院于1937年之前在分科上有内科、外科、眼科、皮肤科和尿道科5科，1937年又增设耳鼻喉科，管理局调派上海医院的医师张西铭博士往诊，自1937年1月22日开始于每月第一及第三星期五、六两日，赴杭州医院服务[3]。相对落后的镇江医院也分内科、外科和眼耳鼻喉科[4]，而一般规模较小的医院或诊疗所仅只有内科与外科之分。

至于路局医疗机构如何接诊，如何实施诊疗，以及需办理何种手续，各路局或医疗机构都已制定了一套操作规则。其要点有如下几处：

首先，铁路员役因病因伤需就诊或住院时，需要路局开具医疗证（亦称"就诊券"和"服务单"）或持服务证（亦称"工作证"）等，方可获得诊疗。

例如，胶济路局规定："本路员司工役，如因病伤至前项指定医院就诊或延医生出诊者，必须持有本局特定之医疗证，但遇行车或工人受伤较重不便稽延时刻者，得先就医，（后）补领医疗证"，"前项医疗证由各该管处、课、厂、站等之责任者签发，只限本人使用"，如果铁路员役"病伤较重须住院疗养者，必经医生之证明，呈请局长核准"[5]。路局员役如果不凭医疗证，或未经局长核准，将不能获得免费医疗。

湘桂黔区铁路工程局也明确规定，凡是本路员司工警挂号门诊，应持有

---

① 铁道部秘书厅：《铁道年鉴》（第3卷），商务印书馆1936年版，第1104页。

② 铁道部秘书厅：《铁道年鉴》（第3卷），商务印书馆1936年版，第1112页。

③ 《杭州铁路医院增设眼耳鼻喉专科》，《京沪沪杭甬铁路日刊》第1798号，1937年1月23日，第140页。

④ 铁道部参事厅第四组：《铁道年鉴》（第2卷），汉文正楷印书局1935年版，第1108页。

⑤ 《员工病伤诊疗暂行办法》，胶济铁路总务处文书课：《胶济铁路规章汇览》（上册），胶济铁路总务处材料课1927年版，第351—352页。

服务证，若未领或未带服务证，则须凭其主管人之证明。员司工警需住院者，须经医师诊治后确认必须住院，发给入院通知单，同时也须报请主管人发给函电，同意其住院①。

平汉铁路管理局的规定则更为严格。门诊方面，路局规定："本路人员，及其直系亲属（即父母或翁姑、妻或夫、子女，以报局履历为凭），确有伤病，须就医诊治者，应由该管首领，核发签字或盖章之请诊单，就医请诊，惟花柳病症，概不治疗。前项请诊单，员工为白色，家属为红色，不准冒领转借，如查有此等情事，除由请领人照付医药费外（照外人收费章程），并取消其一年内医药权利"，"凡须复诊之病人，应由各院所签给复诊券，以凭复诊，无须再用请诊单，但一种病伤治愈，又另患新症时，或至每月月终，应另换请诊单"。住院方面，路局则规定："凡本路人员，及其直系亲属，或在本路遇险受伤之旅客行人等，必须住院治疗时，应请该管首领，或原送机关签发住院单，交由本路医师诊断，批准住院后，方可住院。如送往各委托医院，不能得本路医师诊断时，并应由该管首领，或原送机关在住院单上批明请留住院字样，交由各委托医院酌量办理，但系重伤急症不暇签发住院单时，可由该管首领或原送机关，先以函电通知医院留住，事后再行补送。"本路住院人员，"均应用本局制发之住院患者通知书，即日起通知卫生课，及该管首领"，其住院病床等级"以其因公领用免费乘车证之等级为标准"②。

而在没有医院的路局，其员工就诊程序略显繁杂，如南浔铁路员工就诊时，先需申报病症，由主管人员开具看病证明，再报路局总务处庶务课签发视病证，再赴路局指定的委托医院就诊，并规定只有重伤症、传染症、危险症以及委托医院认定必须住院者，报告路局局长核准后方可住院，获得公费医疗③。

但是事实上，冒用铁路员工及其亲属名义前往铁路医院就诊的事情时有发生，据1929年1月信阳医院院长向路局反映，有人持郾城车站首领签署的就医单先在信阳医院就诊，后因病情危重转至路局特约医院山西大同医院，结果因病身故，而后竟无铁路员工家属殓葬，经查为冒名者④。

---

① 《为公布本路医院及诊疗所门诊出诊规则暨住院规则》，《湘桂黔旬刊》第2卷第4期，1947年2月1日，第3—5页。

② 《平汉铁路医院诊疗所诊疗签假住院及收费规则》，《铁路月刊——平汉线》第65期，1935年9月30日，"法制"，第18—23页。

③ 《南浔铁路员工诊病规则》，《南浔铁路月刊》第10卷第4—6期，1932年6月30日，第49—52页。

④ 《训令第545号十八年二月二十八日》，《平汉铁路公报》第9期，1929年6月，第82—83页。

其次，非铁路员役（包括铁路员役之直系亲属、旅客及其他人员）就诊铁路医疗机构，则需要更为严格的手续。

铁路员役之直系亲属因病就诊，其程序与路局员役基本一致，唯在诊费、住院费和药品费收取方面略有不同，是倾向给予较大幅度优惠的；乘车的旅客，因在车站或乘车期间，突发病患，则可以送往路局医疗机构接受诊治，因铁路方面原因导致病伤的则予以免费治疗；上述之外人员，其门诊或住院与否，均视医疗机构的接诊能力确定，并收取不予优惠的各项费用。

例如，平汉铁路管理局规定，员工直系亲属、旅客及行人（因铁路原因受病伤）均可前往铁路医疗机构就诊，其他人员"至本路各院所就诊者，需先至号房挂号，领取号牌，俟路员诊毕，依号就诊，急症不在此限。病室如有空闲，亦可允其住院调养"①。

北宁路局则规定："凡本路员工眷属，来院（指天津医院）就诊者，须将其主管部分签发就诊证，交由挂号处，免收诊费，领取号牌，到候诊室，依次就诊，如无就诊证者，以外诊论"，"凡外诊患者，来院就诊，到挂号处，简诉病症，按照第三条规定（系指常诊初诊号费1角，复诊减半；月诊号费1元；特诊初诊号费1元；急诊号费10元）缴纳诊费，领取号牌，至候诊室，依次就诊。"②

京沪沪杭甬两路上海医院规定，两路员工家属就诊需持有员工主管长官签字凭证，如遇重病需要住院，既要报路局卫生课长同意，还必须是"（该院）遇有床位多余时，得察酌情形，收留两路员工家属（系指员工本人配偶及其父母、子女）住院医治，但须酌收住费"③。

再次，诊疗实施上，患者需要遵守医疗机构的各种约束，例如要按医疗机构的上班时间前往诊治，要遵守医院的住院、探视和出院等方面的管理等。

京沪沪杭甬路局上海北站诊疗所规定，普通各专科门诊患者应在上午10时至12时，下午2时至4时间就诊，急诊除外④；镇江站诊疗所夏季时规定，星期一至星期五上午9时至12时，下午3时至4时，星期六上午9时至12

① 《平汉铁路医院诊疗所诊疗签假住院及收费规则》，《铁路月刊——平汉线》第65期，1935年9月30日，"法制"，第18—23页。

② 《北宁铁路天津医院就诊规则》，《北宁日刊》第1532期，1936年1月4日，第15页。

③ 《两路上海医院员工家属住院暂行规则》，《京沪沪杭甬铁路日刊》第768号，1933年9月8日，第56页；《两路上海医院暂行规则》，《京沪沪杭甬铁路日刊》第763号，1933年9月2日，第10页。

④ 《上北站诊疗所专科门诊时间表》，《京沪沪杭甬铁路日刊》第754号，1933年8月23日，第160页。

时，星期日上午 10 时至 12 时为门诊的接诊时间[①]。

北宁铁路天津医院规定，患者住院期间必须遵守如下条规，"无论所住何等病房，均须将自己衣履脱卸，存置储藏室内，换著本院所备衣履，并不得自行携带被毯等项"，"住院患者应需手巾胰皂，均由本院备置，但自备者听，其牙刷牙膏，均由自带，但不准携带其他物品"，"须听从医师及护士之指导，应施治疗救急及大小手术，悉听医师处置"，"禁止喧哗、歌唱、吸烟、饮酒、赌博。务须肃静，以重公德"，"同室空床，不得坐卧，与人同住时，须各守界限，勿相侵越，尤不得扰乱他人安宁"，"非经护士许可，不得外出"，等等[②]。

胶济路局则要求住院病人"不得任意喧哗"，"不得随意吐痰抛弃秽物"，"所有用具除手巾、牙刷、漱口杯外，未经医师许可不得携入医院"，"须一律服用医院置备之卧具及衣件"，"不得任意出入其他病室或以银钱物件赠授其他病人"，"非经医师许可不得任意出外或差遣医院夫役出外购物"，"无论何时均须服从医师及护士之指导"，"一切饮食须经医师指定，不得任意食用"，以及"所服药剂须按照医师所定分量、时刻、次数服务，不得另服他种药品"等，并规定患者亲属朋友探视时，既需要经医师许可和病人同意，在下午 1 时至 4 时之间，也不得在病室内"吸食阿片、饮酒或其他各种妨碍病室秩序之动作"[③]。

（二）其他诊疗形式

近代铁路医疗机构开展的其他诊疗形式，主要包括路上巡诊、出诊和救急诊疗等 3 种。

路上巡诊，主要是解决铁路沿线较为偏远地区铁路员工的医疗需要，由负责该区域的铁路医院或诊疗所定期派人巡回诊病。比如，京沪沪杭甬铁路管理局 1934 年已专门设立巡回治疗医师，由谢学洙、郑家肃和胡百行 3 人担任，其主要职责是："1. 为小站员工诊病。2. 为列车员工旅客诊治急病。3. 为各站各列车员工旅客施种牛痘及施行其他预防接种。4. 救急工作。5. 教授及训练在各车站各列车服务员工卫生习惯，防病常识。6. 调查沿线卫生清洁状况，随时报告总务处卫生课。7. 每月轮流在医院服务 1 星期。"[④] 北宁、平汉、平绥和胶济等铁路管理局或管理委员会也都设有巡回医师，从事路上巡

----

　　① 《重订镇江站诊疗所诊病时间》，《京沪沪杭甬铁路日刊》第 998 号，1934 年 6 月 12 日，第 79 页。

　　② 《北宁铁路天津医院住院规则》，《北宁日刊》第 1532 期，1936 年 1 月 4 日，第 12 页。

　　③ 《胶济铁路各医院及诊察所医疗规则》，《胶济日刊》第 341 期，1932 年 2 月 18 日，第 9—10 页。

　　④ 《巡回治疗医师及清洁管理员服务规定》，《京沪沪杭甬铁路车务周报》第 4 期，1934 年 8 月 27 日，第 40 页。

诊工作。

路上巡诊既有以诊疗车作为服务载体的，如 1946 年"京沪和沪杭两路，各有一辆巡回诊疗车。京沪线上由唐惠民医师主持，沪杭线上由毕保罗医师负责。他们都富有经验，而且熟悉各站的情形。每辆车上，还有两位护士和一位工友帮忙"①；也有以个体成员为服务主体，通过乘坐火车赴沿线各站进行诊疗服务的。

出诊，是指铁路医院或诊疗所的医生，为方便那些行动不便或主动请求上门医疗的病员而实行的诊疗形式，即由医生前往病员所在车站或家中进行诊治。京绥铁路管理局，1921 年曾规定有下列 4 种情形，即"病伤人数过多不便赴院就诊""发现传染病不宜乘车赴院就诊""沿路或工次病伤危重不能送院就诊""工次人数众多未设治疗所"的，由距离该路段最近的医院派人出诊②。吉长铁路管理局也规定："本路员警工役及其家属因患重病或急病未能到所亲诊，得随时请求医员往诊。"出诊前，患者家属应到诊疗所挂号，然后医生才能出诊③。京沪沪杭甬路局则规定，在"患急病不克就诊者""患传染病不宜就诊者"和"受创伤不能就诊者"等 3 种情况下，路局医院或诊疗所可派医师前往诊治，但只限于路局员司工警本人，不包括铁路员工家属④。由于出诊需耗时、耗力，各铁路管理局基本上都要求患者支付相应的费用。

救急诊疗，即是铁路当局为应对路途当中或其他突发的紧急诊疗需求而开展的医疗服务方式，其重要措施是在重要车站设立医药列车，在列车上配备救急药箱，以及在旅客列车上配置相应的救急药箱。早在 1918 年，京绥铁路管理局就将一列三等旅客列车改造为医药车，置放于张家口车站，车上配置救急救伤各药品。另路局还在 1/2 次、3/4 次和 13/14 次列车，以及丰台、青河、沙河、青龙桥、康庄、新保安、下花园、宣化、柴沟堡、天镇、阳高、聚乐堡、子湾、三家店、门头沟及口泉镇等 16 站上各设救急药箱 1 具。救急药箱里放置有常备药品和工具，包括百兰地酒、哥罗颠（麻醉药）、卑麻子油（麻子油）、阿摩尼亚重水、沙利无油膏、硼酸、绊创、量药杯、棉花、绷带、三角带、小剪子、安全针和油纸等。为规范医药车和救急药箱的管理和使用，

---

① 《流动医院两路巡回诊疗车替员工义务诊治》，《申报》1946 年 10 月 7 日，第 2 张第 5 版。

② 交通部、铁道部交通史编纂委员会：《交通史路政编》（第 9 册），编者印行，1935 年版，第 1 725 页。

③ 《吉敦铁路工程局诊察所章程》，《吉长吉敦铁路局公报》第 237 期，1927 年 7 月 31 日，第 19—20 页。

④ 《各院所医师出诊规定之说明》，《京沪沪杭甬铁路日刊》第 1 559 号，1936 年 4 月 14 日，第 92 页。

京绥铁路管理局还制定《京绥铁路设置医药车及救急药箱暂行规则》和救急各药料用法说明，规定："医药车平时停驻张家口站由该处医院派人照料，设备应用物品调用时随车挂发，用毕交还，但同时两处调用应斟酌缓急办理"，"各列车救急药箱由各该车队长保管，车到停驻站点交站长暂存，遇有紧急病伤应会同巡察员，临时按法施治不得疏忽滥用，施治后仍随时酌送附近医院治疗"，"箱内应备救急各药品及棉纱布带等项一二两次车由西直门医院检查供给，三四两次车由张家口医院检查供给，十三十四两次车由丰镇医院检查供给"。①

20 世纪 30 年代，铁路当局对救急药箱更加重视，认为："各路员工旅客平日因撞跌、轧压受伤者为数甚多，故救急治疗之设备实有举办之必要。"②1932 年 5 月，国民政府铁道部先后颁布《铁路救急药箱保管规则》《救急药箱药品用具量数及用法表》《救急伤病人数报告表》《救急药箱药品用具领单》《救急药箱内外构造图样及说明》等一系列规则，规定："各列车、各扶轮小学及距离医院诊疗所较远之车站，得由本路卫生医务最高机关各发给救急药箱 1 具，以便治疗紧急病伤之用"，"各列车、学校、车站之救急药箱由各车长、校长、站长负完全保管责任"，"凡动用箱内药品应即按照报告单内列各项分别填注按月将该单逐送发给药箱机关查核注销"，"药箱之药械专为紧急病伤治疗而设，若非急症创伤暨难办之症仍应速就附近医院或诊疗所治疗"，并要求各铁路管理局及时更换药箱里的药品③。此后，铁道部又对救急药箱内放置的药品及用具有所变更，但变化不大。

表 5－5　救急药箱药品用具量数及用法表

药品名称	量　数	功　　效	用　　法	注　　意
哥罗颠	4 两	治各种急痧、痢疾、止吐泻、腹痛	每服 10 滴至 30 滴兑水服下	孕妇忌服
樟脑酒	4 两	剧痛、昏绝、受暑、呕吐、腹泻	每次服 4 两兑水服下	—
亚母尼亚水	4 两	牙关紧闭不省人事	以棉花浸此药少许，置患者鼻孔外使嗅此药	不可近眼

　　① 《京绥路局呈交通部呈覆本路救急救伤之现行办理情形并检同设置医药车及救急药箱暂行规则暨救急各药料用法请鉴核备案文》，《交通月刊》第 26 期，1919 年 12 月，第 9—12 页。
　　② 《铁道部训令第 5 247 号》，《铁道公报》第 570 期，1933 年 6 月 1 日，第 1—8 页。
　　③ 《铁路救急药箱保管规则》，《湘鄂铁路旬刊》第 29 期，1933 年 10 月上旬，第 2 页。

（续表）

药品名称	量　数	功　效	用　法	注　意
阿斯匹灵（林）	50 粒	伤风、头痛、寒热、牙痛、筋骨酸	每次服 2 片	妇女经期勿服，孕妇勿服
金鸡纳霜片	50 粒	疟疾、头痛、畏寒	每次 1 至 2 片，每日至多 6 片	妇女经期勿服，孕妇忌服
苏打明片	50 粒	膈涨、胃气、胃痛	每服 1 至 2 片	
陀氏散片	50 粒	伤风、咳嗽、止泻	每次 1 片，每日至多 3 片	小儿忌服
过盐化铁液	4 两	止血、消毒	用棉花饱和此药，贴于伤口外加绷带	
碘　酒	4 两	消肿、去毒、创口	外擦患处	
来　苏	4 两	消毒洗涤	每用少许化成乳水状，洗涤或敷患处	不可入口
硼酸油膏	1 磅	创口、挫伤、火伤、冻伤	先用硼酸水洗净患处，将此药擦上纱布敷患处	
硼酸粉	1 磅	防腐、杀菌	每用少许化开 1 杯，洗创口、洗眼、漱口	
止血橡皮带	1 条	大血管破裂止血	四肢之一肢轧断血流不止，用此带扎于距离创伤 3 寸余之处	如不明用法请询医师
外科剪刀	1 把		剪纱布、棉花、绷带及患者之衣带等	
洗疮盆	1 个		盛已用之纱布棉花	
绊创膏	1 方尺	粘小创口及粘贴纱布		
小软膏刀	1 把	摊油膏		
量药杯	1 个	量药酒用		
镊　子	1 把		取棉花及纱布	
夹　板	4 条	绑骨断	先将厚棉花一层放于木夹之内面，然后妥放断骨之两旁用绷带扎住	如不明用法请询医师
纱　布	2 包半磅		先用纱布敷伤口	须消毒

（续表）

药品名称	量　数	功　效	用　法	注　意
棉　花	4 包半磅		后用棉花于纱布之外面	须消毒
三角带	3 块			用法请询医师
毛　笔	1 支		擦碘酒及其他各种外擦药	
保安针	1 打		与三角带连用	
绷　带	12 卷			

资料来源：《救急药箱药品用具量数及用法表》，《铁道公报》第 570 期，1933 年 6 月 1 日，第 3—5 页。

在国民政府铁道部对救急诊疗的重视和领导下，各地方铁路管理局均遵照要求，积极购置救急药箱，制定各路救急药箱的保管和使用规则，成效明显。例如，在平汉铁路，1933 年 6 月各处共设置救急药箱 100 具，配置药品 100 份，以及药箱使用条规 119 份[①]。在京沪沪杭甬铁路，1933 年 6 月之前已在全路大小各站都配备有小号救急药箱 1 只，共计 50 只，各旅客列车上则有大号急救药箱 1 具，由客运稽查保管，共计 27 具[②]；1934 年，路局鉴于救急药箱"仅属少数，且容积狭小，不能多置药物，殊不适用"，对小号救急药箱进行扩容，增加钸香等药品，数量增加至 105 只；对旅客列车上的大号救急药箱，路局也进行增补，数量上达 37 具，箱内药品齐全，并于箱盖上粘贴说明单；该路局还要求各站、各列车应将救急药箱妥为保管，务须照指定地点放置，不得随意搬动或启用，违者严惩[③]。

另外，在救急医疗过程中如遇有紧急危重病人时，则必须要由路局员工进行急救，这就需要施救人员"具普通救急之常识，始能扶危济急措置裕如"，"惟各路除京沪沪杭甬、北宁、道清等路对于站长、车长、随车路警等曾加一度外伤救急法之训练外，其他各路虽有救急药箱之设备，而对于救急方法大都尚未施行训练"[④]。为此，1933 年 5 月，铁道部颁布《各路急病创伤救急法训练纲要》，要求各路站长、车长、随车路警暨扶轮中小学担任救护之教师均应受急病创伤救急法之训练，各路医务卫生主管机关要自编训练教材，医务卫生主管机关要指定沿线各医院、诊疗所的医生分别担任训练事务，并

---

① 铁道部参事厅第四组：《铁道年鉴》（第 2 卷），汉文正楷印书局 1935 年版，第 1092 页。
② 铁道部参事厅第四组：《铁道年鉴》（第 2 卷），汉文正楷印书局 1935 年版，第 1113 页。
③ 《各站各列车救急药箱应妥为保管》，《京沪沪杭甬铁路车务周报》第 11 期，1934 年 8 月 27 日，第 159—160 页。
④ 《铁道部训令第 5295 号》，《铁道公报》第 573 期，1933 年 6 月 5 日，第 6 页。

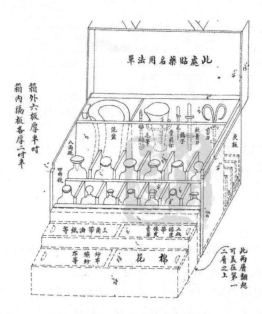

图 10　救急药箱内部图样

（图片来源：《铁道部训令第 5 247 号》，《铁道公报》570 期，1933 年 6 月 1 日）

限期 6 个月内完成以上训练任务①。

三、实行差别收费制度

中国近代铁路医疗机构的服务对象包括三类群体：一是铁路系统自身的员工和夫役，称为铁路员役；二是铁路员役的亲属，主要为直系亲属（即夫妻、子女和父母）；三是除上述二类之外的群体，通称路外人员或社会人士。对此三类群体，铁路医疗机构实行差别化的诊疗政策，具体表现在诊疗权利和诊疗收费两个方面。首先，在诊疗权利方面，铁路员役具有优先权，这自然也是铁路当局举办铁路卫生事业最为重要的出发点，铁路员役之直系亲属次之，而路外人士虽然铁路医疗机构也予以接纳，但有个前提即必须是在保障铁路员役及其直系亲属的医疗需求得到满足基础之上的；其次，在诊疗收费方面，中国近代铁路医疗机构针对上述诊疗对象制定了不同的收费标准，基本的原则是铁路员役一般免费，铁路员役直系亲属获得相当优惠，而路外人士则按正常标准收取费用。

前述两个方面的差别化诊疗政策，尤以诊疗收费政策的不同最为显现。

① 王畏三：《卫生科一年来工作之回顾》，《铁道卫生》第 6 期，1934 年 3 月，"言论"，第 7 页；铁道部参事厅第四组：《铁道年鉴》（第 2 卷），汉文正楷印书局 1935 年版，第 1 075 页。

自民元铁路当局自办铁路医疗机构伊始，至 20 世纪 30 年代中国铁路医疗机构初成规模之时，这种差别在各地方铁路管理局中均有反映。兹就平汉、平绥、胶济、陇海和吉长等铁路管理局为例，做简略阐述。

平汉铁路，在初创铁路医院之时就曾有如下限定，本路员役及其直系亲属（指父母、妻与子）须持有该管首领签字就诊单前往就诊，医药费由路局支给。路外人员则须先行挂号领取挂号牌，在候诊室依次诊治，挂号每次 1 元，诊治医药等费按照规定缴纳。如果患者住院，本路员役则"按照职制等级分居特等头二等养病室（以该员出差所领免票等次为准），如欲越等居住除应得公款贴补外，余费照数缴纳"，"路员亲属来院养病者除医药费免缴外，其住室应缴半费"，路外人员入住养病室，特等每日收费 6 元，头等每日收费 4 元，二等每日收费 1.5 元[①]。

1935 年 8 月，平汉铁路管理局重新制定了铁路医院的诊疗管理政策，包括诊疗、请假、住院和收费等内容。在就诊程序上，本路员工及其直系亲属（即父母或翁姑、妻或夫、子女，以报局履历为凭），或因本路行车受伤之旅客行人，因病伤就医或住院均须由该管首领或车站签字盖章，领取就医单或住院单方可。在诊疗收费上，路局规定："凡员工就诊住院或施行手术，所需医药、膳宿、手术各费，一律免收。但使用 X 光，照外诊收费章程，收四分之一。"员工家属就诊和住院，其收费办法如下："一、挂号费免收。二、药费每人每日量普通药剂水粉及绷带交换费各 1 角 5 分，工警役家属减收三分之一，贵重药品酌加。三、手术注射检验光电治疗等费，按照外诊收费章程，员司家属收三分之一，工警家属收五分之一。四、种痘及疫苗注射，一律免费。五、使用 X 光，照外诊收费章程，员司家属收二分之一，工警役家属收三分之一。六、住院及出诊，均按照外诊收费章程，核收半价。"[②] 路外人员就诊或住院的收费标准，路局专门制定《平汉铁路医院诊疗所外诊收费章程》，其收费项目包括门诊、出诊、住院和药费及各项治疗费。以住院费为例，《章程》规定，头等病房每日收洋 4 元，二等病房每日收洋 2 元，三等病房每日收洋 1 元。治疗费用又具体分手术、注射、检验和 X 光等费，标准如下表：

① 交通部、铁道部交通史编纂委员会：《交通史路政编》（第 8 册），编者印行，1935 年版，第 1 013—1 015 页。

② 《平汉铁路医院诊疗所诊疗签假住院及收费规则》，《铁路月刊——平汉线》第 65 期，1935 年 9 月 30 日，"法制"，第 18—21 页。

表 5-6　平汉铁路医院诊疗所路外人员治疗费用标准表（1935 年）

收费项目	收费标准
手术费	小手术每次 2～15 元，大手术每次 20～100 元
注射费	血管注射每针 1～12 元，皮下或筋肉注射每针 0.5～5 元，传染病预防治疗，血清或疫苗注射每针 0.5～10 元
检验费	梅毒血清检验，瓦氏法每份 5 元，康氏法每份 2 元，韦氏伤寒血清检验每份 1 元，血球检验每份 2 元，痰尿大便及分泌检验每份 0.5 元，细菌培养每份 1 元，其他特别检验另定
体格检查费	个人检查须出具证明书每次 5 元，学生及工人检查者（出具证明书者）每次 2 元，个人检查不须证明者每次 2 元，团体检查人数在 10 人以上者，临时酌定
X 光费	透视 2 元，摄影 5×7 方寸每张 4 元，8×10 方寸每张 8 元，12×15 方寸每张 12 元
种痘费	1 人收大洋 0.5 元，3 人同种每人 0.3 元，10 人以上每人 0.2 元，百人以上每人 0.1 元
光线治疗费	（太阳灯或热具灯）1～20 元
电气按摩及治疗费	0.5～10 元
其他费	灌肠费每次 0.5～2 元，滋养灌肠费每次 1～4 元，洗肠费 1～2 元，吸入费 0.2～0.8 元

资料来源：《平汉铁路医院诊疗所外诊收费章程》，《铁路月刊——平汉线》第 65 期，1935 年 9 月 30 日，"法制"，第 22—26 页。

胶济铁路，在 1932 年制定的《胶济铁路各医院及诊察所医疗规则》中规定，"本路员役、工警、学生，门诊、出诊、医药、手术、住院及住院饭食等费概予免收"，员工警役家属住院每日收饭费 0.4 元，员工警役旁系亲属住院费则按路外人士收费标准的一半核减，员工警役家属生产统一收取接生费 10 元，铁路员工警役家属的出诊费则按非铁路人员标准的四分之一核收。对于非铁路人员（除旅客），《规则》规定，初次挂号费为国币 0.2 元，复诊每次国币 0.1 元，在规定时间以外请诊每次收特别挂号费国币 0.5 元，如果在上午 8 时之前或下午 8 时之后请诊则收挂号费国币 1 元；住院费甲等病房每日 3 元，乙等病房每日 1.5 元，饭费则每日 0.4 元；出诊费按本站附近每次 2 元，邻站 3 元依次递加至 8 元为止，如果在晚上 8 时至早上 8 时之前或指定院长出诊则费用加倍；手术费最高不超过 30 元；接生费分平生与难产，平生 20 元，难产则须加收手术费 5 元至 30 元不等①。

平绥铁路，在 1921 年制定的《京绥铁路医院诊病规则》和《京绥铁路医院住院养病规则》中规定："本路员役及其直系亲属来院就诊，须持有该管首领签字凭证。"在收费方面，路局规定："本路员役因公致疾持有该管首领签字凭证来院养病，准免费缴一切费用，并按照职级分居头、二等养病室，前项养病室为欲越等居住，除应得之公款外，余费照数缴纳"；"本路员役之直系亲属来院养病者，应依所住养病室照缴膳费，头等养病室每日六角，二等养病室三角，按七日缴纳一次"；路外人员门诊时，先得挂号，收铜圆 10 枚，住院时先要看是否有床铺，然后则按日交纳膳食费和住院费，膳食费缴纳标准同铁路员役直系亲属，其住院费则为头等病床每日银洋 2 元、二等病床每日银洋 1 元，每 7 日缴纳一次，如果路外人员须用手术或注射应酌缴医药费②。

陇海铁路，在 1937 年制定的《陇海铁路各医院及诊疗所医药收费暂行规则》中规定："（一）凡本路员、司、工、警除花柳病外，一律免费治疗。（二）使用 X 光之员、司照外诊收费四分之一，工、警收费五分之一。（三）本路老年退休员、司、工、警享受免费治疗，并供给普通药品之利益，但住院时，应比照员工家属住院纳费办法缴费。（四）本路员、工、司、警之直系家属（指 55 岁以上之祖父母及父母配偶子女及十八岁以下之弟妹）除挂号、种痘、注射防疫针一律免费外，其余各种费用均照下列比例缴纳，但须持请诊单为凭。①住院费，照外诊收二分之一。②出诊费，员、司直系家属照外诊收费四分之一，工、警直系家属收八分之一。③药费、处置费、手术费、注射费、理疗费、分娩费、检查费、验光费、X 光费、健康诊断费等，员、司直系家属照外诊收费二分之一，工、警直系家属收三分之一。（五）本路员、司、工、警之家属如非直系者，邀请出诊或前往本路医院及诊疗所治疗或住院应照外诊收费。（六）旅客行人因行车事故受伤者，一律免费治疗，其自然之病仍须照章纳费。（七）凡外界人士来本路医院或诊所诊病，或住院或疫针不收药费，其挂号费在十人以上收费三分之二，在百人以上收费二分之一，但如遇特殊情形，经医院院长或诊疗所主任许可者，得予免费……"③

---

① 《胶济铁路各医院及诊察所医疗规则》，《胶济铁路月刊》第 2 卷第 2 期，1932 年 2 月，"法制局颁"，第 3—11 页。

② 交通部、铁道部交通史编纂委员会：《交通史路政编》（第 9 册），编者印行，1935 年版，第 1 728—1 730 页。

③ 洛阳铁路医院志编纂办公室：《洛阳铁路医院志（1915—1985）》，编者印行，1985 年版，第 33 页。

表 5-7 陇海铁路路外人员医疗收费一览表

收费项目	收费标准
手术费	简单手术 3 元，较繁手术 15 元，大手术 30 元
门诊费	初诊 0.2 元，复诊 0.1 元，月诊 1 元
住院费	头等病房 3 元，二等病房 1.6 元，三等病房 0.8 元
X 光费	透视 3 元，检查胃肠泌尿器官生殖器官 5 元，照相 10 元
电疗费	电疗器、太阳灯 1.2 元，透视 3 元
药品费	普通药材费 0.3 元，处置费 0.3 元，药品容器押金 30 瓦瓶 0.05 元、100—200 瓦瓶 0.1 元、软膏盒 0.05 元

资料来源：洛阳铁路医院志编纂办公室：《洛阳铁路医院志（1915—1985）》，编者印行，1985 年版，第 33—35 页。

吉长铁路，最初规定无论是铁路员役还是路外人员均要收费，门诊费每次 0.01 元，出诊费员司以上每次 0.04 元、工警夫役每次 0.02 元、夜间加倍，散药及水药每日每份 0.01 元、水药或散药每份 0.005 元、其他绷带涂药及高贵药料等项则按实费征收，住院一等病房每日收膳费 0.6 元、二等 0.3 元，助产费每次 3 元、绷带药棉在内、工人减半收费①。1928 年，吉长铁路管理局重新进行政策调整，对铁路员役和其直系亲属，分甲、乙两种情形给予优惠，甲种收 1/3，乙种收 1/4，而路外人员按原价付费②。

从上述铁路管理局的诊疗管理制度来看，中国近代铁路医疗机构针对不同的诊疗对象，其诊疗管理制度是有明显差别的，而且各路局之间收费标准的高低也是参差不齐。以下是各铁路员工直系亲属诊疗收费标准比较表：

表 5-8 部分铁路员工直系亲属门诊挂号、出诊、住院收费标准比较表

路局名称	门诊挂号费	出诊费（每次）	住院费（每日）
京沪沪杭甬铁路	不 详	不 详	丙等病房 1 元，乙等病房 2 元
胶济铁路	免 费	每次 0.5～2 元不等	免 收

————————

① 《吉敦铁路工程局诊察所章程》，《吉长吉敦铁路局公报》第 237 期，1927 年 7 月 31 日，第 19—20 页。

② 《吉长铁路管理局医院优待员工规则》，《吉长吉敦铁路局公报》第 248 期，1928 年 11 月 20 日，第 22—25 页。

（续表）

路局名称	门诊挂号费	出诊费（每次）	住院费（每日）
平汉铁路	免　收	外诊半价，各医院不同，约在0.5～1.5元之间	头等病房2元，二等病房1元，三等0.5元
北宁铁路（天津医院）	免　收	河北区，出诊2元；其他地区4元	
陇海铁路	免　收	1元	头等病房1.5元，二等病房0.8元，三等病房0.4元
平绥铁路	免　收	—	头等养病室0.6元，二等养病室0.3元
浙赣铁路	免　收	免收，但给付车资	无
吉长铁路	一个月0.4元	医院长4元以上，医员3元以上	特别室一人一室3元，二人一室2元，普通室1元

资料来源：《胶济铁路医院及诊察所医疗规则》，《胶济铁路月刊》第2卷第2期，1932年2月，"法制局颁"，第3—11页；《平汉铁路医院诊疗所签假住院及收费规则》《平汉铁路医院诊疗所外诊收费章程》，《铁路月刊——平汉线》第65期，1935年9月30日，"法制"，第18—26页；《浙赣铁路局自办诊所及特约诊所特约医院诊疗办法》，《浙赣铁路月刊》第2卷第4期，1935年9月，第14—16页；《吉长铁路管理局医院执行细则》，《吉长吉敦铁路局公报》第254期，1927年11月20日，第28页；《北宁铁路天津医院住院规则、访视住院患者细则、就诊规则、调剂室领配药剂规则》，《北宁日刊》第1 532期，1936年1月4日，第11—16页；洛阳铁路医院志编纂办公室：《洛阳铁路医院志（1915—1985）》，编者印行，1985年版，第33—35页；交通部、铁道部交通史编纂委员会：《交通史路政编》（第9册），编者印行，1935年版，第1 728—1 729页。

正是各路局都采取了区别性的诊疗制度，导致各路之间收费制度比较繁杂。1937年，国民政府铁道部为改变这种状况，先后颁布《国营铁路医院及诊疗所医药收费通则》及《各铁路医院暨诊疗所征收医药费之办法》，要求各地方铁路管理局根据各路实际情形制定路外人员就诊收费标准，报部批准；并规定路局员工直系亲属（指55岁以上祖父母及本身父母、妻子女、与18岁以下之弟妹）除挂号、种痘和注射疫苗免费外，其他诊疗服务费用均照路外人员给予半价优惠；员司工警之非直系亲属，其收费与路外人士同；各院所诊疗员工花柳病症，一切费用，均照外诊收取[①]。同时，《收费通则》与《征收医药费之办法》还就局医疗机构具体的收费项目进行了详细规定。但铁

---

① 《国营铁路医院及诊疗所医药收费通则》，《津浦铁路日刊》第1 773号，1937年2月10日，第65—66页。

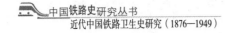
道部试图整顿医疗管理制度的这种政策，因战争的爆发而没能得以推行。

表 5–9　　1937 年铁道部规定医疗机构收费类别及明细表

费用类别	收费类别与明细
挂号费	普通挂号、拨号、特别挂号
出诊费	医师初诊、护士随诊、指定医师出诊、特定时间出诊、远距离出诊
药　费	内用药（普通药、贵重药）、外用药（每剂收洋）
药品容器	药瓶、软膏盒、眼药瓶
氧气吸入	
住院费	头等病室、二等病室、伙食费、洗衣费
处置费	简单者、较繁者
手术费	小手术（拔牙、洗胃、耳鼓穿刺、腰椎穿刺、截肢、眼睑内翻、小切开）、大手术（中耳炎、内障、斜视、疝病、开腹、开胸）
注射费	皮下及筋肉注射费、静脉内注射费、血清类注射费、预防注射费、特别注射费（狂犬病、食盐水）
光电治疗费	紫外线、人工太阳灯照射、赤外线、所鲁克司灯照射、超短波紫外线、克罗米亚石英灯、短波透热电疗、全身电光浴、X 光线治疗
分娩费	住院分娩、自宅分娩、难产
检查费	细菌学诊断（显微镜标本检查、培养检查、动物试验、饮料检查、乳汁检查）、血清学诊断（瓦氏反应、康氏反应、畏氏反应、肺炎球菌分型）、病理诊断
化学试验	定性分析、其他定性分析、尿糖定量、胃液检查、其他定量分析
验光费	
X 光诊断费	透试诊断费、摄影诊断费
健康诊断费	普通健康诊断费、身体检查、团体体格检查、普通诊断书费、特别诊断书费、死亡诊断书费、鉴定书、证明书

资料来源：《各铁路医院暨诊疗所征收医药费之办法》，《陇海铁路西段工程局两月刊》，第 5—6 期合刊，1937 年 4 月 30 日，"法规"，第 6—12 页。

由上可见，近代各铁路管理局都采取了差别化的诊疗制度，尤其是针对路外人员进行限制，规定了收费章程。铁路员工基本免费，其直系亲属则给予减价优惠。虽然这似乎对于路外人员有所不公，但实则不然，在当时铁路当局本身医疗资源就非常有限的条件下，铁路医疗机构能接纳少许路外人员就诊，已属尽力。

本章小结

综上所述，中国近代铁路当局在医疗服务方面，已经初步构建了包括"划分医疗服务区域""开展多种形式诊疗"和"实行差别收费制度"等在内的医疗工作制度和措施。这些医疗制度和措施，是各铁路管理局在医疗实际过程中逐渐形成的，具有很强的可操作性。一是通过划分医疗机构的服务区域，既可以方便铁路员工就近诊病，也明确了医疗机构之间的责任范围；二是通过开展多种医疗服务方式，适应了铁路员工分散和流动性特点，为员工就医提供便利；三是实施诊疗患者区别办法，既保障了铁路员工的基本医疗福利，同时在实现路局员工的医疗需求基础上又给予其他路外人员医疗救助。

当然，近代我国铁路医疗服务也存在诸多问题，比如医疗服务设施、医疗管理和技术水平的不济与参差不齐，医疗机构之间的畛域之分，以及医疗资源的短缺等，这些都制约其服务功能的发挥。

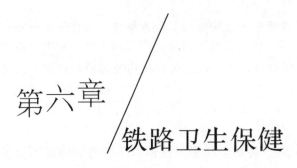

第六章
铁路卫生保健

卫生保健是立足于预防，研究健康及影响健康的决定因素，综合应用社会医学、健康教育、行为医学及环境医学等现代医学的理论和原理，提出增进身心健康的策略、措施和方法，从而实现预防疾病、保护和增进健康的目的。铁路卫生保健则是指铁路部门为达到预防员工疾病、保护和增进员工健康的目标而实施的各项措施。中国近代铁路系统虽然没有建立专门性的卫生保健机构，但其日常卫生保健工作都由铁路医院或诊疗所担任，在20世纪二三十年代也开展了如"铁路职工体检""员工疾病调查与统计""铁路禁烟禁毒"等医疗卫生保健工作，并进行了卫生知识的宣传与普及。

一、铁路职工体检

铁路职工体检，或称体格检验，较早出现于北洋政府时期。1918年6月，北洋政府交通部以"铁路机车司机职务有关行车安危"，联络京绥、京汉、京奉和津浦4家铁路管理局①，共同拟定《铁路服务检验体格规则》，于1919年8月公布实行。该《规则》规定，"机车司机、升火夫及擦车夫，掌理行车号志、旗灯标识及道岔闸口夫役，车队长及调车挂钩夫役，驾驶摇车及看守桥洞道口夫役"均须进行体格检验，检验内容包括视力、听力、心肺病、精神疾病和残废疾病等②。但这一时期铁路当局所进行的体检，其主要的目的并非为了铁路员工的身心健康，而是从铁路运营安全的角度来考虑的，且只针对

---

① 《京绥铁路实行检验体格》，《铁路协会会报》第8卷第6期，1919年6月，第97页。
② 《铁路服务检验体格规则》，《铁路协会会报》第8卷第6期，1919年6月，第30—31页。

部分员工，在实际工作中也没有全面真正地开展过。

1929 年，新成立不久的国民政府铁道部卫生处在其未来工作计划中，第一次将体格检验作为一项员工健康福利正式提出，但因时局动荡、经济不振，铁路事业不兴，加之地方铁路管理局经费问题，拖至数年也没有实施。直至 1933 年起，京沪沪杭甬、浙赣、平汉和北宁等路局才先后举办体格检验，以京沪沪杭甬铁路管理局最有成效。

1933 年 12 月，京沪沪杭甬铁路管理局制定了《制发检验员工体格证明书》和《检验体格规则》，规定："嗣后检验新录及升级员工体格，统归两路上海医院诊所办理，并由卫生课课长盖章证明，以资统一，而昭慎重。所有检验体格证明书遵照部（国民政府铁道部）颁格式并将检验规例及标准，附印于证明书后面，嗣后各处署送验新录升级员工时，悉照附呈之格式，粘贴照片查照填用。"[1] 体格检验项目包括：过去病历概要，受过何种预防注射，身长，体重，体温，脉搏，呼吸次数，血压，眼，耳，鼻，喉，握力，尿（糖质、蛋白质），牙齿，心，肺，腹部，泌尿生殖器，皮肤，神经系和四肢等[2]。一般员工的体格标准为：身长须为 1 公尺 6 公寸；肌力须注意四肢气力；握力为左手须 25 公斤，右手 30 公斤；体重则为 50 公斤以上，并与身长比例相符；视力则须 1.0，无色盲；听力则为离耳 3 公寸能辨到声音。不同工种其体格检验标准各不相同，警士及车守须注意身长及肌力，站长、车守、调车头目、查票员、接车夫、接皮带夫、领道夫、分道夫、扬旗夫、棚夫、摇车夫、司机、火夫、测量夫和厂内小工等则须注意视力、听力和肌力[3]。

尽管铁路员工体检是一项"为谋员工预防疾病，维护健康，增进工作效能"[4] 的福利事业，但京沪沪杭甬铁路管理局制定的这项政策在实施之初并没有得到铁路员工的积极响应。为此，局长黄伯樵和副局长吴绍曾带头参加体格检验，并撰文指出：体格检查，一是对公家有利，"公家之与员工，可谓息息相关。公家要发展业务，全靠员工都有很高的工作效能，而员工的工作效能，固然靠他们的才技，但如员工身体患了缺点，或时常生病，虽有很好的才技，也施展不出。可见员工身体的健康与否，和他们工作效能，尤有重要的关系，怎可忽视！而服务铁路的员工，因为工作性质和旁的不同，更不能

---

[1] 《制发检验员工体格证明书》，《京沪沪杭甬铁路日刊》第 855 号，1933 年 12 月 20 日，第 130 页。

[2] 黄子方：《京沪沪杭甬铁路二十三年份医务卫生工作概述》，《中华医学杂志》（上海）第 21 卷第 8 期，1935 年，第 922 页。

[3] 《制发检验员工体格证明书》，《京沪沪杭甬铁路日刊》第 855 号，1933 年 12 月 20 日，第 131 页。

[4] 《检验员工体格》，《京沪沪杭甬铁路日刊》第 1 362 号，1935 年 8 月 21 日，第 136 页。

不注意身体的检查"；二是与员工私人有利，员工能通过体格检查及早发现身上的病症，及时治疗与矫正，免受疾病痛苦①。

　　1934 年，路局扩大铁路职工体格检验范围，不仅包括新录、升迁或调任员工，也包括已入职员工，并规定铁路职工每年应到医院参加体检 1 次或 2次。参加过体检的员工由路局颁给证书，证书分为 3 种：一、初验证书，为白色，新员工用；二、覆（复）验证书，为蓝色，升任或调任员工用；三、自请检验证书，为黄色，为普遍员工每年检查用②。1935 年，路局通令："自本年九月二日起，为全体员工覆查体格之期，指定上海、杭州、镇江三医院为检查场所，仰各处署即与总务处商定检查日期，及分批送往检查办法，会报备查，并切实遵办为要。"路局总务处职工率先于 8 月 19 日起前往上海医院参加体检③。1936 年，路局为规范铁路员工检验体格，特制定《检验体格标准程序》，规定"检验标准"和"检验程序"两方面内容，在"检验标准"上就普通铁路员工、普通外勤员司、内勤员司和行车员工的身体标准进行限定；在"检验程序"上则分初验、复验和自请检验（指主动要求检验体格）④。另外，路局除提倡铁路员工和其家属自动到医院体检外，还要求沿线各站外脚夫，以及客车上茶役，均须至沿线各院、所检验体格，如查有传染病，非经治愈，不得在路工作⑤。路局就此专门制定《两路各站外脚夫检验体格办法》，规定由车务处各段长按照医务区域，指定各站外脚夫前往镇江、上海和杭州三医院体检，由医师出具体检证明书。若其体检有疾病或缺点，应暂停职务，限期治疗或矫正，待治愈后，凭医师证明书，方可复职⑥。

　　通过努力，京沪沪杭甬铁路管理局参加体格检验的员工人数从 1933 年年底的 11 人，增加到 1934 年的 2 608 人，但主要是新录取的员工，复验和自验的员工很少，只有 155 人和 10 人。1935 年全年有 5 003 人参加体检，其中自验员工仅有 30 人，比 1934 年增加 20 人⑦。由此可见，让铁路员工主动参加

---

　　①　《覆查员工体格的意义》，《京沪沪杭甬铁路日刊》第 1 369 号，1935 年 8 月 29 日，第 185 页。

　　②　黄子方：《京沪沪杭甬铁路二十三年份医务卫生工作概述》，《中华医学杂志》（上海）第 21 卷第 8 期，1935 年，第 922 页。

　　③　《覆查员工体格》，《京沪沪杭甬铁路日刊》第 1 361 号，1935 年 8 月 20 日，第 125 页。

　　④　《本路详订检验体格标准程序》，《京沪沪杭甬铁路日刊》第 1 606 号，1936 年 6 月 8 日，第 52—53 页。

　　⑤　黄子方：《京沪沪杭甬铁路二十三年份医务卫生工作概述》，《中华医学杂志》（上海）第 21 卷第 8 期，1935 年，第 922 页。

　　⑥　《两路各站外脚夫检验体格办法》，《京沪沪杭甬铁路车务周报》第 27 期，1935 年 2 月 4 日，第 69—70 页。

　　⑦　黄子方：《京沪沪杭甬铁路二十四年份医务卫生工作概述》，《公共卫生月刊》第 2 卷第 6 期，1936 年 12 月 1 日，第 491—492 页。

体格检验，仍然很难，有少数员工认为此项检查有害于已，不愿前往。而事实上，通过体检，有部分员工被发现有体格上的缺点，以 1934—1935 年参与初检的新进员工 4 096 人为例，其体格上的缺点如下表：

表 6-1　1934—1935 年京沪沪杭甬路局新进员工体格缺点一览表

体格缺点	缺点人数（人）	占受验人数之百分率（%）
沙　眼	1 631	39.9
近　视	599	14.6
花柳病	350	8.6
齿　病	345	8.4
皮肤病	178	4.4
其他眼病	109	2.7
尿中蛋白质	38	0.9
尿中含糖质	22	0.5
色　盲	14	0.3
受检验人数 4 096 人，合格者 3 527 人，不合格者 569 人		

资料来源：黄子方：《京沪沪杭甬铁路二十四年份医务卫生工作概述》，《公共卫生月刊》第 2 卷第 6 期，1936 年 12 月，第 491—492 页。

由上表统计可知，参与体检的员工基本都有这样或那样的体格缺陷，不合格者达 569 人，占比 13.89%，不合格项目当中还不包括血压、身长和体重等几项指标。因此，职工体检不仅可以保证新纳员工的身体条件符合要求，也可以通过员工的定期检查，预防疾病，提高工作效率。

浙赣路局也积极开展这项保健工作，1935 年，先后制定了《浙赣员工健康体格检验办法》和《新雇工匠夫役检验体格暂行办法》。针对在职员工，前者规定："各员工均应于规定期内（每年十二月至翌年二月止）听受此项检验，在每届举行期满后，由人事股负责查封。如有未经检验者即行通知其主管课，转饬赴验。至（每年）四月十五日止仍不遵照投验者，应予停发薪资。"在检验程序上，"每届检验期前半个月，各课应即备体格检验表分发，第一次受验之各员工每人各二份，于规定期内携同二寸半身相片二张赴就近之本路自办诊所或指定地点听受检验。前项检验表由各医师于检验后，以一份存查，一份汇转人事股登记保存，于第二年举行检验期前半个月再行分发，各员工持凭受验，至第五年止，第六年及以后每满五年另行换发新表一次"①。针对新进之工役，后者规定："各处新雇工匠夫役，无论添雇或递补，经呈准雇用到差后，应于十日内一律检验体格。"各处工匠夫役因其工种之不同，体检项目不同，行车人员须检验呼吸器、耳部、眼部和精神病，工匠须检验握力、呼吸器、耳部、眼部和精神病，而一般夫役则须检验呼吸器、耳部、眼部和皮肤及性病②。在路局的推动下，1935—1937 年，浙赣铁路员工体格检验工作有序开展，据 1937 年 4 月 1 日至 30 日的统计，体检人员 151 人，合格者 136 人，不合格者 15 人③。

二、员工疾病调查与统计

为了解铁路员工的健康状况及各路医务开展情形，从而有助于路方实施有针对性的卫生保健和疾病预防工作，20 世纪 30 年代铁路当局进行了特定病种调查和医务工作统计等事宜。

（一）特定病种调查

铁路当局调查的特定病种主要有肺痨、沙眼及疟疾等，这些疾病都是危害铁路员工和当时中国国民身体健康的严重病种。

肺痨，即近代医学所称的肺结核，产生的真正原因在于人体肺部受到结核菌的入侵而产生的病变，其过程相对比较缓慢，而且具有极强的传染性，是典型的慢性传染病。其临床表现为咳嗽、咯血、盗汗等。肺结核难以治疗，成为近代中国的"绝症"，有谈"核"色变的恐怖气氛。时人曾称"痨病灭中国"，而其言也并非夸大之词④。据 1935 年国民政府卫生署调查，中国每 1 万人中，有痨病 4 000 人，全国有痨病者 1 600 万人，每年死于该病者 200 万人，死亡率高达 25%⑤。以全国人口计算，则死亡率也高得惊人，每 10 万人口当中，每年因肺结核死亡约 500 人⑥。假定每人平均损失 2 000 元，则每年全国损失达 32 亿元，且死者多为活泼的青年，无论直接还是间接，均影响当时社会经济的发展，有损国家与民族的元气⑦。

---

① 《浙赣铁路局员工健康体格检验办法》，《浙赣铁路月刊》第 2 卷第 6 期，1935 年 11 月，第 14 页。

② 《新雇工匠夫役检验体格暂行办法》，《浙赣铁路月刊》第 1 卷第 9 期，1935 年 2 月，第 13 页。

③ 《统计：浙赣铁路二十六年四月份员工警检查体格统计表（本月一日至三十日）》，《浙赣铁路月刊》第 3 卷第 12 期，1937 年 5 月，第 44 页。

④ 钟志和：《防痨声中吾人对于肺痨应有之认识》，《防痨月刊》第 2 卷第 1 期，1936 年 1 月，第 23—25 页。

⑤ 沈松年：《肺痨论说》，《民生医药》第 6 期，1935 年 1 月，第 17 页。

⑥ 朱贵卿：《肺结核》，科学普及出版社 1963 年版，第 15 页。

⑦ 伍连德：《疗治肺痨新法》，《防痨》第 1 卷第 4 期，1935 年 2 月，第 205 页。

肺结核的危害不言而喻，给国人的心理留下了阴影。当时国际学术界认为肺结核病是一个源于社会经济因素的社会性疾病①，想要对它进行有效的控制，就需要实施社会经济改革，以提高普通劳动者的生活水平和生活质量，改良居住环境。但是，仅仅依靠单一的公共卫生政策，其效果注定有限。因此，基于更加务实的考虑，中国不可能立刻实施积极向上的经济改革。有"中国公共卫生之父"之称的兰安生②也就此建议，政府不应急于以防治肺结核为切要目标，而应该把有限的资源用于其他易于防治的疾病上③。但是，随着医学的发展和人们对肺结核病因的逐渐了解，20 世纪 30 年代医界精英和各类社会医学团体发起了防痨运动。

铁路当局对于防痨也有所关注，早在 1925—1927 年，京汉铁路管理局就曾与北平西山天然疗养院签订合同，将路局肺痨病人送入该疗养院，所有费用均由路局支付④。1931 年，国民政府铁道部卫生处诊疗所医师王畏三在《铁道卫生季刊》上发表《肺痨疗养法》，就休息、饮食和空气三个方面提出肺结核的疗养方法⑤。1933 年 12 月，国民政府铁道部以"（肺结核病）为人类之大敌，欧美各国，对于是病之预防及治疗，异常注意，我国民智幼稚，经济困难，故全国患结核病之人数，当在千万以上，铁路为国营企业，员工有十余万之多，对患肺结核之员工，若不设法救济，非但有背人道，且亦于路有损，惟救济之道，先须从调查入手"⑥。铁道部遂于当年制定了《各铁路员工肺结核病调查表》1 种，分发各路，限 4 个月内填报⑦。其目的就在于通过调查统计，以掌握铁路员工患此病的人数多寡、患病程度，从而更好地制定对员工的救济方案，以谋防杜此项疾病的传染⑧。铁道部的调查表分发各路

---

① David S. Barnes. *The Making of a Social Disease*：*Tuberculosis in Nineteenth-Century France*. University of California Press，1995.

② 兰安生（1890—1962），国际著名公共卫生专家，1921 年任职于北京协和医学院，教授公共卫生学，1924 年创办公共卫生学系。1925 年在其主持下，在北京东城区建立北平第一卫生事务所，进行城市基层公共卫生服务体系的尝试，取得明显的成效，被称为兰安生模式。参见王勇：《兰安生与中国近代公共卫生》，《南京医科大学学报》（社会科学版）2013 年第 1 期，第 13—17 页。

③ 雷祥麟：《习惯成四维：新生活运动与肺结核防治中的伦理、家庭与身体》，（台北）"中央研究院"近代史研究所集刊 2011 年第 74 期，第 139 页。

④ 吴次炎：《平汉铁路卫生刍议》，《铁道卫生季刊》第 1 卷第 1 期，1931 年 8 月，第 105 页。

⑤ 王畏三：《肺痨疗养法》，《铁道卫生季刊》第 1 卷第 2 期，1931 年 12 月，第 29—35 页。

⑥ 王畏三：《卫生科一年来工作之回顾》，《铁道卫生》第 6 期，1934 年 3 月，"言论"，第 9 页。

⑦ 《国际劳工消息》，《国际劳工》第 1 卷第 2 期，1934 年 2 月，第 83 页；《令发铁路员工肺结核病调查表一种仰转饬卫生医务机关于四个月内详细填报由》，《平绥路闻》第 15 号，1934 年 1 月 9 日，"部令"，第 3 页。

⑧ 《铁道部训令第 7 550 号》，《铁道公报》第 735 期，1933 年 12 月 12 日，第 1 页。

之后，各地方铁路管理局并未给予积极响应，只有京沪沪杭甬及平汉两路局对此有所回应。1934年，曾任京沪沪杭甬铁路管理局卫生课长的胡宣明在其撰写的《本路员工的健康问题》一文中提出了要在该路设立员工肺病疗养院的计划[①]，平汉铁路管理局则于1935年聘请肺痨专家在该路进行演讲[②]，而至于地方铁路管理局有没有按期向铁道部呈报统计数据，没有下文。

沙眼与疟疾也是铁路当局的调查对象。1934年8月，平绥铁路管理局鉴于"员工患砂（沙）眼症者甚多，此症重则失明，轻则减少视力且易传染，若不早为设法，深恐滋蔓难图"，派西直门医院专门眼科医师朱毓芬赴沿线调查。经过调查，该路职工患眼病者很多，其中以沙眼最多，大多在平地泉与绥远一带，次之为双菌性结膜炎症及病毒性眼病。为救治患眼病员工，路局医务长室购买了治疗该病的硫酸铜膏剂5磅，装盒分发各院给患眼病的员工使用，同时购买玻璃棒百只用于给患病员工涂抹膏药[③]。平汉铁路管理局则令公共卫生护士对沿线各段站员工患沙眼的情况进行调查，并举办预防沙眼运动[④]。

京沪沪杭甬铁路管理局对沿线的疟疾调查最为详细。1934年7—9月，路局鉴于"疟疾为我国最普通之地方性流行病，两路路线经过之地，多田亩池沼，疟蚊产卵多在田亩池沼繁殖滋生，员工作息其地，夏秋之间，不为疟蚊侵害者几希，以前无确实统计可以稽考"，派镇江医院医生张理觉对此进行调查。调查的方法是由南京、镇江、苏州、上海和吴淞沿线各路诊疗所寄送涂有血液标本的玻璃片1031份，由张理觉医生对其进行检验，得出其中含脾肿的人数、脾肿程度、含疟原虫血片数及疟疾类别。其中在被调验血液标本中验出带有疟疾原虫者131份，占被验人数12.61%，脾脏肿大者201人，占被验人数19.31%，常州、吴淞等地员工所感染的间日疟最高，苏州等地员工则以恶性疟为多。值得注意的是，在此次调查中，在镇江发现有回归热螺旋体血片1份，在吴淞发现血丝虫血片1份，这对于两路的公共卫生有指导意义。根据调查结果，张理觉医生提出疟疾的预防与治疗方法[⑤]。

---

① 胡宣明：《本路员工的健康问题》，《京沪沪杭甬铁路日刊》第951号，1934年4月17日，第108页。

② 《平汉铁路管理局工作报告二十四年十二月份》，《铁路月刊——平汉线》第69—70期合刊，1936年2月29日，"工作报告"，第9页。

③ 《卫生》，平绥铁路管理局：《平绥》（第2册），1934年7月1日至1935年6月30日，编者印行，出版年份不详，第229页。

④ 《平汉铁路管理局工作报告二十五年九月份》，《铁路月刊——平汉线》第79期，1936年11月30日，"工作报告"，第6页。

⑤ 张理觉：《京沪路疟疾调查报告》，《中华医学杂志》（上海）第21卷第5期，1935年，第555—558页。

（二）医务工作统计

北洋政府交通部时期铁路医务工作的统计，只在部分铁路管理局开展过，且统计内容与标准混乱，年份也不完整。20 世纪 30 年代，国民政府铁道部为掌握各路日常医务工作概况，保障铁路员工的医疗服务，要求各路按月向部填报医务工作统计表。统计表由铁道部统一印制，填写项目主要包括诊疗人数和诊疗疾病等。诊病人数分初诊、复诊及住院 3 类，诊疗疾病则分内科、外科和传染病 3 大类，其中内科病一般分为呼吸部病（肺痨及流行性感冒除外）、血运部病、消化部病（伤寒、霍乱、痢疾除外）、神经系病、泌尿生殖器病（凡手术治疗者应归入外科类）、中毒类病、脚气病、其他等 8 种；外科病一般分为天然外科病（包括大、小手术治疗两种）、意外受伤（包括大、小手术治疗两种）、沙眼病、其他眼病、齿病、耳病、鼻病、喉病（白喉除外）、皮肤病等 9 种；传染病则分为肺痨病、伤寒、霍乱、痢疾、天花、白喉、猩红热、流行性脑脊髓膜炎、斑疹伤寒、肺鼠疫、腺鼠疫、疟疾、流行性感冒、其他传染病等 14 种。另外，员工诊病与住院的统计还包括住院天数、痊愈者、未愈者、死亡者、打防疫针者及种牛痘者人数等项目①。

各地方铁路管理局基本上遵照部颁表格填写，但在疾病分类与统计表样式上也有所差异。例如，平汉铁路管理局自 1935 年起自订病种月报表 1 种，为"各院所疾病分类百分比图"和"诊疗病类人数统计表"，其病种分类与铁道部及其他路局统计病种有所不同，传染病没有统计鼠疫一项，外科病增加妇科病一项，内科病增加小儿病一项②。京沪沪杭甬铁路管理局的统计表与疾病分类最为详细，其统计表有"各医院诊所门诊疟疾、痢疾、流行性感冒、肠炎及肠溃疡统计表""各医院诊所门诊及住院人数统计表""各医院诊所门诊最多数病类比较表""传染病及寄生虫病"等多种，疾病约分"传染病及寄生虫病""癌及其肿瘤""风湿病，营养病，内分泌腺病及其他全身病""血及造血器官病""中毒""神经系及感觉器官病""循环系病""呼吸系病""消化系病""生殖泌尿系病""妊娠，生产及产后病""皮肤及蜂窝组织病""骨及运动器官病""先天性畸形""初生婴儿病""老年疾病""意外受伤"及"原因不明病症"等 18 种。各病种统计时还有更加详细的分类，如"传染病及寄生虫病"又分为伤寒及副伤寒、斑疹伤寒、天花（水痘在内）、麻疹、猩红热、百日咳、白喉、流行性感冒、痢疾、脑脊髓膜炎、肺结核、其他器官结

① 铁道部参事厅第四组：《铁道年鉴》（第 2 卷），汉文正楷印书局 1935 年版，第 1 119 页。
② 张学诚：《平汉铁路二十三年份、二十四年年份医务卫生工作概述》，《铁路月刊——平汉线》第 78 期，1936 年 11 月，"论著"，第 29—30 页。

核、花柳病、败血病（非产后者）、疟疾、其他原虫病及寄生虫病、其他传染病等 17 种[1]。

员工病种的调查及医务工作统计，是铁路当局有效掌握铁路员工身体健康状况的重要途径，为其制定相关预防、防治措施提供事实依据。

三、铁路禁烟禁毒

20 世纪 20—30 年代，铁路当局在铁路系统内部开展"断禁"和"渐禁"两个阶段的铁路禁烟禁毒工作。其原因，一是受国民政府陈义甚高的"民族主义旗号"的主导；二是基于铁路禁烟的实际需要。近代铁路员工人数庞大，分布全国各地，染有毒品嗜好者不在少数。据郭培青研究，当时"全国铁路员工之染有毒品嗜好者，据调查所得，平均约占二十分之一"，以 1934 年全国铁路员工 127 075 人计算，则染毒品者近 25 000 人，"此种恶毒嗜好之潜伏路界，诚为我服务路界员工之绝大污点"[2]，也于铁路员工身心健康和路务发展不利。因此，铁路当局围绕铁路员工"禁吸"和烟毒"禁运"两个主要内容，设立禁烟机关、颁布禁烟规程，取得了一定的成效。但在实际操作过程中铁路当局禁烟禁毒工作的诸多不足，使其成效不彰。

（一）"断禁"时期的铁路禁烟禁毒

南京国民政府建立初期，中国烟毒泛滥成灾，从而引发了一系列的政治、经济和社会问题，并招致国际社会的不满，这给新生的国民政府带来了严峻的考验。为获得国内外的支持、巩固孱弱的政权，1928 年 7—11 月，国民政府专门成立了隶属于行政院的全国禁烟委员会，并召开第一次全国禁烟会议，决心实行全面的、彻底的禁绝烟毒，称为"断禁"政策。在此政策主导下，刚成立不久的国民政府铁道部也积极行动起来，在铁路系统内推行禁烟禁毒工作。

第一，颁布禁烟规章。1929 年 11 月，《铁道部及直辖各机关厉行禁烟规程》颁布，共计 14 条，规定禁烟对象为"吸食鸦片、施打吗啡、服用金丹白丸及其他麻醉替代品"的铁路职工，禁烟措施则包括"联保""声明告发"及"监察"。

"联保"规定，"凡本部及直辖各机关职员其等级相同及办事地点相近者应集合五人填具正副保结，互相联保确不犯有烟癖"，若"同级职员不足五人时应与等级相差最小及办事地点较近之职员集合五人互相联保，但本管上官

---

① 黄子方：《京沪沪杭甬铁路二十三年份医务卫生工作概述》，《中华医学杂志》（上海）第 21 卷第 8 期，1935 年，第 916—921 页。

② 郭培青：《铁路禁烟问题之商榷》，《铁道卫生》第 7 期，1934 年 12 月，第 15—20 页。

不得与下属员司联保","联保职员中倘发现犯有烟癖者应立即撤差,其他联保职员应分别情节处以撤差或降级处分,但先行告发者得酌量轻减,分别情节处以记过或警告之处分",而对于那些不加入联保的职员则以违抗命令处以撤差。铁道部要求各直辖机关于部令接到之日起,于一个月内将联保事项办妥,向铁道部呈报。

"声明告发"规定,职员中若有犯烟癖者,限本《规程》公布后两星期内自行声明"勒限戒断,听候调验",假若隐瞒不报,被经发现或他人告发而证实者则立即撤差。对于告发者,铁道部规定"用书面签名盖章,直接向部长或本部直辖各机关最高长官告发,为保护告发者起见,告发者之姓名应予严守秘密,但告发后经证明与事实不符者,应受撤差或降级处分"。

"监察"制度则规定,上级长官有随时监察犯有烟癖下属职员的责任,如果直接本管上官明知下属职员犯有烟癖而匿不举报,一经发现则应分别情节受停职、降级或罚俸处分,若仅有失察之责时应受罚俸或记过处分。同时,间接高级长官亦应同负考查举报之责,若犯有上述失误者应同受处分,但处分仅为罚俸、记过或警告处分。

最后,为保障铁路系统禁烟禁毒的顺利开展,《规程》还要求铁道部和地方路局分别成立专门的禁烟调验委员会和禁烟调验委员会分会①。《规程》是铁路当局"断禁"时期开展禁烟禁毒工作的基础性法规。它的颁布标志着铁路当局禁烟禁毒的正式开始。

第二,设立禁烟机关。为监察各直辖机关切实推行禁烟规程,铁道部于1929年11月11日在部内设立禁烟调验委员会,各直辖机关则设立禁烟调验委员会分会,并先后颁布《铁道部禁烟调验委员会规则》《铁道部禁烟调验委员会办事细则》《铁道部禁烟调验委员会分会办事细则》《铁道部禁烟调验委员会调验细则》和《铁道部禁烟调验委员会分会调验细则》。铁道部禁烟调验委员会由7人组成,铁道部卫生处处长胡宣明任主任委员,另有张荫庭、陈君朴、胡絜、沈祖伟、徐承燠和池博等6名委员②。各直辖机关调验委员会分会则由5人组成,其主要职责是对"自行声明戒断请验之职员,部长或各机关送验之职员"进行督查调验,以验明犯有烟癖之职员是否戒断,并发给证明书③。检验期满后,无论是否有烟癖都出具证明书,对其在检验期间的受检各项分别叙明。证明书的格式大体包括铁路职员的基本信息(姓名、性别、

---

① 《铁道部及直辖各机关厉行禁烟规程》,《铁道公报》第15期,1929年11月13日,第1—3页。

② 铁道部总务司文书科:《铁道部职员录》,编者印行,1929年12月版,第81—82页。

③ 《铁道部禁烟调验委员会规则》,《铁道公报》第15期,1929年11月13日,第3—5页。

工作单位等）及检验项目，其中检验项目包括"检查体格""隔离状况""化学物理检验"等几项，体格检查分身体消瘦、面色黄白、血亏乏力、瞳仁缩小、心绪不快、烦躁不安、消化不良、涎汗减少及其他病症病情；化学物理检验分尿、粪、呕吐物等，最后勾划是否有烟癖①。

另外，为直接领导和推动铁路系统的禁烟禁毒工作，1929 年 12 月 26 日，铁道部在南京召开了第一次全路禁烟禁毒会议，就全面落实禁烟禁毒措施进行布置，并制定了考核地方路局调验委员会分会的方案，规定对地方路局禁烟调验分会的考核一年分为 3 次，每年 1 月考核上年的 9—12 月，每年 5 月考核当年的 1—4 月，每年 9 月则考核 5—8 月②。

第一次全路禁烟禁毒会议召开后，地方路局的禁烟禁毒工作逐步开展起来。南浔路局率先于 1929 年 12 月初设立分会③，平汉铁路管理局则于 1931 年冬设立分会和第一、二分所④，胶济铁路管理委员会也于该年设立分会，并在坊子医院专门设立调验室 1 处⑤。禁烟禁毒措施也得以推行，例如在南浔铁路，1929 年 12 月初路局禁烟调验委员会分会发出《通告》，要求全路有烟癖者应于 12 月 15 日前到该会自首，对于自首者分会将给予一定的戒除期限，但至多不得超过 3 个月。《通告》提醒："在这戒断期间，如果他（自首烟癖者）仍能到公服务，那就更好，纵然不能到公，也可按照管理局病假章程办理，决不撤差的，所以凡有烟癖的人，总以自首为最好"；对于逾期不自首者，《通告》警告说："过了这时间就不能自首了，如果在自首期间不自首，以后发现或被人告发，马上就要撤差的。"路局禁烟调验委员会分会对于告发属实者给予保密和奖励，而对于诬告者则进行处分，并建立 5 人联保制度，要求路局各机关、各部门直接长官应负主要职责，对于有下属患烟癖者进行劝诱，促其自首，若匿而不报，也要同受处分⑥。

在"断禁"初期，铁路当局在禁烟禁毒上还算比较积极，实施了一系列措施，同时也对利用铁路贩卖烟毒的行为进行打击。但是，这些措施并没有持续多长时间，很快就发生了逆转。1932 年 1 月，铁道部禁烟调验委员会被

① 《铁道部训令第 3 707 号》，《铁道公报》第 50 期，1930 年 3 月 19 日，第 7—10 页。

② 胶济铁路管理委员会：《胶济铁路接收八周纪要》，编者印行，1931 年 1 月版，第 42—43 页。

③ 《铁道部禁烟委员会直辖南浔铁路禁烟调验委员分会为开始工作告全路员工兵警》，《南浔铁路月刊》第 7 卷第 11—12 期合编，1929 年 12 月 15 日，"附录"，第 1—2 页。

④ 《本路二十一年医务卫生总报告》，《铁路月刊——平汉线》第 35 期，1933 年 3 月 1 日，"工作报告"，第 20 页。

⑤ 胶济铁路管理委员会编：《胶济铁路接收八周纪要》，编者印行，1931 年 1 月版，第 42 页。

⑥ 《铁道部禁烟委员会直辖南浔铁路禁烟调验委员分会为开始工作告全路员工兵警》，《南浔铁路月刊》第 7 卷第 11—12 期合编，1929 年 12 月 15 日，"附录"，第 1—2 页。

裁撤，其禁烟事务由铁道部总务司卫生科负责①。随后，各地方路局也纷纷将禁烟调验委员会分会裁撤。至此，"断禁"时期的铁路禁烟禁毒工作基本上停止了。

（二）"渐禁"初期的铁路禁烟禁毒

经过近两年多时间的停滞，至1934年铁路当局又开始推行禁烟禁毒措施。这其中的原因，主要是受国民政府"分年渐禁"政策的影响。自1932年起，国民政府就在鄂豫皖"剿共"地区推行由军事委员会直接负责的"分年渐禁"的禁烟政策；1934年，军事委员会将禁烟地区扩大至鄂、豫、皖、赣、苏等10省，并制定了相对严厉的惩戒措施；1935年6月，国民政府又加强了禁烟禁毒的力度，将全国禁烟委员会裁撤，改设禁烟总监，由军事委员会委员长蒋介石兼任②，并发起自1935—1941年所谓的"两年禁毒，六年禁烟"运动。近代中国历史上最大规模的禁烟禁毒运动由此拉开序幕③。

正是基于国民政府再度加强禁烟禁毒工作的现实，1934年5月19日，铁道部训令各地方路局，规定："凡染有毒品嗜好之员工，统限3个月完全戒除。如期满经调验尚未戒绝者，撤职法办，决不宽贷。"④ 措辞之严厉远远超过"断禁"时期。同时，为使各路局对铁路员工烟癖的检验更加细化和可执行，铁道部重新颁布《各铁路员工烟癖调验办法》和《毒品嗜好检验报告表》（甲、乙两种），虽然检验项目与之前基本相同，但在操作上面必须由铁路医院或委托医院办理，调验日期至少为7日，必要时可延长3日，规定被调验人员"进医院后，即不得接见家属亲友，及携带任何物品，并应穿着医院所备衣服"。同时，铁道部要求各地方路局要切实认真推行，并要将办理过程情形，随时呈报铁道部，以凭考核⑤。

铁道部训令下达后，北宁、平汉、京沪沪杭甬及胶济等路局先后响应，命令其下辖的各机关、厂段站主管长官开展各该管辖范围内铁路员工的禁烟禁毒工作。但各地方路局禁烟禁毒工作的推行办法和速度，并不一致。

较早开展禁烟工作的是北宁铁路管理局，1934年10月13日，北宁路局发布局令，要求各单位主管负责"查明所属员工有无毒品嗜好，切实具报，如有可疑之员工，即限令于3个月完全戒除，并开列职名，先行呈局，以凭限满调验在案"。北宁铁路管理局因担心"各部分检举或有未周，致违功令。

① 《铁道部令第187号》，《铁道公报》第245期，1932年2月3日，第2页。
② 《中会决设禁烟总监》，《民众之友》第1卷第7期，1935年6月10日，第20页。
③ 《行营通令施行禁烟禁毒实施办法》，《警察月刊》第3卷第3期，1935年3月30日，第96页。
④ 《部颁铁路员工烟癖调验办法》，《京沪沪杭甬铁路车务周报》第4期，1934年8月27日，第46页。
⑤ 《铁路员工烟癖调验办法》，《工训周刊》第137期，1934年10月22日，第4版。

兹为严密考察起见"，特别制定本路局的《考查员工烟癖办法》4条、《调验烟癖办法》9条及《被调验者应守规则》17条①。对本路铁路员工是否有烟癖、烟癖调验具体操作程序，以及被调验人员的规则都做了比较详细的规定，如在员工是否有烟癖的认定条件上，其规定："被调验者初入院检查时，即发现携带或身体任何部分附着有鸦片等及其他代用品者，即作为有瘾论"，"被调验者入院后二十四小时以内之尿，经化学检查为阳性反应（即含有烟毒），并发现部颁检验报告（甲）各项禁忌现象者，即确定为有烟癖"②。与此同时，路局还要求各单位推行员工5人联保制度。

平汉铁路管理局也是自1934年10月开始调验员工烟癖的，至12月全路员工共有600余人申明需要接受调验③。但在禁烟联保上面，推行进度相对滞迟。直到1935年1月，路局才发布命令要求各处署员工，每5人填写一份禁烟保结，限1个月内完成。可是1个月过去后，仍有许多处署单位没有按期上报保结单，后经路局多次催促至1935年10月总算呈报完毕。由于员工填写保结时间"先后悬殊太远，以致无法汇办，且本路举办联保期间，正值调验最严紧之时，其中因有瘾而被开革员工已属不少，故未便使先送保结者，连带受处，而后送保结者，侥逃责任"。为避免这种情况发生，路局决定将联保时间推迟至1936年1月1日为最后期限，并规定："凡以前联保内有因烟瘾被革者，其他联保人员，准其另填联保1份，限1935年12月31日以前呈局，逾限未送者，照禁烟规程第6条办理。新到差员工，一律应补送保结。"④

为督促各地方路局积极开展禁烟禁毒工作，铁道部于1935—1936年曾多次发布训令，要求各地方路局、管理委员会，以及其他直辖单位，切实推行禁烟禁毒。如1935年1月铁道部发布部令，要求各单位将1934年9—12月的禁烟考绩情况上报，"毋再稽延"⑤；1936年5月，铁道部又通令各直辖单位，要进行广泛的禁烟禁毒宣传，并要求各单位将国民政府拟订的宣传标语"1至11各条，照制搪瓷牌转发所属各铁路管理局悬挂火车明显之处，务使旅行人民触目惊心，共遵禁令，并饬于6月3日禁烟纪念日，加缮第12条标语，于

① 《局令人字第288号》，《北宁日刊》第1164号，1934年10月19日，第1—3页。
② 《局令人字第288号》，《北宁日刊》第1164号，1934年10月19日，第1—3页。
③ 《本路二十三年十月至十二月行政计划》，《铁路月刊——平汉线》，第56期，1934年12月31日，"行政计划"，第4页。
④ 《平汉铁路管理局工作报告二十四年十月份》，《铁路月刊——平汉线》第68期，1935年12月31日，"工作报告"，第7—8页。
⑤ 《铁道部训令总字第307号》，《铁道公报》1082期，1935年2月5日，第2页。

火车临时粘贴，广为宣传"①。

在推行以铁路员工"禁吸"为主旨内容的禁烟禁毒工作的同时，铁路当局也开展打击利用铁路交通运输毒品的"禁运"工作。

首先是针对铁路员工私运或者包庇运输毒品问题，1935 年 3 月颁布的《铁道部禁止铁路员工警役私运毒品联保联坐规则》规定："铁路员工警役应 3 人互相联保，不得私运毒品，如联保之任何 1 人发觉在铁路私运毒品，查明属实时，同联保人应负连坐之责任"，"路局应于 3 个月内办理完竣，将联保名册呈部备案，其续行联保者均应随时报部，凡逾限不照章具保者，以抗令论予以停职。"并规定结保、退保及联保人之间的奖惩措施②。同年 5 月，铁道部为规范填写联保保结式样，避免各路局"参差不齐"，特制定联保保结式样 1 份，要求尚没有开始施行联保的路局遵照办理③。

其次是针对烟毒贩子利用铁路运输问题，铁路当局与禁烟督察处合作共同协查。1935 年 9 月，国民政府军事委员会颁布《铁路检查毒品暂行办法》8 条，规定铁路当局和禁烟督察处共同承担缉查通过铁路运输毒品的违法行为，并规定"禁烟督察处检查铁路旅客行李或货物包件夹带之毒品，以站外施行为原则，但据有密报认为必要时得会同铁路员警在站内或车上施行不拘地点之特别检查"。同时，《铁路检查毒品暂行办法》还就禁烟督察处与路警之间在查处烟毒问题上的相关协调机制进行了约定④。1936 年，国民政府军事委员会又对此《办法》重新进行了修订。铁道部为促使铁路警察认真、切实履行检查毒品的职责，还特别制定了《铁路警察查获鸦片毒品奖金支配办法》，对举报毒品线索者、亲自查获毒品者之警察署或警段等人员和单位给予一定比例奖金分配⑤。

铁路当局的禁烟禁毒工作在国民政府"二年禁毒，六年禁烟"政策推出后的 1936—1937 年达到顶峰。但持续时间不长，抗战爆发以后，因我国铁路

① 《铁道部训令总字第 2 345 号：令发禁烟禁毒标语，仰依照制就悬挂火车明显之处，广为宣传》，《铁道公报》第 1 496 期，1936 年 6 月 11 日，第 2 页。1～12 条标语分别为："一、拥护蒋总监禁烟禁毒政策，二、澈（彻）底实行两年禁毒六年禁烟计划，三、戒烟戒毒要自今日起，四、制造及运售毒品者一律枪毙，五、自二十六年一月一日起吸用毒品者枪毙，六、禁绝烟毒为复兴民族的先决条件，七、禁种鸦片是政府保农政策，八、禁绝烟毒必须政府与民众力量结为一，九、鸦片烟是中华民族公敌，十、禁烟与剿匪并重，十一、全国民众共起拒毒，十二、六月三日是纪念林公则徐在九十七年前焚毁烟土的一日。"

② 《铁道部禁止铁路员工警役私运毒品联保连坐规则》，《浙赣铁路月刊》第 1 卷第 11 期，1935 年 11 月，第 12 页。

③ 《铁道部训令参字第 1 639 号》，《铁道公报》第 1 170 期，1935 年 5 月 20 日，第 2—3 页。

④ 《铁路检查毒品暂行办法》，《湘鄂铁路旬刊》第 112 期，1935 年 9 月下旬，第 21 页。

⑤ 《铁路警察查获鸦片毒品奖金支配办法》，《铁道公报》第 1 187 期，1935 年 6 月 8 日，第 1—2 页。

大多被日军占领，铁路员工四散逃离，铁路管理体系也随之转入战时体制，铁路禁烟禁毒工作亦因此中断。

（三）铁路禁烟禁毒的成效与不足

20世纪20—30年代，铁路当局的禁烟禁毒工作在"断禁"和"渐禁"两个阶段都取得了一定的成效，但"渐禁"时期的成效更加明显一些。

第一，在"禁吸"方面，截至1932年6月的"断禁"时期，铁道部共审核各路禁烟调验员工为86人，计津浦铁路13人、潮汕铁路14人、湘鄂铁路4人、胶济铁路13人、京沪沪杭甬铁路17人、正太铁路13人、北宁铁路22人。其中经调验确认患有烟癖而没有戒除的23人，皆照章开除职务。其余人员或者戒除，或者并无烟癖[1]。"渐禁"时期，铁路当局由于比较全面贯彻了国民政府军事委员会禁烟禁毒的方针与政策，取得了显著成效。截至1936年2月，各路局共呈报调验染有毒品嗜好的员工达1 487人，其中有629人因未能戒绝而被革职[2]。

第二，在"禁运"方面，铁路当局也取得了不俗的成绩，特别是在"二年禁毒，六年禁烟"时期，各地方路局都多次查获通过铁路交通贩运烟毒的案件。据统计，自1935—1937年，铁路当局共缉获烟案1 385件，毒案472件，合计1 857件[3]。铁路当局的禁运为20世纪二三十年代的禁烟禁毒做出了贡献，其缉获的烟毒案件就全国而言也不算少数，以1935年为例，铁路当局缉获烟案577件和毒案164件，而同期全国各省市缉获的烟案也只有499件、毒案则为575件[4]。

第三，从理论上说，铁路当局的禁烟禁毒工作使铁路员工吸食烟毒数大为减少，有利于增进铁路员工的身体健康，提高铁路员工的工作效率，从而有利于促进铁路事业的发展。同时，铁路当局的禁烟禁毒工作在一定程度打击了烟毒的运输，对当时国民政府的禁烟禁毒运动是一个重要的支持。

尽管铁路当局取得了一定的成绩，但从实际的操作过程来看，这一时期铁路当局的禁烟禁毒工作也存在诸多不足之处。

一是铁路当局禁烟禁毒政策受国民政府禁烟禁毒政策影响巨大。可以说，国民政府禁烟禁毒政策是否严厉，直接决定了铁路当局禁烟禁毒政策的松紧、

---

① 铁道部铁道年鉴编纂委员会：《铁道年鉴》（第1卷），编者印行，1933年版，第391页。

② 王畏三：《各铁路卫生医务过去及现在之概况与将来之希望》，《铁路杂志》第1卷第9期，1936年2月，第122页。

③ 《六年来各铁路缉获私运烟毒案件》，《统计月报》第63—64期，1941年11—12月，第26页。

④ 《六年来各铁路缉获私运烟毒案件》，《统计月报》第63—64期，1941年11—12月，第16—17页。

执行力强弱和连续性与否。正因如此，铁路当局的禁烟禁毒政策存在着时紧时松、执行力不高以及没有连续性的问题，甚至在 1930—1932 年处于完全无人问津的境地。

二是铁路当局的禁烟禁毒工作在具体操作上也存在权力纠葛，造成禁烟相关部门之间的内耗。其突出表现在铁路当局治理烟毒运输问题上，起初针对烟毒贩子利用铁路运输毒品，铁路当局与路外禁烟机关都有权进行干涉和查处，但是在如何干涉和查处方面，特别是涉及烟毒品已进入车站内和火车车厢后，路外禁烟机关是否有权直接进入站内或车厢实施搜查问题，双方没有协调好，造成路局对于路外机关进入铁路系统执法产生了不满，甚至有抵触情绪。例如 1931 年，察哈尔省政府禁烟禁毒检查所在没有通知平绥铁路管理局的情况下即登上平绥路局的列车实施检查，招致路局抵制。平绥路局以"维持秩序，保全旅客安全"为由[1]向铁道部汇报此事。后经铁道部和全国禁烟委员会交涉与协商，最终达成路外机关检查烟毒以站外为主的基本原则，如有必要进入站内检查则需要通知铁路当局，由路警参与共同检查。虽然双方达成一致意见，但在后来的具体实践过程中，各地方铁路当局与路外禁烟机关还是存在难以协调的问题，比如什么情形可视为"必要"？双方如何协同检查？等等。

三是铁路当局在禁烟禁毒方面配套制度与设施不足，制度方面缺乏统一的专业禁烟禁毒机构，虽然初期铁路当局设立有禁烟调验委员会及分会，但1932 年以后就被撤销；设施方面，各地方路局既没有专业的禁烟禁毒人员，也无供铁路员工禁烟的调验场所，以及提供替代吸烟的消遣与娱乐设施。正是因为如此，在许多铁路沿线小站上，有的工人因为生活苦闷，自甘堕落，不是赌博就是吸食鸦片，甚至还有吸食"什么白面、红丸、快上快等毒品"的[2]。这些不足大大制约了铁路当局禁烟禁毒工作的开展。

四、卫生知识普及

卫生知识普及的核心是教育人们树立正确的卫生观念和卫生意识，自觉改变不良的卫生行为。中国近代铁路员工多来自社会底层，文化素质不高，更不了解何为卫生，甚至对如何保持卫生以增进身心健康都不关心。因此，要提高铁路员工的卫生意识，必须向他们普及一定的卫生知识，增强他们对卫生重要性的认识，才能使他们自觉去维护卫生。这既有利于铁路员工的身

---

① 《铁道部训令》，《南浔铁路月刊》第 9 卷第 10 期，1931 年 10 月，第 4—5 页。
② 蔡梓封：《铁路员工应注意的事项》，《铁路职工》第 45 期，1933 年 4 月，第 15—17 页。

心健康，也有利于其为旅客提供合乎卫生的服务。自民元以来，铁路当局便开始有意识地加强对铁路员工的卫生知识宣传，在早期的铁路职工教育和铁路巡警训育中已开设有"卫生及公民浅说""卫生大意"等课程[①]，在编印的铁路职工刊物上也介绍了一些卫生知识。20世纪30年代，铁路当局对其更加重视，开展了多种形式的卫生知识宣传工作。

一是利用杂志进行宣传。1931年8月，由铁道部卫生处创办的《铁道卫生季刊》扮演了重要角色。该刊载文的标准是："对于铁道卫生之设备，应如何策划改良；对于铁道卫生之工程，应如何敦促兴筑；对于卫生习惯不良之旅客，应如何劝诱殷勤；对于卫生服务之员工，应如何督促备至，推之设计须如何周详，执行须如何缜密；统计应如何翔实，以免挂漏之讥；表格宜如何整齐，藉杜鉴柄之弊"等[②]。常设栏目有《论著》《法规》《统计调查》《卫生诗歌小说》及各路医务工作报告，其中《论著》专栏发表了诸多服务路界的医务人士所撰写的有关铁路医务卫生或者有关卫生知识的文章，如在该刊第1期就刊登有朱森基（陇海铁路总医官）的《铁路创伤论》、张葆成（道清铁路医院院长）的《人类两大仇敌》、魏江岷（北宁铁路天津医院耳鼻喉科主任）的《我对于传染病传染的见解》、胡宣明（铁道部卫生处处长）的《消毒浅说》、施伯声（平绥铁路西直门总医院院长）的《铁道卫生之前途》、邓真德（京沪沪杭甬铁路卫生课课长）的《发展吾国铁路医务卫生的商榷》、孙联甲（北宁铁路天津医院外科主任）的《肺百斯笃流行时饮用白酒得以幸免之一例》、许岘青（平汉铁路江岸医院院长）的《急性传染病预后诊》等。第2期则刊登了胡宣明的《铁路当局有提倡卫生之责》和《传染病病原研究史略》、吴南凯（铁道部卫生专员）的《铁路车辆消毒房之设计》、王畏三（铁道部卫生专员）的《肺痨疗养法》及郭培青（铁道部卫生专员）的《铁路救护设施凡论》，等等[③]。

由于上述文章都是专业人士所撰写，科学性较强，对于一般铁路员工来说，并不通俗。相较而言，《铁道卫生季刊》中的《卫生诗歌小说》栏目则是直接面向普遍铁路员工的，其内容非常通俗易懂，如第2期刊登的《健身歌》《术室铭》《卫生常识歌》。其中《健身歌》包含《骑马》《划舟》《登山》《游泳》4首，通过对这4种健身运动形象化的描述，明白告诉铁路员工如此可获

---

① 交通部、铁道部交通史编纂委员会：《交通史路政编》（第9册），编者印行，1935年版，第2 177页、第2 194页。

② 编者：《发刊词》，《铁道卫生季刊》第1卷第1期，1931年8月，第1页。

③ 参见《铁道卫生季刊》第1卷第1期，1931年8月，目录，第1—2页；《铁道卫生季刊》第1卷第2期，1931年12月，"目录"，第1—2页。

得强健体魄，有利身心发展之目的①；《术室铭》则是通过小诗歌的形式展现手术的过程，化解了铁路员工对手术的误解，避免其对西医学的恐慌心理②；《卫生常识歌》则是通过"骨骼正姿势，肌肉为表率；运动应适宜，休息酌短长；饮食进营养，空气与日光；呼吸再调畅，自然身健康"③ 等简易语言向铁路员工灌输日常生活中的保健常识。除《铁道卫生季刊》第 2 期，其他几期也都有相当一部分这方面的内容。1934 年，《铁道卫生季刊》改名为《铁道卫生》，内容较以前更加丰富充实，计有《医药丛谭》《临床经验》《卫生常识》等栏目，每期刊印达 1 250 册，分发各路应用④。

表 6-2　1931—1932 年《铁道卫生季刊》刊登的卫生诗歌小说表

卫生诗歌小说	作 者	刊 期
《魏笙嘉降妖记》（一）（二）	杭 海	第 1 卷第 1～2 期
《奋起》	张进怡	第 1 卷第 1 期
《小诗》（一）（二）	张进怡	第 1 卷第 1 期
《小蝇、疟蚊》	张葆成	第 1 卷第 1 期
《通俗卫生大鼓词》	杭 海	第 1 卷第 1 期
《旅行乐》	胡定安	第 1 卷第 2 期
《张王二友间谈》	夏炳南	第 1 卷第 2 期
《健身歌》4 首	金 声	第 1 卷第 2 期
《术室铭》	夏炳南	第 1 卷第 2 期
《卫生常识歌》	夏炳南	第 1 卷第 2 期
《反对苍蝇》	吴稚晖	第 1 卷第 4 期

---

① 《健身歌》4 首，《骑马》为："我劝人骑马，养成武士风。奔驰强骨肉，游览豁心胸。郊外吸清气，长空照日红。漫云颠扑险，久习自成功。"《划舟》为："我劝人划舟，身心交受益。屈伸健两臂，俯仰深呼吸。山色迎眸翠，水光照床碧。一苇纵所之，来作逍遥客。"《登山》为："我劝人登山，临高眼界宽。穷巅验体力，探险识危安。凭眺胸怀远，赏奇俗虑忘。莫言跋涉苦，苦里有余欢。"《游泳》为："我劝人游泳，浮沉波涛中。皮肤除宿垢，肺量气加充。血液循环速，四肢运用宏。消化增食量，受益自无穷。"参见金声：《健身歌》，《铁道卫生季刊》第 1 卷 2 期；1931 年 12 月，第 141 页。

② 《术室铭》内容："医不在高，瘉病则名，伤不在深，缝合则灵，斯是术室，惟吾药馨，红光照满地，白日上天青，助手看看护，往来不一丁，可以下蒙剂，迷神经，无咿唔之乱耳，动刀剪之劳形，解剖施术处，养疴卫生亭，院长云，何难之有。"参见夏炳南：《术室铭》，《铁道卫生季刊》第 1 卷 2 期，1931 年 12 月，第 141 页。

③ 夏炳南：《卫生常识歌》，《铁道卫生季刊》第 1 卷 2 期，1931 年 12 月，第 142 页。

④ 《铁道卫生之刊行》，《政治成绩统计》第 4 期，1934 年 4 月，第 141 页。

（续表）

卫生诗歌小说	作　者	刊　期
《组字画》（一）（二）	张进桧	第 1 卷第 4 期
《小诗》	夏炳南	第 1 卷第 4 期
《卫生小言》	夏炳南	第 1 卷第 4 期

资料来源：《铁道卫生季刊》第 1 卷第 1 期、第 2 期、第 4 期，1931—1932 年，目录页。

除《铁道卫生季刊》和《铁道卫生》外，在 20 世纪 30 年代，铁道部还创办《铁道公报》《铁道半月刊》《铁路职工》等报刊，各地方铁路管理局也有众多的月刊、旬刊、周刊和日刊，这些报刊也成为卫生知识宣传的重要载体。例如，在铁道部主办的《铁路职工》中，辟有《卫生常识》专栏，其内容涉及日常卫生、疾病及传染病的预防和治疗等。由京沪沪杭甬铁路管理局主办的《京沪沪杭甬铁路日刊》，对卫生知识的宣传尤为重视，仅 1934 年就刊载相关文章达 23 篇之多。

表 6-3　1934 年《京沪沪杭甬铁路日刊》上的卫生常识文章表

文章名称	作　者	刊　期
《本路员工的健康问题》	胡宣明	1934 年第 951 号
《沙眼》	伯　钦	1934 年第 952 号
《糖尿病》	卫生课	1934 年第 959 号
《伤寒浅说》	卫生课	1934 年第 960 号
《防止学警脚气病》	卫生课	1934 年第 970 号
《怎样除口臭》	卫生课	1934 年第 988 号
《为什么打防疫针》	伍正已	1934 年第 968 号
《怎样对付失眠》	新　震	1934 年第 989 号
《冷水浴的利益》	卫生课	1934 年第 1 005 号
《鸦片的毒害》	卫生课	1934 年第 1 032 号
《糖尿病》（上、中、下）	黄子方、高　维	1934 年第 1 039～1 041 号
《同仁应注意预防传染真性霍乱》	卫生课	1934 年第 1 041 号
《公共卫生护士》	宗焕琴	1934 年第 1 055 号
《呼吸运动》	尚　贤	1934 年第 1 057 号

（续表）

文章名称	作者	刊期
《救治病创常识》	黄子方、沈诗义	1934 年第 1 083 号
《空中毒气攻击之防御》（1—6）	卫生课	1934 年第 1 072～1 077 号
《采光的卫生》	卫生课	1934 年第 1 134 号
《儿童饮食起居卫生提要》	宗焕琴	1934 年第 1 137 号
《视力失常》	宗焕琴	1934 年第 1 138 号
《耳病浅说》	卫生课	1934 年第 1 150 号
《心脏病浅论》（上、中、下）	卫生课	1934 年第 1 161～1 163 号
《鼻病浅说》	卫生课	1934 年第 1 164 号
《鸦片海洛因之毒害与检验方法》	卫生课	1934 年第 1 167 号

20 世纪 30 年代，铁路当局为加强铁路系统内部的交流，创办的各类期刊都是互相赠阅的，因此各路局的处、段、站、厂及学校、医院都会获得相应数量的期刊，扩大了铁路员工的阅读面和获得卫生知识的机会。当然，铁路当局虽然创办诸多期刊，但能坚持数年连续出刊的并不多，许多期刊都断断续续，使得卫生知识的普及受到了影响。

二是编印卫生手册。为了有针对性地预防夏、秋两季易发生的各类病症，部分铁路管理局编印了专门的卫生手册，分发给铁路员工。比如，在京沪沪杭甬铁路管理局，"卫生课调查员工最常患之病症，编成浅说，述明疾病'原因'、'症状'及'预防方法'"，每届夏、秋两季"按时编印关于卫生及预防时疫传染各项图画、小册、传单、标语等，分发张贴。并在两路日刊，每星期发表关于卫生防疫文字，以资宣传"①。仅在 1933 年 7 月至 1934 年 4 月，该局就"编发卫生小册 10 300 本，防病浅说 30 种，计 235 000 份"②。同时，路局卫生课还将"年来陆续编撰卫生常识及疾病浅说，登载两路日刊，并分印单行本，随时分发，用资宣传。二十四年份一年中，计共分发 192 500 余份。此外复印制各种卫生图画，装成镜框，悬挂车站及各医院诊所，以供众览"③。

---

① 铁道部参事厅第四组：《铁道年鉴》（第 2 卷），汉文正楷印书局 1935 年版，第 1 115 页。

② 黄子方：《京沪沪杭甬铁路最近医务卫生状况》，《医药评论》第 7 卷第 6 期，1935 年 6 月，第 25 页。

③ 黄子方：《京沪沪杭甬铁路二十四年份医务卫生工作概述》，《公共卫生月刊》第 2 卷第 6 期，1936 年 12 月 1 日，第 494 页。

三是举办卫生知识测验和儿童健康运动。在京沪沪杭甬铁路，路局先后举办了 40 次卫生常识测验，测验题目均由路局卫生课拟订，有"简易问答"和"题目测验"两种，前者简单，后者略有难度。每一次测验题都是随《京沪沪杭甬铁路日刊》发放，并在《日刊》上刊登广告，规定答题的时间；答题人须填写真实姓名、职务及通讯地址，以便于得奖后联系。1934 年举办的第 1 次卫生常识测验，参与者非常踊跃，路局共收到答卷 94 份，参与人员也非常广泛，既有路局的课员，也有普通工友①。此后，路局为提高普通工友参加的积极性，规定卫生常识测验"得奖者以工友警士为限，职员答案虽亦一致欢迎，惟恕不赠奖"②。1935 年举办的第 13 次卫生常识测验，路局卫生课共收到答卷 313 份，"其参加人数之多，为历次所未有，且成绩亦甚佳"③。

儿童健康比赛，或称儿童健康运动，也是当时卫生知识宣传的一种方式，目的在于"提倡儿童卫生与普及育儿知识"④。比赛的主要内容是对报名参加运动的儿童进行体格检查，评定优劣，并举办儿童卫生知识演讲，体格检查优秀者给予奖品。京沪沪杭甬铁路管理局较早于 1935 年 5—6 月举办了第 1 次儿童健康比赛。路局卫生课规定，凡该路员工满 2 周岁及以上、5 周岁及以下的儿童均可报名，最终报名参加的儿童就达 181 人⑤。参赛者首先进行体格检查，并由医师矫治缺点，讲解育婴方法，其未种痘者，免费接种；其次，路局聘请上海市儿科专家祝慎之博士及路局上海医院骆传荣、张克欧、沈诗义、高维、何元海等医生担任评判员，对参赛儿童体格进行评分，评出一、二、三名，并给予银盾（即奖杯）⑥。从 1935—1937 年，路局共举办了 5 次儿童健康比赛，除第 2 次、第 3 次参赛人数比第 1 次减少，分别为 75 人和 171

① 《第一次卫生常识测验揭晓》，《京沪沪杭甬铁路日刊》第 954 号，1934 年 4 月 20 日，第 129 页。

② 《第十三次卫生常识测验》，《京沪沪杭甬铁路日刊》第 1 232 号，1935 年 3 月 20 日，第 133 页。

③ 《第十三次卫生常识测验揭晓》，《京沪沪杭甬铁路日刊》第 1 258 号，1935 年 12 月 13 日，第 142 页。

④ 《举行员工家属儿童健康比赛》，《京沪沪杭甬铁路日刊》第 1 271 号，1935 年 12 月 29 日，第 33 页。

⑤ 黄子方：《京沪沪杭甬铁路二十三年份医务卫生工作概述》，《中华医学杂志》（上海）第 21 卷第 8 期，1935 年，第 926 页。

⑥ 《员工家属儿童健康比赛续志》，《京沪沪杭甬铁路日刊》第 1 291 号，1935 年 5 月 29 日，第 19 页。

人外①，第 4 次、第 5 次参赛人数都大幅增加，分别达到 370 余人和 513 人②。津浦铁路管理局 1937 年 5 月分别在浦口和济南两站举办了儿童健康比赛，各有 128 人和 120 余名儿童参加③；平汉铁路管理局也于 1937 年举办该项运动，该路局将儿童分为员司和工友两部分，并按 1—5 岁各分列 5 组④。

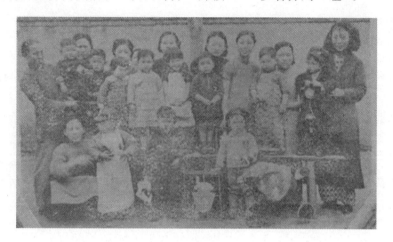

图 11　平汉铁路 1937 年儿童健康比赛（员司部分，3 岁组）

（图片来源：《平汉铁路员工儿童健康比赛》（一）（二），《铁路月刊——平汉线》第
84 期，1937 年 4 月）

四是聘请专家进行演讲。演讲是当时各路局普遍采取的一种普及卫生知识的形式，参与演讲的有铁路医院医生、护士和卫生稽查员，以及一些路外专家。肺痨病是 20 世纪 30 年代危及我国民众生命和健康的一种传染病，平汉铁路员工有不少患有此病。"为使全路员工普遍明了痨病之由来与预防起见"，1936 年 1 月，路局特聘请肺痨病专家卢永春博士在该路的汉口、江岸、郑州、长辛店、北平等大站讲演防痨问题，并放映痨病影片。为让更多的铁

---

① 《第二次员工家属儿童健康比赛会纪要》，《京沪沪杭甬铁路日刊》第 1 376 号，1935 年 9 月 6 日，第 38 页；《第三次员工家属儿童健康比赛会纪要》，《京沪沪杭甬铁路日刊》第 1 440 号，1935 年 11 月 22 日，第 137 页。

② 《第四次员工家属儿童健康比赛会纪要》，《京沪沪杭甬铁路日刊》第 1 735 号，1936 年 11 月 6 日，第 42 页；《第五次员工家属儿童健康比赛会纪略》，《京沪沪杭甬铁路日刊》第 1 909 号，1937 年 6 月 2 日，第 30 页。

③ 《儿童健康比赛的意义与希望》，《津浦铁路日刊》第 1841 号，1937 年 5 月 3 日，第 9 页；《济南儿童健康比赛揭晓》，《津浦铁路日刊》第 1 886 号，1937 年 6 月 24 日，第 9 页。

④ 《平汉铁路员工儿童健康比赛》（一）、（二），《铁路月刊——平汉线》第 84 期，1937 年 4 月。

路员工接受教育和观影，路局要求各站通饬当地员工，届期前往听讲①。

除上所述外，铁路当局还不失时机地对铁路员工进行卫生教育，如在路警训练、员工职工教育之时都会开设有关"卫生"或"健康"的课程，地方铁路管理局还会举办铁路员工卫生知识演讲比赛或组织登山等活动。

本章小结

由上述可知，近代中国铁路卫生保健事业起步较晚，直至 20 世纪 30 年代才有所发展，并在铁路系统得以部分实施，其中"员工疾病调查与统计""铁路禁烟禁毒""卫生知识普及"覆盖到整个国有铁路系统，以京沪沪杭甬、平汉和北宁等路成绩稍显，而"铁路员工体格检查"仅有京沪沪杭甬和平汉两路有实质性进展。

尽管这一时期铁路当局的卫生保健工作成效不彰，但具有积极意义。一是员工体格检查和疾病调查，有助于铁路员工预防疾病和及早发现疾病；二是推行铁路禁烟禁毒措施，不仅减少了铁路员工吸食烟毒的劣行，也支持了政府的禁烟禁毒运动；三是卫生知识的宣传，提高了铁路员工对公共卫生重要性的认识，逐渐改变了其过去不合公共卫生要求的不良习惯。总而言之，这些卫生保健工作的开展，既有利于铁路员工自身的健康，也有利于近代中国铁路事业的发展。

---

① 《平汉铁路管理局工作报告二十四年十二月份》，《铁路月刊——平汉线》第 69—70 期合刊，1936 年 2 月 29 日，"工作报告"，第 8—9 页。

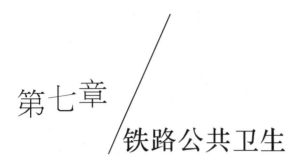

第七章 铁路公共卫生

铁路公共卫生是铁路当局为使员工、旅客身心健康，在铁路所属的物理空间区域内进行的卫生管理与建设。其于路于客，乃至于地方和国家，均有重要意义。然在清末民初，中国铁路事业尚处起步阶段，公共卫生环境非常恶劣。从北洋政府起，铁路当局开始重视公共卫生问题，特别是南京国民政府时期，在铁道部主导下，相对统一的站、车、厂、段等地《卫生清洁管理规则》得以颁布与实施，各路局的公共卫生改良与整理也在按计划推进。同时，铁路当局还举办了大规模的铁路卫生运动，宣传卫生知识，培育铁路服务人员的公共卫生意识。

一、两级公共卫生制度的初成

在20世纪30年代之前，中国铁路系统并无统一的公共卫生制度，但在各地方铁路管理局，公共卫生制度已零星产生。国民政府铁道部建立后，在铁道部主导下，部、路两级公共卫生管理制度才初步形成。

（一）地方路局公共卫生制度的产生

20世纪30年代之前，中国铁路系统虽然没有建立统一的公共卫生制度，但在各地方铁路管理局已产生了车、站等公共场所的卫生管理制度。

首先，在路局组织体系中，已有负责卫生的机构。但这些机构在各路的名称不一，有的称为卫生课（如京绥铁路），有的名之为总医官室（如平汉、津浦、沪宁和沪杭甬铁路），还有的称总医院或医院（如正太和道清铁路）和公益课（如胶济铁路）等等。尽管各路局具体负责公共卫生的机构有别，名号不同，但其都直接隶属于各路局总务处。

另外，中国近代铁路警察也兼具卫生管理之职责。例如，京绥铁路管理局在 1922 年裁撤卫生课后，以警察处管理卫生清洁和防疫事务①；胶济铁路管理局制定的《胶济铁路警察处编制章程》则规定，警察处第 2 课和第 3 课负责"取缔小贩营业及监察工人夫役、卫生清洁防疫、救济搭车染患急病、管理一切购发药品"等卫生管理事务②。当然，警政与卫生行政不分，并非当时铁路系统所独有，这种现象在近代中国是很普遍的。

其次，部分铁路管理局制定了火车车厢和车站等公共场所的卫生清洁措施。京汉铁路管理局 1921 年制定的《看车夫服务细则》规定，看车夫在火车停入车厂时，需要清洁便器、车体、客座、车厢、痰盂，擦拭玻璃、铜器及各种器皿；清洁便器时"将便所用水冲洗，再用布巾拂拭，勿使有污秽肮脏之点"，清洁客座及卧床时"若系绒布须用毛刷拂去灰尘，若系漆布须用拭布拂清"，清洁客车洗脸器皿时"须去其油垢，再用清水涤荡，所有铜器、瓷器、玻璃器均须拂拭净尽，使之洁白如新毫无污点"；火车开行时，看车夫除需要招待旅客入座、提供茶水、问客饮食外，还需要定时打扫车厢内的灰尘及旅客抛弃在车厢地板上的食物、烟头和果壳等垃圾③。津浦铁路管理局1918 年制定的《清洁车厢规则》，共 10 条，与京汉铁路的《看车夫服务细则》的内容基本相同④。胶济铁路管理局则于 1923 年先后制定《清洁车站规则》《站上夫役清洁客车规则》《车上夫役清洁规则》及《列车中关于卫生上应行注意事项》⑤ 等公共卫生管理的规章制度。

监督公共卫生的制度也开始出现。京绥铁路管理局 1918 年拟订的《京绥铁路警察服务规则》即赋予铁路警察督导公共场所卫生的职责，其内容包括："客车未开行之前，查看头、二、三等座位包房及车内窗壁处，是否由看车夫一律洒扫清洁"，"客车开行后，须注意看车夫在车是否随时留心车厢座位、地毯之清洁，一经查有尘污不净即须告知看车夫扫除"和"客车到终点站及

---

① 交通部、铁道部交通史编纂委员会：《交通史路政编》（第 9 册），编者印行，1935 年版，第 1 697 页。

② 《胶济铁路警察处编制章程》，《鲁案善后月报》第 1 卷第 1 期，1922 年 6 月，"章制"，第 7—8 页。

③ 《看车夫服务细则》，交通部、铁道部交通史编纂委员会：《交通史路政编》（第 8 册），编者印行，1935 年版，第 1 218—1 225 页。

④ 《清洁车厢规则》，津浦铁路管理局总务处编查课：《津浦铁路规章汇览》（第 9 期），编者印行，1922 年 10 月，第 769—770 页。

⑤ 《清洁车站规则》《站上夫役清洁客车规则》《车上夫役清洁规则》《列车中关于卫生上应行注意事项》，胶济铁路管理委员会总务处文书课：《胶济铁路规章汇览》（上册），胶济铁路管理委员会总务处材料课编印，1927 年版，第 359—365 页。

沿途搭客下车后，须注意看车夫是否将车内外一律扫除洁净"①。胶济铁路管理局则专门设立卫生检查员，1923 年时为 4 名，其职责是检查列车及各厂、站、段等场所的卫生状况。卫生检查员认为卫生不合格时，可以要求夫役及时清洁、改正；对于卫生设施不足，要劝告主管人员及时更换②。

再次，地方路局开始配设基本公共卫生设施，如简易的便所、便器、自来水和痰盂等。在沪宁铁路，1922 年时建有便所共 51 间，只有神策门、太平门和尧化门等少数车站无便所③。沪杭甬铁路的前身是民营的苏浙铁路，该路"在建筑时因节省经费故各处车站之建筑多不适用，大多数之站屋过小，不能适合于营业之发展，且建筑不坚屋顶渗漏，遂致保修颇为棘手"；民元后，逐年加以修理，增加各种车站设施，包括公共厕所，1925 年沿线的上海南、龙华、徐家汇等 23 站均建有公共厕所④。

上述公共卫生制度仅出现于某条铁路，因此其组织、人员以及管理制度的完备、健全与否因路而异，但总体上都比较欠缺和落后，难以适应铁路事业的发展。

（二）部、路两级公共卫生制度的初成

20 世纪 30 年代，中国铁路事业进入快速发展时期，铁路公共卫生管理水平随之得到提升，（铁道）部与路两级公共卫生制度也得以初成。

一是国民政府铁道部出台了统一的车、站卫生管理制度。1930 年 1 月，铁道部为谋事权统一，加强对各路局的公共卫生管理，颁布了《卫生处管理各路卫生医务细则》，规定在各路局的车务、机务、工务 3 处及警务课各设卫生佐理员 1 名，受（铁道）部所派卫生专员指导，负责办理各路环境卫生事宜。其中，车务处卫生佐理员负责管理各车站及车辆、各站厕所等处的清洁，掌管全路清洁用具，分配使用全路洗车工人、随车卫生工人、卧车侍役、厨役、茶役及各大站特雇的卫生伕役等；机务处卫生佐理员负责工厂，各站水管电灯，列车上的痰盂、热气管、面盆、镜架、电灯、厕所等设施的装设及修理，会同车务处办理各站员工饮水的卫生；工务处卫生佐理员主要负责全路沟渠、厕所、叉口栅门、垃圾火化炉等建筑与修理，会同机务处办理各站

---

① 《京绥铁路警察服务规则》，交通部、铁道部交通史编纂委员会：《交通史路政编》（第 9 册），编者印行，1935 年版，第 1 693 页。

② 《胶济铁路卫生检查员设置规则》，交通部、铁道部交通史编纂委员会：《交通史路政编》（第 13 册），编者印行，1935 年版，第 5 111—5 112 页。

③ 交通部、铁道部交通史编纂委员会：《交通史路政编》（第 11 册），编者印行，1935 年版，第 3 199—3 219 页。

④ 交通部、铁道部交通史编纂委员会：《交通史路政编》（第 10 册），编者印行，1935 年版，第 3 798—3 815 页。

员工饮水卫生设备及各站积水疏通、污水填塞等事项；警务课所设卫生佐理员的职责为执行警务处制定的各项卫生警规，取缔各站卫生障碍①。

1930年1月，铁道部颁布的《卫生处管理各路卫生医务细则》虽然规定机务、工务与车务3处及警务课各设卫生佐理员，但各路并未认真贯彻与执行，且《细则》对各处卫生佐理员的分工不甚明确，"各路沿线及各站、厂清洁事务有由各车站长伕兼任者，有由警察署所设之清道夫担任者，如北宁路有由工务段长工兼任者，各司所事，向无统一监督实施机关"，"以至沿线及各站、厂地方常不洁净，秽物堆积，扫除工作互相推诿，于员工旅客卫生影响甚大"②。为此，1933年11月，铁道部出台铁路车务、工务和机务3处《卫生清洁管理规则》，分别就3处卫生管理人员的设置、清洁区域及职权进行更为细致的规定和划分。具体而言，在车务处，"各路车务处得于运输课或商务课下，设置清洁管理员分驻各段，负责管理各该段卫生清洁事务，上项管理员，一等路得设4人至8人，二等路3人至6人，三等路2人至4人"，车务处清洁范围包括各车站、各货栈、宿舍、月台内轨道及园地、各车辆、江海码头及轮船、各车站及车辆所售饮食各物③；在工务处，"各工务段厂，应各指定员司1人，负责兼办各该段厂卫生清洁事务"，其清洁范围为各工场、道房、宿舍、轨道及路界马路、沟渠之建筑修理及疏通、饮料之设备、厕所之建筑修理及改良、污池之填塞及荒草之铲除、各站垃圾箱、焚化炉及危险标记等建筑修理④；在机务处，"各机务段厂，应各指定员司1人，负责兼办各该段厂卫生清洁事务"，其清洁区域为各机厂、电厂、车房、宿舍及园地、各机车及连带之水箱、各车辆底板、各车站车辆卫生设备之装置及改良、各煤栈、煤坑、各车站车辆电扇电灯⑤。各处清洁管理员的职权是督促清洁工役实施上述区域清洁，如发现车站、车辆、宿舍、码头、轮船等有污秽之处，应立即要求工役清除，禁止商贩销售不洁饮食。清洁伕役如有不听指挥者，得据实呈报主管处课惩办，并对其进行考核⑥。

铁道部颁布的路局3处清洁管理规则，在实践中并未真正解决各处之间清洁人员职权的界限问题。因此，为防止各处清洁管理人员之间出现扯皮、

———————————

① 《铁道部卫生处管理各路卫生医务细则》，《铁道公报》第33期，1930年1月18日，第4—7页。

② 《铁道部训令第2 945号》，《铁道公报》第406期，1932年11月18日，第1页。

③ 《铁路车务卫生清洁管理规则》，《铁道公报》第718期，1933年11月22日，第1—2页。

④ 《铁路工务卫生清洁管理规则》，《铁道公报》第718期，1933年11月22日，第2页。

⑤ 《铁路机务卫生清洁管理规则》，《铁道公报》第718期，1933年11月22日，第3页。

⑥ 《车务处清洁管理员服务规则》，《铁路月刊——粤汉线南段附广三线》第3卷第10—12期合刊，1933年12月，第5—6页；《铁路旬刊——粤汉湘鄂线》第45期，1933年，第5—6页。

推诿的现象，1933 年 11 月，铁道部又订立平汉、陇海、津浦、北宁、胶济、平绥、粤汉南段、正太、广九、湘鄂、南浔、道清等路《卫生清洁管理人员暨各佚役改组办法》，要求各路局对 3 处清洁管理人员及工役"分别改组，以明职责"①。首先，《改组办法》规定车务、机务和工务 3 处各自管理的佚役类别，其中，洗擦客车佚役、打扫（车站、月台、码头、轮船、马路）佚役、随车侍役、茶役、摊贩及特雇的卫生佚役为车务处管理；揩擦机车和客车铁板轮轴佚役、揩擦各电灯及修理卫生设备的机务工匠为机务处管理，机务处于各段厂设员司 1 人，兼办各段厂卫生清洁事宜；打扫（路轨、拔草、疏沟）佚役、修理卫生设备的土木工匠则归工务处管理指挥，工务处在各厂段指定员司 1 人，兼办卫生清洁事宜。其次，《改组办法》针对各路不同情形，对各路卫生稽查、清洁管理人员配置进行调整。例如，京沪沪杭甬铁路管理局车务处原有清洁总稽查 2 人、稽查 10 人，现规定保留 8 人为清洁管理员，其余 4 人裁撤，另由路局从医师中选派 1～2 人为卫生稽查。而津浦铁路管理局原有卫生总稽查 1 人、卫生稽查 8 人，现拟定增派医师 1 人为卫生总稽查，分驻南、北两段，并将卫生稽查 8 人改为车务处清洁管理员②。

铁道部还制定了在车站经营的小贩和铁路各类服务人员的卫生规则。1935 年 7 月，由铁道部颁布的《国有铁路小贩营业管理规则大纲》即是管理小贩的规则。该《大纲》将在铁路车站营业的小商小贩分为摆摊小贩和站内挑担或携篮小贩两种，其中摆摊小贩的摆摊地点由站长指定候车室和月台等固定地点，站内挑担或携篮小贩摊位则只限于月台之内，不得上车兜售。各小商小贩在站经营之前必须获得车站同意，领取相应的牌照，凭证入站。各小贩在经营之时必须衣服帽履整洁；售卖食品饮料均宜清洁，合乎卫生；凡面包蛋糕等物，均须用纸包；其装盛食品的器皿，须盖玻璃罩，以防灰尘、蝇蚋；所有皮壳废物，不得任意抛掷③。火车上的"随车厨役、侍役、茶役，人数众多，其服务情形如何，于铁路之声誉，至有关系"④，1934 年，铁道部颁布《铁路随车厨役、侍役、茶役服务须知》⑤，并附发《各路随车厨役、侍役、茶役阅读部发服务须知情形考核办法》1 份，规定各路随车厨役、侍役和茶役应人手 1 份，认真阅读，对于不懂或对条文不解的，由卫生稽查或清洁

<hr />

① 《铁道部训令第 7 368 号》，《铁道公报》第 719 期，1933 年 11 月 23 日，第 3 页。

② 《铁道部训令第 7 368 号》，《铁道公报》第 719 期，1933 年 11 月 23 日，第 3—8 页。

③ 《国有铁路小贩营业管理规则大纲》，《铁道公报》第 1232 期，1935 年 7 月 31 日，第 1—2 页。

④ 《铁道部训令总字第 10 627 号》，《铁道公报》第 943 期，1934 年 8 月 20 日，第 2 页。

⑤ 《铁路随车厨役、侍役、茶役服务须知》，《京沪沪杭甬铁路车务周报》第 4 期，1934 年 8 月 27 日，第 34—35 页。

管理员负责解释。学习结束后，铁道部对相关人员进行考核并听取阅读心得汇报，考核成绩分为表式测验和口试，阅读心得汇报工作则 3 个月举行 1 次。针对许多侍役不识字的情形，铁道部规定卫生稽查或清洁管理员要进行口头阐述，考核时侍役口述，由卫生稽查或清洁管理员代为填写①。考核的目的，就是借此加强各路列车上服务人员的卫生清洁和服务意识。同年，铁道部以客车上鼠类较多，以"关切客车卫生、旅客安适和铁路声誉"等为由，颁布《客车消灭鼠类办法》，共计 6 条，规定："（一）各路沿线处所，应责成卫生稽查及车、工、机各种清洁管理员，不时察勘，如发觉某处有鼠洞，即报告各主管处，设法填塞，以绝寄生；（二）各路各站、厂、宿舍、食堂，以及各列车之厨房间，平时应将各种食物，胺（安）为存贮，即各种食余弃物，亦不得随地倾倒，以资鼠粮；（三）各路各列客车，应责成卫生稽查及各处清洁管理员，不时上车查验，如发现车厢内有裂缝、破洞，以及构造上不安处（如易藏鼠类，及鼠类容易出入穿行等地），即行据实呈报各主管处，设法改良，藉免鼠类之寄生；（四）各路各列客车，至终点洗刷完竣后，即应将车门紧闭，以防鼠类窜入；（五）各路卧车之侍役，逐日应将各房间床铺下以及转角处，施行搜索，以防鼠类匿居为患；（六）各路各列客车，平时如发现某辆车已有鼠类，迨车达到终点站时，应将该车摘下，通知卫生医务机关，即时派员前往消毒。"②

上述车、站卫生规则的建立，是铁道部加强铁路系统公共卫生管理的重要内容，为路局开展公共卫生管理奠定制度保障基础。

二是各地方铁路管理局的车、站卫生管理制度的发展。20 世纪 30 年代，各地方铁路管理局出于自身发展的需要与业已形成的管理传统，在铁道部颁布的公共卫生管理规则基础上，制定了更加细致和可行的公共卫生管理制度。其中以京沪沪杭甬、胶济、北宁、平汉和津浦等路较为完备和健全，其余铁路则相对落后。

京沪沪杭甬铁路的公共卫生管理制度包括车站卫生清洁和卫生服务人员两类。车站卫生清洁类主要有《车站列车清洁办法》和《清洁苏嘉铁路客车办法》；卫生服务人员类主要有《随车厨役、侍役、茶役卫生要则》《洗车伕役管理细则》《随车卫生伕役管理规则》《各站饮食店卫生管理细则》《各站小贩卫生管理细则》《各站警察暂行卫生取缔规则》和《京沪线清洁稽查列车视

---

① 《各路随车厨役侍役茶役阅读部发服务须知情形考核办法》，《铁道公报》第 943 期，1934 年 8 月 20 日，第 3—4 页。

② 《铁路注意客车卫生，订定客车消灭鼠类办法》，《工训周刊》第 165 号，1935 年 5 月 6 日，第 4 版。

察报告》，等等。其中，以《车站列车清洁办法》和《随车厨役、侍役、茶役
卫生要则》最为重要。

《车站列车清洁办法》1936 年由路局制定，共 16 条，其内容涉及列车清
洁、车站清洁和各段清洁三个方面。列车清洁方面规定，"列车未开行前之清
洁事宜，应由出发站站长督同各擦车监工或头目负责办理。列车在行驶时之
清洁事宜，应由各轮值查票员负责督率各该路项随车工役办理"，其清洁卫生
用品则由各出发站站长及主管员司购买发放①；车站清洁方面规定，"车站清
洁事宜应由各站站长负责办理，并将所属清洁车夫头目，暨各清洁夫，或服
务清洁工作之外脚夫及站役等，妥为排定日夜班次；其轮值时刻，及所值地
点应详细列表，分别呈报处段备查，并另缮 1 份，悬挂站长室内。各清洁夫
等自上值时起，至下值时止，不得离开工作地点，其进膳食时间，应妥为轮
班互替，务以不妨工作为原则。各站清洁状况，及各该清洁夫等工作，随时
由处派员考核指导，并分别纪录成绩按时呈报，以资考成。清洁工具用品，
由各站站长详细开具品名数量，呈处核定，按月逐由材料处寄发应用，并随
时负责督察各工役等妥为使用，以免虚耗，而资撙节"；各段清洁方面规定，
各段段长负责督促各段清洁夫打扫卫生，各段负责卫生清洁的范围为各段长
办公场所、经过各段的列车。为督促各项清洁工作的顺利、高效开展，车务
处按规定将每日派出清洁管理员 7 人等，对各列车、各车站及各段进行巡
查②。从《清洁办法》的内容来看，其涵盖了之前铁道部所规定的车务处应负
车站与列车卫生清洁的全部内容，而且更加细致，操作性较强。

1934 年，京沪沪杭甬铁路管理局制定的《随车厨役、侍者、茶役卫生要
则》，参照了铁道部颁布的《随车厨役、侍役、茶役服务须知》的内容，规定
随车的厨役、侍役及茶役必须经卫生课体检合格，无性病、结核病等传染病
者方可上车服务。在车上着装要整齐清洁，厨役、侍者要穿白色制服，侍役
与茶役则须穿蓝色衣服，要随时洗手，刷洗指甲缝，不得积留污垢，要勤洗
澡和刷牙。在日常的工作中，不得随地涕唾，或在人前打喷嚏、咳嗽、打嗝
等，如不得已时，须以手帕掩住口鼻，以免涕沫喷散，传播疾病，不得在人
前挖鼻、爬耳、抓痒、刷牙、搔头③。《卫生要则》还对厨役、侍役及茶役的
具体工作进行规定，如对厨役而言，"枪柜、炉灶、板壁、地板，除每日早晚
清除洗净外，应随时洗刷洁净，每星期并应澈（彻）底清除一次。厨房纱窗、

---

① 《规定车站列车清洁办法》，《铁路杂志》第 1 卷第 10 期，1936 年 3 月，第 110 页。

② 《规定车站列车清洁办法》，《铁路杂志》第 1 卷第 10 期，1936 年 3 月，第 110—111 页。

③ 《随车厨役、侍者、茶役卫生要则》，《京沪沪杭甬铁路日刊》第 1 113 号，1934 年 10 月 27
日，第 181 页。

纱门应随手关闭，并应备苍蝇拍，随时扑灭飞入厨房内苍蝇……揩拭碗碟、箸匙及一切烹饪用器之抹布，应绝对洁净，并应多备抹布，以备更换应用，抹布揩用后，应随时勤加洗煮"等①；对随车侍役而言，"车上窗门及通气管，应参酌气候及车内温度，随时注意开闭，以资调节空气，而免过热或过冷。车上窗户、板壁、桌椅，除每日早晚清除洗净外，应随时用干净抹布，揩拭清洁，每星期并应澈（彻）底清除一次。……厕所内墙壁、地面、便器、便池及一切用具，除每日早晚洗净外，应随时洗涤清洁"等；而茶役则需要对用过的茶杯、茶壶进行清洗，饮用过的茶叶渣滓应即倒入垃圾桶内，其售卖之食品，必须绝对新鲜等②。

与京沪沪杭甬铁路的公共卫生制度相比，胶济、北宁、平汉与津浦等 4 路，虽然有所逊色，但基本公共卫生管理制度也都建立起来。在车站卫生管理方面，胶济铁路管理委员会在 1930 年就曾制定《清洁车站规则》，就车站范围内的各办公室、候车室、月台、厕所等场所清洁做出了明确的规定，特别强调厕所"每次清扫冲刷之后，并须洒用避瘟药水以重卫生，厕所内水管、木板、灰地等如有损坏，应即随时告知工务段修理"③。1931 年，该路局又制定《各站站台轨道清洁办法》，规定各站站台上面由各站长指挥站夫每日按时清洁所有秽物，站台上的污物不得扫至站台以下及轨道；青岛、高密、坊子、张店、博山及济南 6 站站台下面以及各轨道上遇有乱纸瓜皮及其他秽物时，站长应指派站夫会同工务处指派工人随时捡拾及扫除；除上述 6 站外的其他小站则无须工务处协同清洁；列车经过中途各站之时，站长及售票员严禁看车夫在站内扫除，待车开行之后再施行清扫等④。津浦路局为规范车站小贩经营，1930 年制定了《津浦铁路各站小贩入站营业暂行规则》，除对小贩入站经营的资质进行规定外，还要求"小贩售卖食品如茶点、水果等类不得搀杂腐烂及不洁之物"⑤。1936 年，路局在制定的《车务处订定各部份清洁办法》中，对各段站清洁办法进行了明确的规定⑥。

---

① 《随车厨役、侍役、茶者卫生要则》（续），《京沪沪杭甬铁路日刊》第 1 114 号，1934 年 10 月 29 日，第 187—188 页。

② 《随车厨役侍役茶役卫生要则》（续），《京沪沪杭甬铁路日刊》第 1 114 号，1934 年 10 月 29 日，第 188 页。

③ 清洁车站规则》，《胶济铁路管理局公报》第 256 期，1930 年 7 月上旬，第 54—55 页。

④ 《各站站台轨道清洁办法》，《胶济铁路月刊》第 1 卷第 8 期，1931 年 8 月，"法制"，第 32—33 页。

⑤ 《津浦铁路各站小贩入站营业暂行规则》，《津浦铁路月刊》第 1 卷第 3 期，1930 年 12 月 31 日，"法规"，第 5—6 页。

⑥ 《车务处订定各部份清洁办法》，《津浦铁路日刊》第 1 486 号，1936 年 3 月 5 日，第 52 页。

在列车卫生管理方面，胶济铁路管理委员会制定了《清洁客车规则》，将客车清洁分为刷洗和扫除两种，前者指车辆内外墙、三等车地板、车门外铜活抓手及玻璃的擦拭与冲洗；后者则包括各等车内门窗、玻璃、厕所、痰盂及一切妆饰品的揩擦，置于车内地板上的果壳饼渣等的扫除，还包括二等车地板地毯的扫除。刷洗每周进行 1 次，青岛站负责第 1、3、5、7 次列车，济南站负责第 2、4、6、8 次列车，第 11、12 次列车则由潍县站负责，博山及铁山支线各车由张店站负责，炭矿支线各车则由炭矿站负责刷洗，加开的区间列车则由起程站进行刷洗。扫除则于每日各次列车开行之前由各站负责办理，开行列车上的清洁则由售票员负责保持清洁，各段长有纠察之责。列车开行至高密、坊子和张店 3 站之际，站上夫役帮同车上夫役加足清水以备各三等车厕所冲刷之用。货物列车挂临时客车、守车、邮件车及警备车等，一律施行上述各项清洁规则，而花车、包车及公务车则都由青岛站负责清洁①。1936 年初，胶济铁路践行新生活运动"整齐与清洁"的精神，要求"（铁路）员工之服装礼貌，站上车上之一切设备均须极力保持齐整洁净，违则严惩"②。另外，该路 1930 年制定的《饭车饭店管理规则》规定："厨役、侍役每月须经本路医生检查 1 次，如有疾病，由车务处通知（饭车或饭店）经理即予更换"，并要求这些厨役和侍役在服务时"须勤慎和平"，"著白色蓝边长衫式制服"和"胸左用蓝线绣织直径一英寸半之蓝圈内带号码"③。津浦路局 1936 年也制定了《客车清洁规则》，计 28 条④。

在铁路沿线卫生管理方面，津浦路局则颁行《沿线各处清洁办法》，规定各处、课、厂、院、段、站、队、所及学校应由各主管人员负责饬令夫役等按日清扫，并就车务、机务、工务 3 处及警务段所负清洁事宜进行划分，如车务处所辖的站台、站屋、票房内外等处由站长或副站长负责饬令各站夫役按日打扫，各车车厢则由主管人员督饬看车夫随时拭扫，饭车及各车垃圾并其他污物不得扔于站内或轨道上，浦口与下关两岸各码头、岸路及浦口各货栈的清洁由路局港务课长指定职员打扫⑤。该《办法》是津浦路局公共场所卫生管理的总规定，但每个方面都不够全面，内容也较笼统。

---

① 《清洁客车规则》，《胶济铁路管理局公报》第 254 期，1930 年 6 月中旬，第 38—39 页。

② 胶济铁路管理委员会：《胶济铁路接收十四周年纪要》，编者印行，1937 年 1 月版，第 43—44 页。

③ 《胶济铁路饭车饭店管理规则》，《胶济铁路管理局公报》第 272 期，1930 年 12 月中旬，第 54—55 页。

④ 《极力清洁客车》，《津浦铁路日刊》第 1479 号，1936 年 2 月 26 日，第 173 页。

⑤ 《沿线各处清洁办法》，立法院编译处：《中华民国法规汇编》（第 10 编），中华书局 1934 年版，第 879—880 页。

除上述铁路外，其余路局也都有关于公共卫生管理的制度、办法或者措施，但比较零星，不成系统。

二、公共卫生整理与改良

在建立公共卫生管理制度的同时，铁道部着手进行铁路公共卫生整理与改良，主要内容包括：铁路卫生调查与整理，公共卫生人员的增设与训育，铁路沿线与附属场所卫生管理等。

（一）铁路卫生调查与整理

铁道部卫生处刚成立之时，由于缺乏各铁路医务卫生资料，难以掌握各路卫生的真实情形，以致铁路当局"欲增进旅客员工之健康，殊苦无从着手"[①]。为此，铁道部要想实施有针对性的卫生改良，对各路局卫生状况进行调查则是应然之计。

当时，铁道部卫生处进行的调查方式主要有两种。一是最简单的非实地了解，即由卫生处编印调查表格分发各路局，由路局切实填写，然后上报卫生处。调查表格共 9 种，分别为《各路车站卫生调查表》《各路车辆卫生调查表》《各路卧车卫生调查表》《各路医院诊所卫生调查表》《各路餐车卫生调查表》《各路医院诊所员工人数调查表》《各路医院诊所全年经费调查表》《茶房卫生调查表》《飞灾死伤人数调查表》[②]。

二是由卫生处派卫生专员赴路局进行实地调查。1929—1932 年，铁道部及卫生处先后派出多位卫生专员对京沪沪杭甬、津浦、平汉、陇海及胶济等路进行调查[③]。卫生专员将调查得到的各路卫生情形写成调查报告，向卫生处汇报，并提出整理方案。铁道部最早派出的卫生专员为虞顺德和池博两人，分别赴胶济和津浦铁路进行卫生调查。1929 年 6 月，铁道部在一份发给胶济铁路管理委员会的训令中指出："该路局所办沿线卫生事宜措施失当，向无起色，只就医药一项而言每年所费不赀，除青岛病院包月需 1 500 元外，青岛诊察室及沿路医院月需 7 000 余元，历来稽查不实，办理无方，不有整顿何以刷

---

① 《铁道部训令第 5 364 号》，《铁道公报》第 123 期，1930 年 11 月 29 日，第 1 页；铁道部卫生处：《本部铁道卫生之实施及其计划》，《铁道公报·1930 年铁道部成立二周年纪念号》，1930 年 11 月，第 96 页。

② 《铁道部训令第 5 364 号》，《铁道公报》第 123 期，1930 年 11 月 29 日，第 1—2 页。《铁道公报·1930 年铁道部成立二周年纪念号》上曾提到卫生处颁布的调查表《各路车辆餐务卫生调查表》与《各路餐车卫生调查表》应为同一调查表。参见铁道部卫生处：《本部铁道卫生之实施及其计划》，《铁道公报·1930 年铁道部成立二周年纪念号》，1930 年 11 月，第 92 页。

③ 铁道部卫生处：《本部铁道卫生之实施及其计划》，《铁道公报·1930 年铁道部成立二周年纪念号》，1930 年 11 月，第 97 页。

新"，故特派虞顺德前往该路，实施卫生整顿，并要求该路协同会商改善方法①。带着同样的理由与任务，卫生专员池博也于同期前往津浦路局进行调查。

经过一段时间调查，虞顺德向铁道部提交了胶济铁路《医务及医药费改善意见书》，池博则提交了《整理津浦铁路卫生工程方案》，这两个方案得到铁道部的支持。1929年7月，铁道部电令胶济铁路，要求其根据虞顺德调查结果酌情办理，并将卫生改良事宜呈报铁道部②。9月，铁道部又电令津浦铁路，命令其按池博的方案进行办理，并限于10日内拿出卫生改良方案③。但考虑到实际情况，铁道部在发出训令的同时，对池博的方案进行了若干修改，如增设医院一项，因需要大量资金，铁道部要求津浦铁路可根据路局资金的实际情形办理④。从铁道部对胶济和津浦两铁路管理局的训令中可以看出，铁道部对胶济铁路并不严苛，只是让其酌情办理，而对于津浦铁路则非常严厉，乃至限令其急速办理。之所以有这样的差别，是因为胶济铁路与铁道部关系不紧密，其内部存在诸多日本势力因素；津浦铁路则完全为铁道部掌控的国有铁路。

1930年以后，铁道部卫生处加大了派出卫生专员调查各路卫生的力度。1930年1月，卫生处派江上峰为驻路卫生专员赴津浦铁路整理卫生，其职责为"调查全路各站现有之卫生状况""调查全路医务状况""整理全路各站目前之急需卫生工作""设计改良全路各站卫生设备""组织全路卫生系统"⑤。同年2月、7月与11月，卫生处又先后派吴南凯和邓真德前往京沪沪杭甬、胶济、广韶和广九等路进行卫生整理⑥。1930年11月，卫生处为学习和借鉴其他铁路医务卫生工作经验，由卫生处处长胡宣明率领吴南凯一行专程赴日本控制的南满铁路进行医务卫生考察⑦，并顺道视察部分国有铁路卫生状况。

---

①　《铁道部训令第1057号》，《胶济铁路管理局公报》第218期，1929年6月中旬，第3页。

②　《铁道部训令第1306号》，《铁道公报》第9期，1929年8月，第40页。

③　《铁道部训令第2099号》，《铁道公报》第11期，1929年10月，第71页。

④　《训令第2566号》，《胶济铁路管理局公报》第233期，1929年11月中旬，第13—14页。

⑤　《铁道部训令第3289号》，《铁道公报》第37期，1930年2月1日，第50页。

⑥　《铁道部训令第1222号》，《铁道公报》第39期，1930年2月8日，第12页；《铁道部训令第5217号》，《铁道公报》第117期，1930年11月8日，第8—9页；《铁道部训令第4529号》，《铁道公报》第83期，1930年7月12日，第9页。

⑦　《铁道部指令第8588号》，《铁道公报》第119期，1930年11月15日，第7页。

考察完毕后，卫生处拟定了 8 项改良卫生的办法，令各路遵照办理①。1931 年 7 月，铁道部卫生处鉴于津浦铁路在中原大战中受战祸的影响，损失惨重，铁路卫生急需整理，又派吴南凯为卫生委员赴津浦铁路指导卫生整理②。

根据铁道部卫生处的要求，卫生专员在各地方路局调查与研究一番后，向卫生处提交一份卫生工程整理报告，其中吴南凯对京沪沪杭甬铁路和津浦铁路的卫生整理方案最为详细。

京沪沪杭甬铁路卫生整理方案长 9 000 余字，涉及客车通气、客车防寒与防热、客车采光、座位，以及站台长度、各站饮料、茶水等方面。在客车通气方面，京沪线只有 4 辆卧车和头等车装有耳式通气孔，其余 145 辆客车都没有；而沪杭甬线虽已装有耳式通气孔，但年久失修，多数已不能正常工作。故吴南凯与路局负责人进行协商，提议对两路 170 余辆客车增设耳式通气设备。在客车防寒与防热设备方面，两路机车均已老化，不能提供足够的热气，也没有防热的电扇，吴南凯提议订购新机车替换老的机车，并给车辆均配上电扇。在客车采光、座位和厕所方面，路局多数车站与月台没有电灯，只立煤油灯 1～2 盏或竟全无设备；而两路客车的座位设置也极不合理，全为平行纵排，旅客对膝而坐，且密度过大，每车能坐旅客 180～220 人，拥挤不堪，不仅影响旅客乘车的心情，也使车上卫生难以实施，以至"车内弃物，痰污，茶水，流溢，众脚蹂躏，随地皆是，臭气中人欲呕情景，有如圊圂"；车上厕所则"多未妥善"，如粪桶孔太直，"急风上升，坐者多不舒适，女客尤甚"，厕所地板没有流水小孔，板面多有溺水，肮脏不堪，且厕所内没有自来水、手纸及消毒品等物。对此，吴南凯提议增购列车，增设月台电灯，改纵排座位为横排，并实行人数上的限制（三等车 140 人，四等车 160 人），对厕所粪孔、地板孔进行改良，添设便纸木盒和肥皂等物。在站台长度、各站饮料、茶水及沟渠等方面，吴南凯向铁道部卫生处建议，增加京沪沪杭甬铁路站台长度，添设水井，配置沙漏，添设相关茶水设备及清洁茶水盛器，对于各站沟渠则须重新改造③。

---

① 8 项改良卫生的办法包括：增设清洁稽查每路以 200 华里设置稽查一员，负责检查各车站车辆之清洁；客车增设中餐；预防飞灾；增添御寒设备；灭除蚤虱；建筑工人浴室；提倡工人卫生教育；改良各站厕所，凡大站应采用日本式水冲厕所以重清洁。参见国民政府铁道部：《铁道部中华民国二十年一月份工作报告》，编者印行，1931 年版，第 11 页。

② 国民政府铁道部：《铁道部中华民国二十年十二月份工作报告》，编者印行，1931 年版，第 10 页。

③ 吴南凯：《整理京沪沪杭甬两路卫生工程总报告》，《铁道卫生季刊》第 1 卷 1 期，1930 年 8 月，第 113—128 页。

津浦铁路卫生整理方案也颇为详细，多达 25 项[①]：

第 1 项，改良下关浦口铁路码头之卫生设备；

第 2 项，添建浦口、天津总站、徐州、兖州、泰安、蚌埠等 7 站之流渠
　　　　式卫生厕所；

第 3 项，添建浦口、天津等站之焚化炉及垃圾处置；

第 4 项，改良浦口、蚌埠等站之沟渠；

第 5 项，改良各站月台面之设备；

第 6 项，改良各站月台间轨道之沟渠；

第 7 项，改良浦镇、济南、天津 3 机厂之厂屋及工人厕所；

第 8 项，改良各站月台之站灯；

第 9 项，改良行车时刻牌及种种有益卫生便于旅客之通告牌；

第 10 项，分组全路卫生清洁管理员工，划明权限以重职守；

第 11 项，铁路卫生之取缔；

第 12 项，补充头二等客车、卧车、餐车之各种卫生设备；

第 13 项，改良三等客车各种卫生设备；

第 14 项，计划普通三等餐车之设备；

第 15 项，取缔各站小贩卖食品及其贩卖程序；

第 16 项，改良三等车食品之贩卖及其贩卖之规定；

第 17 项，改良乘客购票候车进站秩序；

第 18 项，改良各站之饮料；

第 19 项，酌添济南、徐州、兖州、泰安、蚌埠 5 大站之月台雨篷；

第 20 项，设计种植全路两旁之树木以减列车之尘烟灰土；

第 21 项，设计改良各站候车处所；

第 22 项，设计工厂浴所；

第 23 项，设计车辆消毒房；

第 24 项，设计改正浦口车站及其卫生设备；

第 25 项，改良天津总站之卫生设备。

津浦铁路当局制定的卫生整理方案，为卫生处进行的卫生改良提供了重
要参考。当然，受当时实际条件约束，卫生整理与改良很难推进。卫生处不
得不一边强调铁路卫生的重要性，一边催促各路局抓紧落实。1932 年，卫生

---

① 《整理津浦铁路卫生工程计划书》（上），《铁道卫生季刊》第 1 卷第 3 期，1932 年 6 月，第
115—134 页；《整理津浦铁路卫生工程计划书》（下），《铁道卫生季刊》第 1 卷第 4 期，1932 年 12 月，
第 129—154 页。

处再派科员金声赴京沪沪杭甬两路继续整理车站、车辆卫生清洁工作①，同年3月又派吴南凯赴陇海铁路整理并规划卫生工程②。但自1932年1月卫生处被裁撤后，铁路当局卫生整理活动也进入尾声。尽管如此，在各路局努力下也取得些许成绩。

第一，从实际成效而言，相关措施促使京沪沪杭甬、平汉和津浦等路局采取整改措施，添置和改良部分卫生设施。尤其是京沪沪杭甬铁路管理局，截至1930年年底已将2辆客车的座位由纵排改为横排；增设客车通气设备，每辆车8对；三等车则一律加装电扇，三、四等车加装牛目式门灯；南京、镇江、无锡、苏州、昆山、恒利、官渎里及上海站加长月台至1 000公尺以上，在两路10站选址开凿水井，添设沙漏；并为二等车加挂窗帘，更换旧式纱窗、电铃，增加卫生痰盂、便纸盒、手巾环、肥皂管、消毒筒及充足自来水，三、四等车则增设女厕所1间，便桶均设坐板。平汉铁路管理局改造车站厕所12处，为宣传公共卫生，张贴卫生标语多处，制作卫生标语30余种，每种印刷千张，分发员工和乘客阅读③。

第二，从卫生意识层面而言，增强地方铁路管理局对公共卫生重要性的认识，为此后推进卫生改良奠定了基础。尽管许多路局无法按照卫生专员提出的整理方案进行改良，但他们都制定了改进的目标和计划。

津浦路局拟以最经济的方法改良各站饮料供应，改造各站沟渠、厕所、雨篷、纱窗纱门、焚化炉、垃圾箱，增设各车采光、通气、加温、防寒及清洁等设备④。平汉路局则拟增设卫生稽查，检查车上卫生，附设各站食堂，添设水井，实施井水化验和清洁。分期改造各站设备，包括改造和建设各站公共厕所、完成各站月台及风雨棚、各站候车室、各站垃圾箱、各大站焚化炉。平汉路局还考虑为铁路职工修筑清洁卫生的职工新村⑤。另外，平汉铁路"各站筑有公共厕所者不及全线五分之一"，因而同时新筑不可能。路局计划分三期修筑厕所，第一期先在石家庄等16站添筑，第二期在北京西便门等30站添设，第三期则在跑马场等62站添筑⑥。

京沪沪杭甬路局则计划改造水沟、填平水潭、增植花木、拆除露天厕所、割去野草、改造站台及车辆厕所、添置垃圾筐和痰盂，并订立两路夏季扑灭

---

① 《铁道部令第597号》，《铁道公报》第289期，1932年7月4日，第2页。

② 《铁道部令第288号》，《铁道公报》第253期，1932年4月5日，第7页。

③ 铁道部卫生处：《本部铁道卫生之实施及其计划》，《铁道公报·1930年铁道部成立二周年纪念号》，1930年11月，第92—95页。

④ 铁道部铁道年鉴编纂委员会：《铁道年鉴》（第1卷），编者印行，1933年版，第390页。

⑤ 平汉铁路管理委员会：《平汉年鉴》，编者印行，1932年版，第117页。

⑥ 平汉铁路管理委员会：《平汉年鉴》，编者印行，1932年版，第110—111页。

蚊蝇计划及其实施办法①。1933 年 5 月，黄子方接替邓真德出任两路卫生课长一职②。这些计划得到落实，使两路公共卫生事业有很大进步，成为当时中国铁路卫生事业发展的标杆。黄子方首先聘请国内知名卫生专家伍连德、胡宣明、牛惠生、牛惠霖、翁之龙等人为路局名誉顾问，赴两路沿线及各站厂视察，共同拟定两路医务卫生整理方案③；其次，针对路局卫生管理政出多门而致经常出现推诿之事，为交换意见，便利实施，1933 年 8 月 24 日，组织由卫生课、工务处、车务处、机务处和卫生顾问参加的两路整理卫生事宜委员会，以车务处长郑宝照为委员长，卫生课长黄子方、工务处工程司冯其礼、车务处清洁总稽查孙遂之和邓世泽为委员。两路整理委员会主要负责维持所有车站、列车与各厂所之清洁，预防疫疠等卫生事宜，及添设有助于卫生之花木、园林等设备④；再次，推行公共卫生工作，实施各站饮水改良，购备水缸，开凿土井，建立工人浴室与食堂，清理各站沟渠，举办卫生运动大会和秋季清洁周。

铁路当局的卫生调查与整理是其推行公共卫生改良的最重要的举措，对于改观 20 世纪 30 年代中国铁路公共卫生状况起到了积极作用。

（二）增设与训育卫生人员

近代中国从事铁路车、站日常公共卫生工作的人员分为两类：一类是直接实施日常卫生清洁的普通工役。他们的人数众多，其名称因时期和路局的不同而千差万别，在火车之上从事卫生工作的有看车夫、车僮、茶役、随车侍役等，在车站及沿线从事卫生清洁工作的则有擦车夫、清道夫、客车铁板轮轴伕役、打扫路轨和拔草等伕役。尽管他们称呼繁多，但他们都属于工役，即从事体力活的普通员工，与那些装卸铁路货物的装卸工、煤工、苗圃工人的地位是一样的。另一类是卫生管理人员，即从事指导、监督与督促工役进行卫生清洁的人员。卫生管理人员主要包括卫生稽查、卫生清洁管理员，以及公共卫生护士等。因为近代各地方路局的情形不同，所以上述卫生管理人员并非在每个路局都同时存在，各路局对其的称呼也有所不同。

这两类人员是维持铁路公共卫生最主要的力量，其人数的多少和对卫生专业知识了解的深浅对于公共卫生影响很大，尤以卫生管理人员最为重要。因为卫生管理人员既需要管理才能，也要具备一定的卫生知识，其卫生意识

---

① 铁道部参事厅第四组：《铁道年鉴》（第 2 卷），汉文正楷印书局 1935 年版，第 1 114—1 115 页。

② 《铁道部令第 1 397 号》，《铁道公报》第 558 期，1933 年 5 月 18 日，第 1 页。

③ 京沪沪杭甬铁路管理局：《京沪沪杭甬铁路管理局二十二年第二季工作概况》，编者印行，1933 年版，第 9 页。

④ 《组织两路整理卫生事宜委员会》，《京沪沪杭甬铁路日刊》第 757 号，1933 年 8 月 26 日，第 177 页。

的高低，直接影响到卫生工役的劳动。因此，30 年代以来，铁路当局在增加必要的卫生清洁人员的同时，更加注重扩充卫生管理人员队伍，训育卫生工役和管理人员的公共卫生知识。

一是普遍设立卫生稽查。1930 年之前，卫生稽查机构作为一个卫生行政机构已在地方政府产生，但并不普遍。铁路部门设立卫生稽查的也不多见，津浦路局则是其中为数不多设有卫生稽查的路局，该路在 1917 年的时候就有卫生稽查 4 名[①]。1929 年，津浦路局为筹办孙中山奉安大典，在各列车上都配置卫生稽查 1 名[②]。但就铁道部而言，它还没有将卫生稽查纳入卫生行政体系，也没有制定相关法规与制度。所以，地方路局设立卫生稽查的很少，平时路局卫生的监督与地方卫生监督一样，都是由警察来做，在铁路系统则是由铁路警察和路局站、段长负责。

1928 年，国民政府卫生部成立后，为解决"卫生部门无法调动警察行使监督权的问题"，决定由各省市卫生机关增设卫生稽查、卫生巡查执行卫生法规[③]。卫生稽查遂成为国家卫生行政系统的一个重要组成部分。随后，卫生稽查开始在各地普遍建立。此时，有人专门撰文提议铁路当局也应增设卫生稽查："不论办理何事，必须有办理该事之人，尤必须得愉快胜任之人，此尽人所知也。铁路清洁事宜当由清洁稽查（或曰卫生稽查）负责办理之。"文章还对什么样的人能充当卫生稽查给出标准，"此项清洁稽查最好具有相当医学常识，为人精明练达，能耐劳，能任怨，切忌受人贿赂，入于腐化恶化之境，否则，不但不能稽查他人，且将不免为他人稽查矣"[④]。受此影响，以及适值铁路当局进行卫生整理与改良，缺乏卫生管理人员，铁路当局也开始考虑增设卫生稽查，并将其纳入卫生行政体系。1933 年 8 月，铁道部在《国有铁路卫生医务组织通则》中规定，各路局、管理委员会应设立卫生稽查，并规定一等路局需配设卫生稽查 4 人，二等局 2 人，三等局 1 人[⑤]。同年 11 月 20 日，铁道部颁布《铁路卫生稽查规则》，就卫生稽查的职责与服务规则进行规

---

① 铁道部秘书厅：《铁道年鉴》（第 3 卷），商务印书馆 1936 年版，第 1 108 页。

② 上海市孙中山宋庆龄文物管理委员会：《孙中山宋庆龄文献与研究》（第 1 辑），上海书店出版社 2009 年版，第 374 页。

③ 宗淑杰：《世界医药卫生 100 年》，航空工业出版社 2006 年版，第 63 页。

④ 沈经保：《办理铁路清洁之必要条件》，《铁道卫生季刊》第 1 卷第 2 期，1931 年 12 月，第 107—108 页。

⑤ 《国有铁路卫生医务组织通则》，立法院编译处：《中华民国法规汇编》（第 10 编），中华书局 1934 年版，第 594—595 页。

定①。《铁路卫生稽查规则》的颁布，标志着铁路当局正式将卫生稽查列入卫生行政体系之中，卫生稽查成为指导与监督铁路车、站公共卫生最为重要的机构。

津浦铁路管理局很早就设有卫生稽查，1929年初达7人之多②，至1935年6月增加至9人，远超铁道部的规定人数。路局卫生稽查分驻浦口、蚌埠、徐州、兖州、济南和天津等站，卫生稽查每日除沪平（上海—北平）通车不要巡查卫生外，其余平浦（北平—浦口）通车、津浦（天津—浦口）快车"厕所，卧车之被褥，餐车之饮食，以及各站台、各办公室等清洁，均由各驻站稽查，随时检查并办理车辆或房屋消毒各事项"③。

北宁铁路管理局在1933年之前虽然没有设立卫生稽查，但1930年已开展卫生检查，路局将全路分为3段，每段派卫生检查员1人，检查各次列车、各车站、各工厂，以及宿舍、办公室、扶轮学校、员工住宅等处卫生清洁事宜。卫生检查员还负责取缔饭车及小贩所售食品，救护员工及旅客突发伤病等事务，其与卫生稽查的职责基本相同④。1933年之后，北宁路局改卫生检查员为卫生稽查，1936年之前共设有卫生稽查2名，专司卫生清洁。由于卫生稽查人数过少，每人检查区域达20余站，实难照顾周全，影响工作效率。为此，1936年路局增设卫生稽查2名，并将全路划分为4段，以前门、天津东站、唐山、山海关4站为卫生稽查驻在站，每站添设清洁夫1～2人，专任厕所及站台的清洁⑤。

京沪沪杭甬铁路管理局设立卫生稽查应在1930年之前，但此时的卫生稽查并不是指导并监督铁路各项卫生事务的卫生行政人员，而是路局卫生课的清洁人员。为此，1930年4月，时任铁道部卫生处处长的胡宣明建议将两路卫生总稽查和卫生稽查撤销，改名为清洁总稽查和清洁稽查，划归车务处管辖⑥。1933年后，京沪沪杭甬铁路管理局增设卫生稽查，由铁路医院的巡回医生兼任。至1934年，两路共有3名医生兼任卫生稽查，分别是谢学洙、郑家肃和胡百行。他们除巡回地方小站诊治员工及旅客外，还兼带视察卫生，

---

① 《铁路卫生稽查规则》，《铁路月刊——粤汉线南段附广三线》，第3卷第10—12期合刊，1933年12月，第4—5页。

② 津浦铁路管理局：《铁道部直辖津浦铁路职员录》，编者印行，1929年6月版，第44—50页。

③ 铁道部秘书厅：《铁道年鉴》（第3卷），商务印书馆1936年版，第1 108页。

④ 铁道部参事厅第四组：《铁道年鉴》（第2卷），汉文正楷印书局1935年版，第1 095页。

⑤ 《注重沿线卫生清洁》，《改进专刊》第16期，1936年9月，第8页。

⑥ 《铁道部训令第4 027号》，《铁道公报》第62期，1930年4月30日，第3—4页。据《铁道卫生季刊》调查，1932年1月京沪沪杭甬两路有卫生总稽查与卫生稽查共12人，这里的卫生总稽查与卫生稽查应是清洁总稽查与清洁稽查。

教授及训练各站、各列车卫生员工的卫生习惯和防病常识①。

陇海路局在 20 世纪 30 年代初已设置卫生稽查，根据《陇海年鉴》记载，1932 年时路局共设有卫生稽查 3 名，分别负责大浦至商丘、商丘至洛阳及洛阳至潼关 3 段的卫生督察事宜。各卫生稽查"至少每周须巡视本段内各工房、各厂所一次，并随各列车视察，对于空气之流通、垃圾之清除、沟渠之疏浚严加注意，其膳车上之饮食，随时加以检查，务求清洁新鲜，膳车、卧车俱添设温度表调节温度"②。

其他铁路中，平汉路局 1933 年在卫生课设立卫生稽查 2 名，分驻郑州至汉口、郑州至北京的南北两段③，1935 年后路局又将专任的卫生稽查裁撤，转由顺德医院院长和郾城诊疗所主任兼任④。胶济铁路管理委员会 1935 年年底设有卫生稽查 6 名，平绥路局有 2 名卫生稽查，道清铁路也设卫生稽查，但人数不详⑤。

由前所述，20 世纪 30 年代，中国铁路卫生稽查已普遍建立，但也存在诸多问题。其主要表现在：部分路局并没有完全遵照（铁道）部颁规则，路局卫生稽查要么是人员配备不足，要么是职责不清，而且少许路局的卫生稽查并非专任。在地方路局中，除津浦、北宁、胶济、平绥及粤汉等铁路外，其余各路卫生稽查人数均没有达标⑥，正太、湘鄂、广韶、南浔等路则没有设立卫生稽查。京沪沪杭甬、胶济及平汉等铁路卫生稽查都是兼任的。这些问题的存在，使得卫生稽查难以对路局各处段进行有效的监督与指导。

二是增设公共卫生护士。公共卫生护士也是西方医学的舶来制度，20 世纪 30 年代已在中国卫生行政机构中普遍存在，其意即是"一种科学化、艺术化的，由卒业护士曾受有公共卫生专门训练者"，其主要职责是"解释及应用卫生学、社会医学及其他各种科学的原则，及实施的方法，去矫正缺点，预防疾病，增进健康及教育民众，护理病人"等⑦。1934 年，时任京沪沪杭甬

---

① 《巡回治疗医师及清洁管理员服务规定》，《京沪沪杭甬铁路车务周报》第 4 期，1934 年 8 月 27 日，第 40 页。

② 陇海铁路管理局：《陇海年鉴》，陇海铁路管理局 1933 年版，第 56 页。

③ 郑州铁路局史志编纂委员会：《郑州铁路局志（1893—1991）》（下册），中国铁道出版社 1998 年版，第 1 043 页。

④ 铁道部秘书厅：《铁道年鉴》（第 3 卷），商务印书馆 1936 年版，第 1 100 页。

⑤ 铁道部秘书厅：《铁道年鉴》（第 3 卷），商务印书馆 1936 年版，第 1 115—1 125 页。

⑥ 根据铁道部颁布的《铁路卫生稽查规则》规定，当时属于一等路局的津浦、北宁、平汉、京沪沪杭甬和胶济等 5 路至少须设立 4 名卫生稽查，属于二等路局的平绥、陇海、广韶及湘鄂 4 路则须有 2 名卫生稽查，而其他三等路局须设立 1 名卫生稽查。参见《铁路卫生稽查规则》，《铁道公报》第 718 期，1933 年 11 月 22 日，第 5—6 页。

⑦ 花新人：《什么是公共卫生》，《卫生半月刊》第 2 卷第 9 期，1935 年 5 月，第 68—69 页。

路局卫生课长的黄子方指出："查欧美各国，有公共卫生看护之设，专任指导家庭卫生，本路似应仿照其法。由卫生课聘请专门公共卫生看护，探视员工家庭，指导卫生常识，以保健康。"①　由是可见，公共卫生护士虽然被称为护士，但与一般从事护理病人工作的护士是不同的，他们属于广义上的社会服务人员，在特定区域内进行卫生指导与监督，改良卫生和宣传卫生知识，所以应是公共卫生实施与管理人员。

铁路当局为促进公共卫生改良，20 世纪 30 年代开始增设公共卫生护士。1934 年 7 月，京沪沪杭甬路局委派宗焕琴为总务处卫生课公共卫生护士，"专任员工家庭卫生指导"②。此后，京沪沪杭甬铁路公共卫生护士渐有增加，1935—1936 年共有 5 名，为 1 男 4 女，分驻上海、南京、杭州及沿线机厂③。平汉路局因 1936 年年初原有 2 名卫生稽查调走后，"对于各厂站卫生工作，虽有各清洁管理员负责办理，然如各学校卫生，家庭卫生，均不能注意及之，即各段站厂员工之卫生常识灌输训练，亦付缺如"，"兹为谋全路员工幸福，积极推行卫生起见"，乃增设 5 名公共卫生护士和卫生稽查 1 人，分别派在各段厂，专门办理行车、工厂、学校和家庭等各项卫生④。

铁路公共卫生护士的职责是指导铁路员工讲究卫生，开展多种形式的卫生知识宣讲。在京沪沪杭甬路局，公共卫生护士宗焕琴 1934 年 11 月在机厂举行卫生演讲 2 次，听讲者共 22 人，个人卫生谈话 351 次，接谈者共 354 人。卫生训练 9 次，家庭访视 15 次，环境卫生视察 14 次，改良 2 次；在吴淞、上海两扶轮小学校公开演讲 9 次，听讲者 230 人；开展家庭卫生讲演 1 次，听讲者 11 人，卫生谈话 14 次，接谈者 18 人⑤。1935 年，路局公共卫生护士总共进行家庭疾病处置 21 次，受众人数 19 人；家庭卫生演讲 63 次，受众人数 377 人；进行家庭卫生谈话 1 299 次，受众人数 1 496 人；进行家庭卫生调查 23 次，受众人数 75 人；举办家庭母亲会 4 次，受众人数 80 人⑥。

---

① 黄子方：《本路同人福利问题商榷资料》（二），《京沪沪杭甬铁路日刊》第 948 号，1934 年 4 月 13 日，第 81 页。

② 《派卫生课护士宗焕琴指导员工家庭卫生》，《京沪沪杭甬铁路日刊》第 1 041 号，1934 年 7 月 20 日，第 13 页。

③ 黄子方：《京沪沪杭甬铁路二十四年份医务卫生工作概述》，《公共卫生月刊》第 2 卷第 6 期，1936 年 12 月 1 日，第 495 页。

④ 《平汉铁路管理局工作报告二十五年第三月份》，《铁路月刊——平汉线》第 73 期，1936 年 6 月，"工作报告"，第 6 页。

⑤ 宗焕琴：《十一月份公共卫生重要工作》，《京沪沪杭甬铁路日刊》第 1 158 号，1934 年 8 月 22 日，第 132—133 页。

⑥ 黄子方：《京沪沪杭甬铁路二十四年份医务卫生工作概述》，《公共卫生月刊》第 2 卷第 6 期，1936 年 12 月 1 日，第 495—496 页。

由上述可知，公共卫生护士的设立对于指导铁路员工遵守卫生规则，以及普及卫生知识具有积极意义。但在当时，公共卫生护士非常有限，除京沪沪杭甬和平汉等少数路局外，其余均无。

三是培育卫生人员。作为卫生管理人员或是卫生工役，掌握一定的卫生知识是其履行职责的前提。然而近代中国铁路卫生工作人员，多缺乏相应的学历、资历和经验。因此，为改良铁路公共卫生，20世纪30年代，铁路当局在增加和增设卫生稽查、公共卫生护士、卫生工役的同时，也着手提高卫生管理人员和卫生工役的卫生知识，对他们实施了多种形式的卫生培育。

首先，路局选派人员赴路外参与培训。30年代，国民政府为推动卫生事业的发展，先后在全国经济委员会和卫生署下设中央卫生设施实验处[①]与公共卫生人员训练所[②]。两机构专门负责训练公共卫生医生、护士、助产士、卫生工程师、学校卫生人员、检验技术生及药师等，卫生稽查也是其训练的重要对象[③]。自1932年起，中央卫生设施实验处和公共卫生人员训练所先后举办多届卫生稽查训练班。据统计，1933—1937年，来自全国各省市毕业于卫生稽查训练班的学员达180人[④]。铁路当局也挑选卫生人员前往参加，在卫生部门开办的第一、二届卫生稽查训练班中，就有来自津浦铁路的学员门照会和黄家荣2人，他们毕业后仍回到津浦铁路任职[⑤]。京沪沪杭甬铁路管理局也有2名车务处清洁管理员受过6个月卫生稽查训练班训练[⑥]。卫生稽查训练班的培训课程主要有卫生工程、测量、绘图、生理、营养、细菌、免疫大意、疾病概述、疟疾、昆虫学、公共卫生、化学、种痘、急救、病理学、营养学、乡村卫生、卫生教育、生命统计、学校卫生及卫生稽查之职务等多达60余种[⑦]。

其次，铁路当局加强内部训育。1931年，铁道部调查得知地方路局已设

---

① 《中央卫生设施实验处组织章程》，全国经济委员会：《全国经济委员会章则汇编》（第1集），1932年版，第15页。

② 《卫生署公共卫生人员训练所章程》，《法令周刊》第334期，1936年11月25日，第2—3页。

③ 刘瑞恒：《三年来中央卫生设施概况》，《卫生半月刊》第2卷第1期，1935年1月15日，第6—12页；《卫生署公共卫生人员训练所章程》，《法令周刊》第334期，1936年11月25日，第2—3页。

④ 金宝善、许世瑾：《各省市现有公共卫生设施之概况》，《中华医学杂志》（上海）第23卷第11期，1937年，第1 243页。

⑤ 《时闻·第一二届卫生稽查训练班毕业同学近况》，《医事汇刊》第19期，1934年4月，第247页。

⑥ 黄子方：《京沪沪杭甬铁路二十三年份医务卫生工作概述》，《中华医学杂志》（上海）第21卷第8期，1935年，第912页。

⑦ 《卫生署卫生实验处卫生稽查训练班之课目》，《中华医学杂志》（上海）第20卷第12期，1934年12月，第1 483—1 484页。

有的卫生稽查"大都高中毕业，对于卫生常识及消毒救急等法未能十分了解"，乃指定卫生专员编写《铁路卫生稽查必读书》1 本，内容分卫生稽查、饮水、餐务、空气、粪便、垃圾、清洁用具、害虫、普通消毒法及临时救急法等 10 章，2 万余字[①]。同时，各地方路局还举办了卫生稽查的卫生知识训育。

　　铁路当局对路警的卫生训育也很关注，在铁路当局看来，"铁路卫生，范围甚广，随时随地，均能发生障碍，利用路警，加以卫生常识之训练，协助办理，最为经济之法"[②]。为规范与增强路警对铁路公共卫生的辅助管理，铁道部 1931 年制定了《铁道警察卫生训练办法纲要》，要求各路局设立铁路警察卫生常识讲习所，由各路总医官或相当的卫生领袖会同警务课办理，铁路警察学习时间为 1 个月，学习结束后以问答方式实施考试，不及格者勒令补习[③]。此外，铁路当局还将卫生知识作为警察的入职培训内容之一。1933 年，铁道部颁布的《铁路警察署警察教练章程》规定，入职警察须学习专业术科"卫生警察"[④]，由路方安排具有卫生专业知识的医生担任教师授课。例如，1931 年京沪沪杭甬路局规定，两路警察训练所应选择"浅近医学卫生"一课，每周授 1 小时[⑤]；平汉路局在 1934 年训练警察时，增添了"卫生常识"1 门，每周授课 4 小时，由卫生课北段卫生稽查魏之万教授[⑥]；1935 年，正太路局还以"各个警察须具有卫生知识，方能担任卫生之指导"，"将卫生警察学择要编辑讲义教授，以期造成铁路卫生警察之人材"[⑦]。

　　再次，训育卫生工役。直接实施铁路车、站卫生工作的卫生工役多出自贫民，工资微薄，且卫生观念淡薄。因此，要让他们切实履行职责，必须对其灌输基本的卫生常识，使其养成良好的卫生习惯和工作态度。从 20 世纪 30 年代初开始，铁路当局就提倡对包括卫生清洁夫役在内的工人进行卫生教育。1934 年 8 月，铁道部颁布《各路随车厨役、侍役、茶役服务须知》，同时附发《各路随车厨役、侍役、茶役、阅读部发服务须知考核办法》，要求各地方路

---

① 国民政府铁道部：《铁道部中华民国二十年九月份工作报告》，编者印行，1931 年版，第 8 页。

② 《铁道部卫生处二十年度工作报告》，《铁道卫生季刊》第 1 卷第 3 期，1932 年 3 月，第 97 页。

③ 《铁道警察卫生训练办法纲要》，《铁道公报》第 198 期，1931 年 8 月 22 日，第 1—2 页。

④ 《铁道部直辖路警管理局派驻各铁路警察署警察教练所章程》，《铁道公报》第 488 期，1933 年 2 月 24 日，第 3 页。

⑤ 《京沪沪杭甬铁路二十年一月至十二月卫生医务重要工作总报告》，《铁道卫生季刊》第 1 卷第 4 期，1932 年 6 月，第 118 页。

⑥ 《本路二十三年八月工作报告》，《铁路月刊——平汉线》第 54 期，1934 年 10 月 31 日，"工作报告"第 7 页。

⑦ 铁道部秘书厅：《铁道年鉴》（第 3 卷），商务印书馆 1936 年版，第 1 122—1 123 页。

局卫生稽查和清洁管理员督率工役阅读学习，各工役学习期满须经表式和口式测验。对于连续3次口试不合格且无改良者，卫生稽查与清洁管理员可请予撤换①。

根据铁道部的规定，京沪沪杭甬路局制定了《随车厨役、侍者、茶役卫生要则》，要求各车卫生工役学习②，并规定每月各班工役于休息日轮流调至车务处办公室加以训练，其科目以公民道德、卫生常识及服务细则为主③。1934—1936年，全路餐车侍者、睡车侍役及客车侍役均经过卫生习惯训练，车务处见习生亦授以卫生功课。路局还将随车厨役、餐役、侍役及车僮等卫生要则，以及工役清洁要则印成小册，派员实地训练④。同时，路局还借助媒体宣传铁路人员应遵守的公共卫生信条，内容包括：（1）公共卫生应从个人卫生做起；（2）厉行清洁是讲求卫生之开始，亦即实行新生活之初步工作；（3）革除任意涕唾，随地便溺，乱倾垃圾等恶劣习惯；（4）戒绝烟、酒、嫖、赌戏身嗜好；（5）通力合作，造成清洁卫生化之铁路；（6）本推己及人之旨，诱导铁路旅客及各站所在地居民养成清洁卫生习惯⑤。

平汉路局则由车务处将（铁道）部颁《服务须知》印刷多册分发各随车工役，"严饬于遇有空暇，随时随地，专心阅读"，并由卫生稽查及各段清洁管理员负责督率。1934年12月，路局又根据（铁道）部颁《考核办法》，制定测验表式及测验证，分发各清洁管理员，至1935年8月路局共举行3次测验，通过测验取得合格证书的工役有厨役110人、侍役228人、茶役154人，共计493人。测验不及格及新入职的工役由卫生稽查与清洁管理员继续训练⑥。

南浔路局1936年制定训育工役的办法，将卫生作为其必学的课程，卫生学习的具体内容包括饮食与卫生关系、空气、毒及菌等⑦。

虽然20世纪30年代，中国铁路当局对于卫生人员的训育有所开展，但

---

① 《各路随车厨役、侍役、茶役服务须知》《各路随车厨役、侍役、茶役、阅读部发服务须知考核办法》，《京沪沪杭甬铁路日刊》第1 056号，1934年8月20日，第129—131页。

② 《训练客车工役卫生习惯》，《京沪沪杭甬铁路日刊》第1 113号，1934年10月27日，第181页。

③ 京沪沪杭甬铁路管理局：《京沪沪杭甬铁路管理局二十三年第一季工作概况》，编者印行，1934年版，第16页。

④ 黄子方：《京沪沪杭甬铁路二十四年份医务卫生工作概述》，《公共卫生月刊》第2卷第6期，1936年12月1日，第495页。

⑤ 胡伯行：《铁路人员厉行公共卫生应守的信条》，《京沪沪杭甬铁路日刊》第1 241号，1935年4月1日，第1页。

⑥ 张学诚：《平汉铁路二十三年份及二十四年份医务卫生工作概述》，《铁路月刊——平汉线》第78期，1936年10月31日，"论著"，第49页。

⑦ 《南浔铁路管理局勤务工役训练规则》，《铁路杂志》第1卷第9期，1936年2月，第150页。

并没有形成比较系统的培育制度，也缺乏专业训练，训育基本上是路局各自为之，训练内容也有差异。而且在卫生管理人员与卫生工役训育上面，路局比较重视卫生工役的服务规则训练，忽视了对卫生管理人员的训练。

（三）加强沿线及附属场所卫生管理

铁路沿线是指铁路线两旁，为铁路部门所辖的余地或者较近区域。铁路附属场所主要有工厂、扶轮中小学、职工集体宿舍、医院以及铁路旅馆和饭店等。对于这些公共场所，20世纪30年代铁路当局也加强了卫生管理。

一是加强铁路沿线卫生管理。铁路沿线余地，除部分为商铺租用，以及路局建立苗圃和林场外，大多为抛弃不用的荒地。这些余地因无人管理，多成为坟茔及各种垃圾堆积之地，不仅有碍观瞻，而且也会滋生细菌，损害旅客健康。为此，铁路当局对于铁路沿线的清洁卫生也有所关注。例如，1935年4月，平汉路局因该路汉口市区一段铁路沿线"居民殊欠清洁，有碍卫生"，特派员司与市政府和公安局会商进行整理，拟定清洁办法5项。同时，路局又发现"自玉带门至江岸沿铁路轨道一带，浮棺露尸，大小水坑及污秽土渣等，随处皆是"，遂召集各有关处、署及新生活运动促进会人员共同商量解决办法①。平汉路局还对江岸铁路沿线的水质进行检验，发现江岸自来水厂的自来水中含有大量的大肠杆菌，为维护江岸铁路员工的健康，路局要求江岸医院设法改善②。江岸医院拟定了改善水质"最低办法"5条："一是伸长江中水管；二是扩大水池面积；三是应行换池沉淀；四是施行严密消毒；五是水池应加勤洗。"③

二是加强铁路工厂与学校卫生管理。铁路工厂是铁路部门为修理火车机车及车辆，或者试验与改造简单的机车配件而设立的，主要在京沪沪杭甬、平汉、津浦和胶济路局；学校则为路局举办的扶轮中小学和职工教育学校。根据铁道部颁布的《卫生清洁管理人员暨各夫役改组办法》，各铁路工厂的卫生清洁应由所属机务处或工务处指定员司1人负责，指挥与督促工厂的卫生清洁人员做好工厂内外的打扫工作。而铁路附属的各类学校卫生，则由路局职工教育委员会指派专人负责，由路局卫生课指导。

1934—1935年，平汉路局沿线有工务处所辖的修理厂、机务处的机厂共

---

① 《平汉铁路管理局工作报告二十四年四月份》，《铁路月刊——平汉线》第62期，1935年6月30日，"工作报告"，第4页。

② 《平汉铁路管理局工作报告二十四年八月份》，《铁路月刊——平汉线》第66期，1935年11月，"工作报告"，第5页。

③ 《平汉铁路管理局工作报告二十四年十月份》，《铁路月刊——平汉线》第68期，1935年12月31日，"工作报告"，第8—9页。

50 余处。为加强对这些工厂的卫生管理，路局于每处均设清洁管理员 1 人，前后计有 71 人，负责卫生清洁检查事宜，并按月将检查的结果向卫生课报告。在一些较大工厂，路局均设有救急药箱，并指派主管人员，授以急病创伤救急训练，每逢卫生运动、清洁运动之期，另派卫生人员前往演讲，并分发卫生宣传图说。在学校卫生方面，路局则派卫生稽查或医师兼任校医，并为各类学校师生讲授卫生常识，1935 年 8 月还为各校配置急救药箱①。

京沪沪杭甬路局在工厂与学校卫生方面的工作最为突出。在工厂卫生方面，1934 年 7 月，路局卫生课开始在吴淞机厂推行工厂卫生改良，由 1 名护士担任此项工作。至 1935 年 5 月，该厂的厨房、厕所及环境卫生，均已次第改善，还建筑了 1 所可容纳 50 人的工人浴室②。此后，闸口、白沙等机厂也进行卫生改良，成效显著。在学校卫生方面，路局除派卫生稽查或卫生课医师指导各校卫生事宜外，特别注意对学校职教员工及学生进行卫生知识宣传。1935 年，路局制定《各扶轮小学卫生队组织规程》，规定卫生队设医务、视察、保健及宣传 4 股，其中视察股负责"校舍、厨房、操场、园地、厕所等之清洁检查，饮水之检查，污秽之检查"③。此后，吴淞、上海等地的扶轮小学先后成立卫生队，开展学校卫生管理工作。路局还组织扶轮学校学生进行卫生常识测验、派公共卫生护士实施学生的体格检查，以及预防接种、环境卫生视察和卫生运动等多种形式的卫生教育④。

三是铁路员工集体宿舍。近代中国的铁路车站附近多建有员工集体宿舍，尤其是在一些大站和铁路员工聚集之地最多，这些地方也归铁路部门管理。为维护宿舍清洁与卫生，部分路局也采取了一定措施。例如，在胶济铁路，因"各大站公共宿舍为数甚多，每一宿舍寄宿者少则数十人，多至百数人不等，大都系低级员司或工人，因其经济力量薄弱，对于房屋及用具多欠清洁"；1934 年 4 月，路局组织成立清洁委员会，雇用清洁夫专门负责打扫公共宿舍卫生⑤。同年，路局就公共浴室和公用房舍的卫生管理问题，制定《沿线

---

① 张学诚：《平汉铁路二十三年份及二十四年份医务卫生工作概述》，《铁路月刊——平汉线》第 78 期，1936 年 10 月 31 日，"论著"，第 46 页。

② 黄子方：《京沪沪杭甬铁路二十三年份医务卫生工作概述》，《中华医学杂志》（上海）第 21 卷第 8 期，1935 年，第 928 页。

③ 《各扶轮小学卫生队组织规程》，《京沪沪杭甬铁路日刊》第 1 184 号，1935 年 1 月 23 日，第 131—132 页。

④ 《本路二十五年份学校卫生工作计划大纲》，《京沪沪杭甬铁路日刊》第 1 520 号，1936 年 2 月 27 日，第 183—184 页。

⑤ 胶济铁路管理委员会：《胶济铁路最近五年之工作概况》，编者印行，1935 年 6 月版，第 111 页。

公共浴室管理规则》和《整理本路沿线各路员工公用房舍清洁办法》①。

四是铁路旅馆与饭店。旅馆与饭店为游客留驻之所，与行旅关系很大，20世纪30年代初期中国各地旧式旅馆，多设备不全、蓄娼聚赌、喧嚣不洁，很多旅客不愿光顾，铁路当局所经营的铁路旅馆与饭店也存在这些问题。有鉴于此，铁路当局也积极谋划对铁路沿线旅馆的卫生进行改良。

1933年8月，京沪沪杭甬铁路局卫生课长黄子方对莫干山铁路旅馆进行了考察。他要求旅馆改良饮水、修理沟渠、修缮游泳池、清洁花园，并栽植花木②。根据黄子方的要求，莫干山旅馆着手进行整改，至1934年6月添建第四馆舍1座，于第三馆舍客房配备个人浴室，改善灯光，调和色彩，改良游泳池水质。此外，莫干山旅馆还整理沟渠，以畅水流，剪除蔓草，移植花木，其余关于服务人员的卫生训练也在进行之中③。1935年，路局总务处卫生课对沿线37处旅馆进行调查，发现这些旅馆中"基地过低，空气、污水不易流通，有碍健康者，占大多数。墙壁及地面构造，对于导温、通气、传音等，较为适合者，仅有两处"；"各旅馆客房窗户宽长，多不充足，电灯光线及装置地位，多不适宜，客房内空气多闷浊，客用毛巾多污秽不洁，床铺多有臭虫"；厨房则地面多为泥土，没有安装纱窗，没有防苍蝇设备，各种饮食器具及垃圾桶多无遮盖；而厕所却紧邻厨房，以致厨房苍蝇繁集，有抽水桶的旅馆仅8处，其余均为木马桶。另外，旅馆服务人员因多没有经过卫生训练，其习惯多不合乎卫生要求。为此，路局希望各旅馆切实改进，路方则尽力予以辅助④。

20世纪30年代，铁路当局对于铁路沿线及附属场所的卫生管理，都是由各地方路局自行办理的，并没有铁道部统一规制和措施。各路卫生设施和管理是否完备与健全，完全取决于所在路局重视与否，因此京沪沪杭甬、平汉、胶济与津浦等路相对较好，其余各路则较次。

三、铁路卫生运动的开展

20世纪30年代，铁路当局在"复兴家国"和"发展路务"双重使命的促

① 胶济铁路管理委员会：《胶济铁路最近五年之工作概况》，编者印行，1935年6月版，第22页。

② 京沪沪杭甬铁路管理局卫生课：《改善莫干山铁路旅馆卫生设备之意见》，《京沪沪杭甬铁路日刊》第780号，1933年9月22日，第150—151页。莫干山铁路旅馆"在（杭州市）武康路315号，在山上常年营业最大旅馆，其经营者即杭甬铁路局，规模宏大，设备完美"。参见商务印书馆：《莫干山指南》（增订本），商务印书馆1934年版，第62页。

③ 《莫干山铁路旅馆改善设备》，《京沪沪杭甬铁路日刊》第1013号，1934年6月29日，第197—198页。

④ 高维：《调查京沪沪杭甬铁路沿线旅馆卫生概况》，《京沪沪杭甬铁路日刊》第1307号，1935年6月17日，第105—107页。

进下，发起以传播现代卫生知识为主旨内容的卫生运动，并成为宣传公共卫生知识的重要方式。从 1934—1937 年，各地方铁路管理局纷纷参加，共持续进行 4 年时间，取得了一定的成效。

（一）铁路卫生运动的动因

目前学界研究表明，20 世纪二三十年代全国性卫生运动不是民众自发、自觉的行动，而是在国民政府广泛的政治和社会动员下形成的。铁路卫生运动受政治的主导，同时，铁路当局对卫生重要性的认识也是促进因素。

第一，卫生与国家、民族关系的政治舆论动员。20 世纪初以来，一批早期接受西方文明熏陶的社会精英即关注到中国落后的卫生问题，开始宣传西方医学中的公共卫生理念。但他们的观点并非像今天大家所熟知的那样，卫生只与人类身体健康休戚相关，而是将卫生与当时积贫积弱的国家和民族联系到一起，强调现代卫生是实现国家、民族复兴的要途。1918 年，致力于西医学的叶芳圃医生曾撰文指出："今日吾国士夫，竞言救国，靡日教育也，实业也，军备也。夫救国须先救贫，而救贫要在救弱，救弱尤须防病。防病非赖卫生设置不可。"[1] 公共卫生专家黄子方也有类似看法，他说："要谋民族的自救，非但只在军备上求自卫，还要谋文化上所必需的各种文物的建设，科学新医便是这种科学文物的建设中之最要者。"[2] 他甚至认为："一国之文明程度，可以其卫生之程度测之。"[3] 很显然，近代社会精英们已不再将卫生只看作狭义的医疗技术、与人民健康相关的行政制度，而是将卫生看作中国从一个落后、贫穷和病态的旧国家提升到强大、富有和文明新国度的法宝。追求卫生不单单是个人的事，也是民族的集体事业。

这种视现代卫生于复兴家国重要地位的认识，在南京国民政府建立之后更加深入人心，"我们要复兴我国民族，最要紧的须先讲求卫生，健全国民体魄，若不讲究国民健康及卫生而希望复兴民族，谈何容易。卫生关系民族的生存，与民族的复兴又如此重要，这是谁也不能否认的"[4]。构建现代卫生不仅仅是社会知识精英的个人或群体意识，而且逐渐上升为国家层面的战略。为达到构建现代卫生的目的，国民政府进行了陈义甚高的政治舆论动员，搭建了卫生与民族存亡、国家兴衰层层递进的关系。1929 年国民政府颁布的《卫生运动宣传纲要》中说道："如果我们觉悟了，从基本作起，就要切实的来提倡卫生，使我们的人民身体强壮，身体强壮则精神健全，精神健全则意

---

① 叶芳圃：《论卫生与国家之关系》，《光华卫生报》第 1 期，1918 年 7 月 15 日，第 23 页。
② 黄子方：《中国卫生刍议·弁言》，中央防疫处疫务科印行，1927 年版，第 1 页。
③ 黄子方：《中国卫生刍议》，《社会学界》第 1 卷，1927 年 6 月，第 187 页。
④ 王群英：《卫生与民族复兴的关系》，《方舟月刊》第 29 期，1936 年 10 月 1 日，第 36 页。

志坚决，意志坚决则民族团结坚固，能够如此，列强才不敢逞其野心，帝国主义才可以给我们打倒，中华民族才能得到解放！"① 卫生运动的标语也被拟定为"注意卫生是民族独立的基本条件！""卫生运动就是救国运动！""卫生运动就是民族解放运动！"② 等等。

与此同时，国民政府和社会舆论还阐发了卫生与社会经济、卫生与现代文明国家之间的关系。特别是新生活运动时期，蒋介石多次批评普通民众："随地吐痰、撒尿，到处脏得不堪，床下门角，这些地方永远不洒扫。这些极不卫生的事情，就绝对不是现代任何文明国家的国民所可以存留的；尤其是随地吐痰、撒尿，简直只有最野蛮的民族就如此！"③ 因而，他希望通过卫生与清洁来塑造新国民。

由此可见，国民政府为公共卫生悬设了复兴家国的高远目标，至于国民健康与疾病则被政治价值所替代。在此舆论的主导和动员下，建立现代公共卫生就成为朝野一致的共识，而一场构建民众对卫生的认知，引导他们走向健康生活，造就现代文明国家的卫生运动也就应运而生了。

第二，铁路当局对卫生重要性的认识。铁路当局对卫生重要性的认识是促成铁路卫生运动的内部诱因，如果没有路局出于自身发展的需求与选择，卫生运动很难形成规模。重要性的认识主要体现在两点：首先，构建现代卫生有助于铁路防控传染病。近代，随着中国铁路交通事业的发展，各种传染病也沿铁路线迅速传播，造成了传染病的流行。陇海铁路局叶舒芬医生有过这样的描述："在二十世纪交通便利时代，往往甲地发生一流行病，不转瞬便可传至乙地，由乙地而可遍及全球，如1916年之流行感冒症，初发生于欧洲，继及美洲，旋流行到亚洲，而及全球。铁路为交通利器，但亦系疾病传染之捷径。"④ 20世纪以来，清末东北鼠疫、1917—1918年晋绥鼠疫和1932年全国霍乱都与铁路密切关联。而铁路当局虽然引入西方的防疫方法和措施，阻止了疫情的进一步扩散，但也造成了铁路沿线民众大量伤亡以及铁路自身效益的损失。由此，铁路当局只有加强铁路现代卫生事业建设，才能截断传染病借铁路线传播。

其次，铁路人士对推行卫生教育重要性的认识。推进现代卫生事业的发展，成为国人共同的心声。关键问题是我国卫生基础极其落后，封建迷信盛行，加之国弱民贫，卫生建设阻碍颇多。处在困境中的国人，除呼吁政治和

① 中国国民党中央执行委员会宣传部：《卫生运动宣传纲要》，编者印行，1929年4月版，第4页。
② 中国国民党中央执行委员会宣传部：《卫生运动宣传纲要》，编者印行，1929年4月版，第34页。
③ 蒋介石：《新生活运动之要义》，《感化月刊》第1卷第3期，1934年3月，第6页。
④ 《各路第一届卫生运动大会工作纪要》，《铁道卫生》第7期，1934年12月，第106页。

经济方面实行变革之外，舆论也普遍将目光转移到卫生教育。京沪沪杭甬铁路上海医院的医生高维在谈及卫生教育的意义时说："吾国今日，国民无健康可言，民族有衰亡之虑，实行卫生政策自甚迫切，但经济落后，民智未开，以言推进公共卫生困难多端，良非易事，幸有卫生教育成功著而费用省，足以祛世人之惑，济行政之穷。"① 言下之意，卫生教育是省力省费的现实选择。铁道部卫生课长王畏三则看到卫生教育另一层意义，他说："中国民智幼稚，迷信根深，疾病死亡，皆曰前定，疫疠传染，咸云天命，致生离死别，哀号于国中，东亚病夫，腾笑于万邦。"② 可见，卫生教育具有打破封建迷信，推进新知的意义，因而欲使卫生建设顺利开展并获实效，必须施行民众卫生教育。公共卫生学专家，曾任铁道部卫生处长的胡宣明指出，"如果国民无个人卫生常识，则一举一动都有违卫生原则，自取病亡，卫生当局也无法一一照护"；"国民若无公共卫生常识，则不解卫生行政的用意，在个人自由略被梗阻时，势必起而破坏和阻挠"③。因而卫生教育，一是有利于提高个人的卫生知识水平，二是能推进公共卫生发展。

因此，无论是从防控传染病，还是从铁路员工身体健康及发展路务考量，铁路当局都需要构建现代卫生体系，而让铁路员工掌握一定的现代卫生知识则是基础条件。然而，近代中国铁路员工大多数来源于失业农民，识字尚且困难，现代科学知识则更加匮乏。他们与社会普通民众一样，急需普及卫生知识。因此，铁路当局出于发展路务的内在需要，也必须开展铁路卫生运动。

（二）铁路卫生运动的概况

1931 年 3 月 25 日至 27 日，铁道部卫生处在南京召开由各地方路局卫生负责人参加的第一届全路医务会议④。会上，卫生处集各路意见，以"国人对于卫生智识仍极薄弱，故欲卫生行政施行无阻，必须先使国人了然此中利害，则宣传工作实为当务之急。年来各处地方每年多有举行卫生大运动并规定每年 2 月 1 日为全国大扫除日期，此亦足以唤起国人入于健康之途。吾国铁路卫生工作方始萌芽，自应努力宣传以期渐次进展"为由，向铁道部提议"每年 4 月 1 日为全国铁路卫生大运动日"，并规定该项卫生运动由路局医务卫生人员主办，路局总务、机务、工务、车务及警务等处协助，各路应于所在地开会，各医院及各诊疗所在地的各站段也应同时开会。卫生运动大会当日，全路各站办公室、员工宿舍要举行大扫除、贴卫生标语及散发卫生常识刊物

---

① 高维：《卫生教育浅说》，《中华医学杂志》（上海）第 20 卷第 3 期，1934 年，第 409 页。

② 王畏三：《全国铁路第一届卫生运动大会感言》，《铁道卫生》第 7 期，1934 年 12 月，第 2 页。

③ 胡宣明：《中国公共卫生之建设》，上海亚东图书馆 1928 年版，第 13 页。

④ 国民政府铁道部：《铁道部中华民国二十年三月份工作报告》，编者印行，1931 年版，第 9 页。

等。根据医务会议的提议，铁道部决定每年 4 月 1 日为全国铁路卫生运动日①。1932 年初，铁道部颁布《全国铁路卫生运动大会各路筹备委员会组织规程》。该《规程》规定各路局应于每年 3 月 1 日成立卫生运动筹备委员会，全权领导该路卫生运动。筹备委员会由各处负责人及医务机关负责人各 1 人共同组成。筹备委员会下设总务、清洁、宣传、检查及保健 5 组，并在各工务段、各机务段、各站和各学校等处分设宣传、清洁和检查工作队或分队。另外，《规程》还规定卫生运动大会所需经费以每公里 1～1.5 元为标准，由地方路局支付②。这些规章制度和组织机构的建立，为铁路卫生运动顺利、有效的开展提供了重要的制度保障。

根据铁道部最初的计划，1932 年 4 月 1 日，全国各路局将举行第一届铁路卫生运动大会，但最终并未实现，只有道清铁路管理局因未能及时收到铁道部缓办的训令，才如期在焦作举办了卫生运动大会③。铁道部要求各路局缓办卫生运动大会的理由是"因为国难（一·二八事变），无暇及此"④。这个理由虽然说得过去，但并不全面。就当时实际情形，由于铁道部没有强制性要求和奖惩措施，地方路局并不重视。加之，卫生运动大会筹办需要为数不菲的经费，这也打击了许多路局举办卫生运动的积极性。总之，铁路当局试图通过卫生运动来"指示他们（铁路员工），引导他们，督率他们，向健康的途径求生活"⑤，并不是一件很快就能成行的事。

1934 年，已经缓办 2 年的铁路卫生运动大会出现了转机。这年 2 月，蒋介石倡导的新生活运动在全国范围内迅速兴起。新生活运动强调以"礼义廉耻"的标准来塑造新的国民，其中也包括清洁与卫生。在此情势影响之下，铁道部旧议重提。1934 年 2 月，铁道部向各地方铁路局、铁路管理委员会及铁路工程局发出训令，要求他们应按照铁道部此前颁布的《全国铁路卫生运动大会各路筹备委员会组织规程》成立卫生运动大会筹备委员会，并在该年的 4 月 1 日举办卫生运动大会⑥。地方路局在铁道部的训令及全国性卫生运动的影响下，纷纷做出了积极响应，先期召开了全路医务会议，成立了筹备委员会，第一届全路性的铁路卫生运动大会终于启动。1934 年 4 月 1 日，京沪

---

① 《铁道部训令第 6 922 号》，《铁道公报》第 166 期，1931 年 5 月 2 日，第 12—13 页。

② 《全国铁路卫生运动大会各路筹备委员会组织规程》，《中华民国法规大全》（第 8 册），商务印书馆 1936 年版，第 5 180—5 181 页。

③ 《道清铁路举行卫生运动大会》，《焦作工学院周刊》第 15 期，1932 年 4 月 4 日，第 4 页。

④ 《各路第一届卫生运动大会工作纪要》，《铁道卫生》第 7 期，1934 年 12 月，第 99 页。

⑤ 朱森基：《为卫生运动向铁路员工们进一言》，《铁道卫生季刊》第 1 卷第 3 期，1931 年 3 月，第 19 页。

⑥ 《铁道部训令第 8 507 号》，《铁道公报》第 798 期，1934 年 2 月 27 日，第 3 页。

沪杭甬、平汉、津浦、胶济、陇海、北宁、道清、湘鄂、正太、广九、广韶
等路局及株韶段和潼西段工程局都同时举行了第一届卫生运动大会（道清铁
路应是第二届卫生运动大会）。卫生运动大会当日，各路在各站、段、工厂等
地召开集会，开展多种形式的卫生运动项目。此后，卫生运动大会在各路基
本上每年都会定期举办，直至抗战爆发，共举办4届。在这期间，地方路局
除举办铁道部规定的卫生运动大会外，在新生活运动指导下也举办了其他名
目的卫生运动。比如，京沪沪杭甬路局开展的铁路清洁周、夏令卫生运动会
和秋季清洁运动，平汉路局每年5月15日举办的清洁运动等。但无论是铁路
清洁周还是夏令卫生运动大会，它们举办的形式和主旨内容与铁路卫生运动
大会基本相同，甚至于1937年京沪沪杭甬路局将卫生运动大会与路局新生活
运动会举办的清洁运动周合二为一。卫生运动的期限"定为七日，自四月十
五日起至二十一日止。即由该路管理局邀集该路特别党部暨新运会推派代表
合组筹备委员会负责进行"[①]。

在所有路局卫生运动中，以京沪沪杭甬、平汉、陇海等路规模和影响最
大。兹就京沪沪杭甬和平汉两路为例，简要了解卫生运动开展的大概情形。

京沪沪杭甬路局为举办第一届卫生运动大会，做了充分的前期准备工作。
首先，路局于1934年3月成立由卫生课及各处代表黄子方、濮登青、陈明
寿、俞寿昌和李恂等5人组成的卫生运动大会筹备委员会，卫生课长黄子方
担任主任委员；其次，路局拟定《京沪沪杭甬铁路卫生运动大会工作实施办
法》，决定设立总务、清洁、检查、保健和宣传5组，每组并指定专员负责分
配，同时明确各组具体承担的事务[②]。经过一番筹备，1934年4月1日，路局
第一届卫生运动大会正式拉开序幕，路局在总站及各沿线车站都举行了隆重
的集会，分别由路局领导及各站医院或诊疗所院长、医生发表讲演，阐述卫
生运动大会的重要性，动员铁路员工、家属及旅客注重卫生。路局"特备宣

---

① 《铁路要讯》，《铁路杂志》第2卷第12期，1937年5月，第104页。

② 各组分配的各项任务，总务组：各站布置，宣传车上布置，随同宣传车办理一切事务事项。
清洁组：各站、各工厂、各警务分段、各警务派出所，以及各学校等处，或邻近各处，如有认定妨碍
卫生之处，应乘此机会设法从速取缔。各处清洁状况，经检查优良者，予以奖励；恶劣者，予以惩戒。
两路各站、各工厂、各警务分段、各警务派出所，以及各学校等处，各设工作队一队，分别负责。实
施大扫除。茶点室及摊贩之整饬。餐车茶役之整饬。宣传组：站、车布置事项，宣传实施。检查组：
两路组织检查队10大队，由各分段警务长会同辖境各站站长，酌设分队，分别担任，实施清洁检查，
各站举行大会时，由各段酌派员警分别担任纠察事项，规定检查表格，检查费用总数不得超过30元。
保健组：本组各干事，务于四月一日早分别随同特挂之宣传车辆，办理接种牛痘，注射预防伤寒疫苗，
并散发传单及劝导，实施接种、注射疫苗、体格检验、急救、卫生教育的实施办法。参见《京沪沪杭
甬铁路卫生运动大会工作实施办法》，《京沪沪杭甬铁路日刊》第934号，1934年3月28日，第169—
172页。

传车三辆，分别由上（海）北（站）至常州，由南京至常州，由上北至闸口，沿线实施宣传"。宣传专车为三等客车，外面两旁悬挂"京沪沪杭甬铁路管理局卫生运动大会"横幅，及党旗、国旗和彩色卫生标语。"并于四周车窗上满贴各种疾病之染，如'接触'、'器具'、'空气'、'水'、'食物'、'泥土'、'昆虫'、'畜类'数种图画，指明疾病之传染不外上列数种，促人注意于卫生之不可疏忽"，各站都挂上了各类卫生标语横幅①。路局各组干事、医师及护士等随同宣传车在车厢内及沿途各站，进行卫生宣传，实施卫生检查，施种牛痘及注射疫苗。

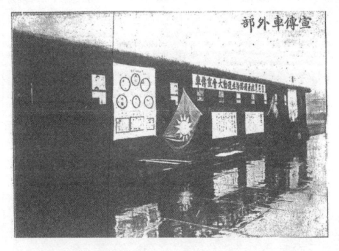

图 12　京沪沪杭甬铁路卫生运动大会宣传车外部

（图片来源：铁道部总务司卫生科：《铁道卫生》第 7 期，1934 年 12 月）

宣传组编印卫生运动特刊暨关于卫生及预防时疫传染各项图说、小册、传单、标语等，分发各处署、各车站、机厂、列车及旅客等，并在车厢内向旅客、在车站向本路员工做通俗演讲②。清洁组共组织 134 个清洁工作队，提前于 3 月 29—31 日对全路各站、工厂、各车场、各办公室及宿舍、各扶轮学校以及上下行各项列车分别进行大扫除，对于两路各站摊贩，则规定"举凡售品、用具、服装之不洁者，一律废弃……并饬令嗣后务须处处讲求卫生，不容玩忽"，而餐车侍役"亦令于是日起，严格厉行卫生习惯，不得固守陋

---

① 《卫生运动大会出发各站宣传纪略》，《京沪沪杭甬铁路日刊》第 939 号，1934 年 4 月 3 日，第 232 页。

② 《京沪沪杭甬两路之卫生运动》，《卫生月刊》第 4 卷第 5 期，1934 年 5 月，第 232 页。

习，致害公众"①。检查组共设 10 组，由两路各警段段长会同各该站站长组成，于是日对清洁组大扫除之地进行清洁检查，并分出等级，其中获得甲等的车站有 37 处，客车 2 列，长警驻所 2 处及职工识字学校 1 处，并给予奖状，以资鼓励②。保健组则随宣传车至各站为铁路员工、家属及旅客接种牛痘，注射霍乱和伤寒疫苗。

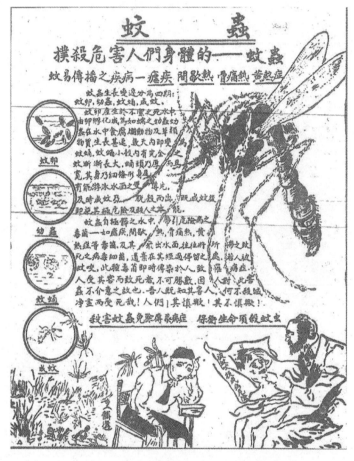

图 13　京沪沪杭甬铁路卫生运动宣传画
（图片来源：铁道部总务司卫生科：《铁道卫生》第 7 期，1934 年 12 月）

---

① 《京沪沪杭甬两路之卫生运动》，《卫生月刊》第 4 卷第 5 期，1934 年 5 月，第 232 页。

② 《各路第一届卫生运动大会工作纪要》，《铁道卫生》第 7 期，1934 年 12 月，第 138 页；京沪沪杭甬铁路管理局：《京沪沪杭甬铁路管理局二十三年第二季工作概况》（京沪沪杭甬铁路管理局工作概况二十二年一月一日起二十三年十二月三十一日止），编者印行，出版年份不详，第 19—20 页。

1935—1936 年，京沪沪杭甬铁路管理局均如期举办了卫生运动大会，其形式与内容和第一届基本一致。另外，京沪沪杭甬路局于 1936 年开展夏令卫生运动会，规模也很大，路局共设总务、宣传、推行和卫生 4 个工作组。卫生运动期间，各站均悬挂党、国旗帜，并挂有各类卫生图画和镜框。在宣传上面，路局派出本组干事 40 人，扶轮小学校师生 58 人及路局特别党部 2 人，先后赴南京、镇江、常州、无锡、苏州、上海南站、上海西站、松江、嘉兴、杭州等地及两路各次客车宣讲夏令卫生运动的意义、重要性、方法、防疫针的种类及其功效、个人卫生和公共卫生等，同时散发传单 1 万张。在卫生防疫方面，路局开展铁路员工、家眷及旅客接种牛痘和注射疫苗，卫生表演大会及家庭疾病访视等工作。一周时间，路局共接种牛痘近 300 人，注射霍乱疫苗 5 299 人次、伤寒疫苗 156 人次、霍乱伤寒混合疫苗 1 328 人次；在南京与宁波两所扶轮小学举办两次卫生表演大会，家庭疾病访视 32 人。在清洁与检查方面，路局在一周内共打扫 101 座车站、车辆 50 列、员工宿舍 48 处、学校 10 所、工厂 15 处、办公室 27 处，并整理餐室、茶点室、工人食堂 7 处，整理摊贩小贩 69 站，整理餐车及车僮共 16 列车。为监督指挥各站、工厂、学校打扫卫生及整理交通事宜，路局派出 165 人赴各站进行检查。杭甬段因与路局过远，虽然没有由路局统一指挥进行卫生运动，但也由驻甬车务段的领导，自行组织相关的夏令卫生运动①。1937 年，路局虽然制定非常详细的夏令卫生运动计划②，但由于抗战的爆发，终未能一一推行。

与京沪沪杭甬铁路一样，平汉铁路在第一届卫生运动大会之前也做了一些准备工作。1934 年 3 月 20 日，平汉铁路成立由代理卫生课长魏之万、工务处文牍课长黄师定、车处务主任课员许文炜、机务处课员胡寿尘和警察署主任署员唐祖浒组成的筹备委员会。筹备委员会先后开会两次，决定大会实施方案。这套方案是路局不进行大规模人员出差，仅以电令方式命令各单位自行举行大扫除；医院和诊疗所的院长或主任负责到自己管辖区域的段、站、厂检查清洁卫生情况，以进行指导，如此路局不需要花费多少经费③。4 月 1 日当天，路局各站都举行集会及各单位卫生大扫除，同时派卫生稽查赴各处

---

① 《本路夏令卫生运动工作概要》，《京沪沪杭甬铁路日刊》第 1 603 号，1936 年 6 月 16 日，第 25—27 页。

② 根据路局 1937 年夏令卫生运动大纲，夏令卫生运动共分 7 期，每期半个月，从 5 月 15 日至 8 月 31 日止。7 期的主题分别是：卫生宣传、防疫注射、厕所清洁、饮食卫生、环境卫生、个人卫生和家庭卫生。参见《本路夏令卫生运动大会实施办法》，《京沪沪杭甬铁路日刊》第 1 892 号，1937 年 5 月 15 日，第 99—100 页。

③ 《平汉路举行第一次全路卫生运动大会》，《铁道公报》824 期，1934 年 3 月 31 日，第 6 页。

进行检查，另由卫生课制定各项标语张贴各处。很显然，平汉铁路的卫生运动大会在规模上远不如京沪沪杭甬。1935 年，平汉路局为举办第二届卫生运动大会，于 3 月份拟订方案 4 条：一是全路各机关各段站厂，应于是日在所辖境内举行大扫除一次；二是沿线各段站厂由各院院长、主任、卫生稽查及清洁管理员，于是日会同该管段内各段站厂首领负责分别前往检查该管区内清洁，并择适中或员工众多之处，演讲卫生常识；三是凡总局在汉各机关，则由卫生运动大会筹备委员会及党部工会新生活运动促进会共同派员分组检查①。从其实施方案来看，其形式与前一届基本相同，而根据 1935 年 4 月 1 日卫生运动大会的实际情形来看，其规模也与前一届相同。其主要活动项目就是由汉口医院院长暨各医师会同新运会、路局特别党部和工会所派人员，共同组成检查组，赴路局各机关检查清洁事宜，并召开会议，汇报各组检查清洁经过等情形②。

1936 年，路局如期举办第三届卫生运动大会，其内容和规模与之前相比变化不大。但 1937 年的卫生运动大会却一改常态，加大了经费投入和举办规模。路局认为："历年均为撙节路帑（币）起见，未能扩大宣传，深恐员工及旅客，多未明了铁道卫生之重大意义。"故而"本年特经批准，扩大举行，用广宣传"③。根据路局成立的卫生筹备委员会计划，第四届卫生运动大会除开展卫生清洁大扫除之外，还将开展卫生展览、全路员工健康复查、员工儿童健康比赛等 3 项活动④。在卫生展览方面，路局将搜集卫生课及各院所的卫生医务成绩，及各种卫生常识图表，并订购相关模型，编印卫生宣传品等，先在路局卫生课展出，后移至路局卫生列车中，赴沿线各站进行展览。在员工健康复查方面，路局则要求去年进行过健康体检的员工复查，先在汉口举行员工健康复查，后开展铁路沿线员工健康复查。在儿童健康比赛方面，路局定于儿童节日（4 月 4 日），分别在江岸、郑县（郑州）、长辛店 3 处举行，并由路局卫生课及各院所征集奖品，备发于儿童健康比赛的优胜者，以资

---

① 《平汉铁路管理局工作报告二十四年三月份》，《铁路月刊——平汉线》第 61 期，1934 年 5 月 31 日，第 4—5 页。

② 《平汉铁路管理局工作报告二十四年四月份》，《铁路月刊——平汉线》第 62 期，1935 年 6 月 30 日，"工作报告"，第 4 页。

③ 《本路二十六年四月至六月行政计划》，《铁路月刊——平汉线》第 85 期，1937 年 5 月 31 日，"行政计划"，第 6 页。

④ 《平汉铁路管理局工作报告二十六年三月份》，《铁路月刊——平汉线》第 85 期，1937 年 5 月 31 日，"工作报告"，第 5 页。

鼓励①。

从京沪沪杭甬和平汉两路局开展的情形来看，铁路当局采取了丰富多样的宣教方式，主要包括集会演讲、发放宣传材料、清洁大扫除，以及接种疫苗等。集会演讲由于很少受场地和设备限制，易于被铁路员工接受，是铁路卫生运动中最为常见的宣传方式。在卫生运动期间，铁路当局通常会安排卫生行政机构负责人、铁路医院医生以及铁路卫生稽查或卫生清洁管理员，于铁路员工较为集中的车站、工厂、旅客列车以及扶轮中小学等处进行集会演讲。例如，陇海路局第一届卫生运动大会当天，路局总务处副处长黄学周、医务长朱森基和郑州医院院长叶景荀先后在郑州站发表演讲，墟沟、运河、铜山、商丘、开封、洛阳和陕州（今三门峡）等车站则分别由所在医院的院长叶舒芬、赵辛余、许杉、蒋德塈、周盛贤、刘云生和胡廷玉进行演说。京沪沪杭甬路局除在各车站进行集会演讲外，路局还组织成立了专门的宣传组，在旅客列车上向旅客作通俗演讲②。集会演讲的主要内容包括卫生常识、卫生运动的重要性、民众如何注意卫生，以及卫生防疫等方面知识。

发放宣传材料也是铁路卫生运动中的常见方式。与集会演讲相比，宣传材料所表现的方式就更为直观和具体，对于识字或略为识字的铁路员工而言是一目了然，且能保存。宣传材料主要有标语、图画、手册和传单。在京沪沪杭甬路局第一届卫生运动大会期间，路局宣传组就编印有卫生运动特刊，以及卫生及预防时疫传染的图说、小册子、传单和标语等多种③。这些宣传材料，一部分发放给路局各机关、铁路员工及旅客，另一部分则悬挂在各车站或者列车上。当时路局为开展卫生运动，还准备了3辆宣传车，开行于南京、上海和杭州站之间。宣传车四周车窗及车身上贴满了介绍各种疾病传染途径的图画，"指明疾病之传染不外上列数种，促人注意于卫生之不可疏忽"④。其他路局，在卫生运动期间也都编印有多种宣传材料。

清洁大扫除是铁路卫生运动从口头或文字宣传转向注重实践活动的重要方式，其内容是路局或者各车站组织铁路员工收集垃圾、清洁灰尘。接种疫苗是实施卫生防疫的重要途径。在铁路卫生运动期间，部分路局组织铁路医院医生为铁路员工和旅客免费接种牛痘，注射伤寒、霍乱等疫苗。

除上述4种主要的宣教方式外，部分路局还采取卫生展览、儿童健康比

---

① 《本路二十六年四月至六月行政计划》，《铁路月刊——平汉线》第85期，1937年5月31日，"行政计划"，第6页。

② 《京沪沪杭甬两路之卫生运动》，《卫生月刊》第4卷第5期，1934年5月，第232页。

③ 《京沪沪杭甬两路之卫生运动》，《卫生月刊》第4卷第5期，1934年5月，第232页。

④ 《卫生运动大会出发各站宣传纪略》，《京沪沪杭甬铁路日刊》第939号，1934年4月3日，第12页。

赛及卫生常识测验等形式。1937 年春，平汉路局就曾进行过卫生展览，路局
将搜集到的卫生课和各医疗机构卫生医务成绩、各种卫生常识图表、相关模
型及编印的卫生宣传品等，先在路局卫生课展出，后移至路局卫生列车中赴
沿线各站展览①。儿童健康比赛和卫生常识测验则在京沪沪杭甬路局经常使
用。铁路当局这些丰富多样的宣教方略，既直观又比较通俗易懂，大大增强
了卫生宣传和教育的效果。

（三）铁路卫生运动成效与局限

20 世纪 30 年代的铁路卫生运动取得了一定成效，我们可以从两个方面来
看。首先，从实际成效来看，铁路卫生运动取得了一些成绩，如京沪沪杭甬、
平汉和胶济等路局在运动期间会派医护人员赴沿线各站、工厂及学校等处，
为铁路员工、家属、旅客、工人和学生施种牛痘、注射疫苗，增强了这些群
体抵抗传染病的能力。另外，平汉和京沪沪杭甬路局还开展了铁路员工和儿
童体格检查，有助于铁路员工及时发现和预防疾病。但这些方面活动的统计
资料并不多，可见当时铁路卫生运动的实际成效并不明显。

其次，从理论上讲，铁路卫生运动还是产生了积极影响。一是促进了铁
路员工对现代卫生知识和观念的了解与接受，这对于个人卫生和公共卫生都
有裨益。时任铁道部总务司卫生科长王畏三的话很恰当地表达了这个意思，
他说："（铁路卫生运动）一方面唤起民众之注意，同时使其了解卫生之方法，
与健康之幸福，一方面使环境洒扫洁净藉示平日之模范。此外，又可使工作
者知清洁须从劳力得来，欲使环境洁净，不但须日日洒扫除，养成其不偷懒
之习惯，同时又使员工旅客了解卫生工作之费力，必须养成痰不乱吐物不乱
投，屎尿不随放之习惯。"② 二是为推动中国卫生现代化做出了贡献。中国卫
生事业现代化的实现，其前提是卫生知识的宣传和普及，卫生运动即承担了
这样一种职能。铁路当局的卫生宣传和教育对象是铁路员工，但受众却不限
于铁路员工，众多往来于铁路的旅客及铁路沿线的社会民众也从中受到卫生
知识的熏陶。铁路员工、旅客及铁路沿线的民众联系着千千万万的国人，他
们会把获得的卫生知识相沿不断地传播下去。因此，铁路卫生运动作为全国
性卫生运动的组成部分，为近代中国公共卫生事业发展做出了贡献。

当然，30 年代的铁路卫生运动也存在诸多问题。一是经费不足。按照铁
道部规定，地方路局卫生运动经费是由路局按每公里 1～1.5 元预算安排。以

---

① 《本路二十六年四月至六月行政计划》，《铁路月刊——平汉线》第 85 期，1937 年 5 月 31 日，
"行政计划"，第 6 页。

② 王畏三：《全国铁路第一届卫生运动大会感言》，《铁道卫生》第 7 期，1934 年 12 月，第 1—2 页。

平汉铁路为例，该路全线长 1 214 公里①，则需经费在 1 214～1 821 元间，而实际上平汉铁路第一届卫生运动大会预算经费仅为 200 元，这与铁道部规定的标准相差甚远。经费严重不足很大程度上制约了卫生运动的举办。

二是形式主义严重。形式主义在铁路卫生运动中也表现明显。我们从铁路当局第一至第四届卫生运动大会的形式与内容来看，其主要是以集会演讲和清洁大扫除为主，时间仅为 1 日，其实质性作用自然有限。正如胡定安所言："近数年来各处举行卫生运动，不要说在运动以后，就是正在运动的时期中，而一般环境状况肮脏如故，民众之漠不关心也如故，可见这卫生运动如果官样的做是一桩事，民众方面对这运动有何表示有何理会，那又是一桩事，我敢武断的说一句话，不要说中国素不注重的卫生一项，倒有什么运动，就是其他更重要些的政治……等等运动，民众也都不关心的。"②

三是铁路卫生运动在各路局之间发展不均衡。京沪沪杭甬、平汉和陇海等路局搞得有声有色，规模很大，而平绥、南浔和湘鄂等路局则规模很小，影响甚微。其中的缘由，除了与路局财政盈亏有关外，与路局卫生负责人对卫生重视程度也密切相关。京沪沪杭甬路局卫生课长黄子方、平汉铁路卫生课长张学诚和陇海铁路医务长朱森基等人都具有比较丰富的现代卫生知识，因而对卫生运动非常重视。在他们的直接领导与筹划下，这些路局卫生运动开展得颇具规模。

20 世纪 30 年代的铁路卫生运动是当时全国性卫生运动的组成部分，除了没有社会力量参与外，其政治动员与宣教方略与路外基本相同。尽管铁路卫生运动持续时间短暂，实际成效不明显，并且存在诸多局限，但我们应该认识到在国家贫弱、民众卫生知识匮乏和各方面条件不济之时，铁路当局能够开展此项工作，已属难能可贵。而且从理论上说，铁路卫生运动传播了现代卫生知识和概念，既为铁路卫生事业的发展奠定了基础，也为近代中国卫生现代化做出了贡献。

本章小结

综上所述，20 世纪 30 年代，中国铁路公共卫生管理水平有所提升，向科学化与卫生化更进了一步：一是铁道部和地方路局两级公共卫生管理制度初步形成，为车、站等公共场所卫生管理提供了制度保障；二是铁道部所进行的卫生调查与指导，促使路局强化了对公共卫生管理重要性的认识，为其后

---

① 中国国民党平汉铁路特别党部：《平汉铁路调查报告》，编者印行，1935 年 5 月版，第 3 页。

② 胡定安：《铁道卫生运动实际效力之估量》，《铁道卫生季刊》第 1 卷第 3 期，1931 年 3 月，第 43—45 页。

来的公共卫生建设奠定基础；三是地方路局的卫生改良，使路局的车、站卫生设施有所扩充，比如增添车站厕所、垃圾箱，增长车站月台，增设车辆防热御寒的设备和通气孔；四是开展多种形式的卫生宣教活动，不仅提升铁路员工的卫生意识，改变其不良习惯，也惠及了铁路旅客。

1937 年，一位乘坐"沪平联运通车"的旅客是这样描述他的感受的："通车的设备，华丽舒适。侍役的服务，彬彬有礼，旅客在长途中，丝毫没有感觉到厌烦的心情。最足称誉的是每一列车，俱挂着一辆整洁宽大的客厅车，旋转式的大椅，可以把整个身体付托在里面，当午饭后，准可得到一个醑适的睡眠。还有在无聊时，可以向车僮借到平时不容易读到的好书，饭车中的情景，宛然一个餐馆，案头有照眼的鲜花。西餐或许多噢（吃）无味，旅客可以随时要中国菜。我对于沪平通车的印象，非常良好，我认为中国铁路现在已做到商业化，大众化，和服务化这三个步骤。这四列车无论是京沪、津浦，或者北宁的车辆，每一列车的设备和服务，都有一贯的精神。可以说，在车中每一个设备都是替旅客着想，没有一样不切于实用的。拿很小的事情来说，车中备有信纸信封，供旅客们写信，随时可以交给车僮寄递。至于清洁卫生，尤是无可批评，我们随时看到侍役很辛勤地打扫，不容许有丝毫橘皮果壳容留在走廊上或者卧室里……"①

这位旅客的感受表明，"沪平联运通车"是非常整洁与卫生的，车上的服务人员也很敬业，保持了车上良好的环境卫生。但这只能说明一点，即火车上的卫生得到改善，而不能推及铁路其他场所的卫生情形。更重要的是"沪平联运通车"是当时中国最为豪华的列车之一，是"全中国模范通车"，连接上海、南京、天津和北平等政治、经济和文化中心城市，往来中外旅客很多，所以铁道部一直都很关注其运营环境。1935 年，铁道部曾专门训令承办"沪平联运通车"的京沪沪杭甬、津浦和北宁各路要切实改善列车状况②。所以，

---

① 《一位旅客观察下的沪平通车》，《京沪沪杭甬铁路日刊》第 1 918 号，1937 年 6 月 15 日，第103—104 页。"沪平联运通车"即由上海直达北平的客车，分别由京沪沪杭甬、津浦和北宁路承办，1933 年 9 月 1 日正式通车运营。每日分别由上海和北平对开一次列车，经上海、浦口、徐州、天津总站至北平站，全程需时 43 小时 48 分。参见《沪平通车》，《津浦铁路月刊》第 3 卷第 8 期，1933 年 8月 31 日，"路界纪闻"，第 1—2 页。

② 1935 年铁道部训令各路改良"沪平联运通车"的具体措施是：（1）改善沪平联运通车卧车及车底暖气设备；（2）采用京沪段所用卧车表，以资便利；（3）订定三等车茶房制服颜色及其号码；（4）划一卧车车僮制服式样及其号码；（5）指定饭车，不得在沿途随地添配食料，以重卫生；（6）取缔保安队及行车工匠，在饭车用缮；（7）严查饭车上工役所带之服务证，以杜流弊；（8）改良卧铺被单及枕套；（9）规定联运行李，由各路行李司事督率夫役小心搬运，以免损坏。参见《沪平联运通车之改善》，《政治成绩统计》第 2 期，1935 年 2 月，第 120 页。

"沪平联运通车"的情形很难表明其他列车的卫生情形都得到很大改观。正如著名医学伦理学家宋国宾所发出的感叹："在我们贵国，铁路虽已有了几十年，而火车上的卫生似乎尚谈不到，这种现象是不是可耻的呢?"究其原因，他认为："旅客们是只负着一半的责任的，另一半却要铁路当局来负的。"旅客在火车上"吸纸烟""随地吐痰"和"弃置污秽"，而火车上的车役不懂卫生常识，打扫卫生不注意方式，且火车设备简陋，三、四等车上还没有痰盂和吸烟室等①。尽管如此，20世纪30年代，铁路当局为改善公共卫生所进行的努力和付出，其产生的积极作用是不可否认的。

---

① 宋国宾：《火车上的卫生问题》，《康健杂志》第1卷第4期，1933年8月1日，第35—38页。

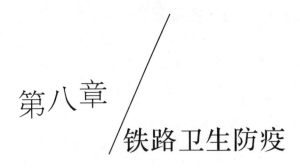

第八章

铁路卫生防疫

近代中国各种疫病频繁交织，尤其是民国年间，疫病流行更是无以复加。据不完全统计，民国总共 38 年间，仅政府规定的法定传染病和指定传染病中造成死亡万人以上的重大疫情达 59 次之多，涉及鼠疫、天花、霍乱、伤寒、痢疾、白喉、回归热和疟疾等 8 个病种，共计造成 250 余万人死亡①。正如时人俞凤宾所言："传染病之在我国者，如夏秋之霍乱、痢疾，春冬之温热喉痧，东三省之鼠疫，内地之痘症，以及喉风、窒扶斯等症，无岁不发生，无岁不蔓延，死者累千盈万，其祸甚于洪水猛兽焉。"②

各种疫病暴发的原因是多方面的，既有自然环境方面因素，也有社会环境方面因素，前者是疫病产生的起因，而后者则对疫病的发展与流行起决定性作用。铁路作为近代化的重要推动力量，在传染病的传播中起到了"推波助澜"的作用，清末东北鼠疫、1917—1918 年的晋绥鼠疫和 1931—1932 年陕西霍乱都与铁路密切相关。因此，铁路防疫是控制疫情传播的必要措施。从 1910 年东北鼠疫开始，至 20 世纪 30 年代的历次防疫实践，铁路当局初步构建起铁路防疫机制，即常态化传染病预防和应急措施。

一、传染病预防措施

控制传染病的发生和流行的关键在于预防。自清末的东北鼠疫之后，中

---

① 张泰山：《民国时期的传染病与社会——以传染病防治与公共卫生建设为中心》，社会科学文献出版社 2008 年版，第 87 页。

② 俞凤宾：《陆国务卿颁布传染病预防条例感言》，《中华医学杂志》（上海）1916 年第 2 期，第 13—14 页。

央政府及路界人士就开始筹议预防，但始终未有结果，建立的相关机构与制定的规则也仅为权宜之计。20 世纪 30 年代之后，铁道部和各路局对铁路防疫非常重视，铁路防疫规章相继建立起来。在这些规制基础上，铁路当局开展了预防接种、疫苗注射和防疫知识宣传等常态化的传染病预防措施。

（一）预防接种

预防接种，又称人工免疫，是将疫苗接种到人体内，使肌体产生对某种传染病的特异性免疫力，以提高人群免疫水平，减少易感者，预防传染病。一般而言，在引起传染病流行的其他条件不变的情况下，易感率高，则传染病流行的可能性大；反之，流行的可能性小。故而，通过预防接种的途径，提高人群的免疫水平，降低人群易感性，是预防传染病在人群中流行的一项极为重要的措施[1]。在铁路当局早期卫生防疫中，由于人们缺乏对疫苗重要性的认识及诸多传染病疫苗的血清尚没有被研发出来，铁路员工中预防接种的人很少。民元以来，随着各种传染病疫苗研制成功并传入我国，铁路当局预防接种才得以推行。至 20 世纪 30 年代，铁路当局已普遍实施疫苗接种，主要包括天花疫苗接种和霍乱、伤寒、猩红热及痢疾等法定传染病疫苗注射。

第一，天花疫苗的接种。天花，俗称"痘子"，是由天花病毒引起的烈性传染病，传染性强，病情严重，病死率高，尤其是对儿童有相当大的杀伤力，感染此疫的儿童死亡率甚至高达 80％～90％[2]，即使幸存下来，幸存者的脸上也常常会留下永久的"麻子"。天花一年四季均可发生，但更多的发生于春秋两季。其传播途径主要是通过呼吸道的痰沫，使得患者呼吸道分泌物中的病菌散播到空气之中，一旦被没有接种过疫苗或很多年没有接种过疫苗的人吸入就会感染[3]。

人们在长期与天花的斗争过程中，发明了种痘术。中国在明朝中后期已开始试用人痘疫苗，即从患者身上取痘浆移种到旁人或塞鼻，但这种移种方法的危险性很大，因为患者本身痘浆毒素非常大，加之患者若带有遗传病也可能会传染给别人，因而到了近代接种人痘术逐渐被接种牛痘所替代。牛痘术是英国医生琴纳于 1796 年发明的，1805 年传入中国澳门。与人痘术相比，牛痘术的危险性小，成功率高，因此很快为国人所认可，并迅速推广。

民国以后，中国境内的天花仍然呈大规模流行之势。为此，政府与地方开始推行接种牛痘。1919 年，北洋政府设立中央防疫处，鉴于"传染病预防

---

① 参见叶莩莩：《预防医学》，人民卫生出版社 2001 年版，第 296 页。
② 张大庆：《医学史十五讲》，北京大学出版社 2007 年版，第 140 页。
③ 吴曼青：《天花》，医药世界出版社 1952 年版，第 18 页。

接种，为公共卫生之首务"，遂于每年春季"派员赴京地各处"，实施免费接种牛痘。国民政府成立后，加大接种天花疫苗的推行力度，1928 年 8 月颁布《种痘条例》[①] 和《种痘方法》[②]，并成立种痘局，训练种痘人员。在中央政府的推动和天花病毒所带来的痛苦现实等因素共同影响下，铁路当局也积极行动起来，为铁路员工接种疫苗。

京沪沪杭甬路局开展天花疫苗接种较早，1930 年铁道部卫生处制订的《本部铁道卫生之实施及其计划》中就曾提到该路已施种牛痘。1931 年，京沪沪杭甬铁路管理局规定："自 10 月 1 日至 11 月底，为秋季种痘时期，1 月 10 日起至 4 月底止，为春季种痘时期。"并制定种痘办法 3 条："通知两路员工及其家属，就近前往两路沿线各诊所接种；于必要时派医官赴本路所属各厂栈学校施种，或派员乘手摇车赴沿路各小站，为道工施种；制发预防天花小册，及传单图表等，尽力宣传。"该年两路共接种员工 1 332 人，员工家属 2 650 人[③]。此后，路局为普及种痘，打破按牛痘流行季节接种的常规，规定："本路各医院、诊所医师，不分季节，随时为员工及其家属接种。"1936 年春季，路局为加快施种速度，将 3 月 1 日至 4 月 30 日规定为特别接种牛痘期，并规定特别种痘办法两条："一呈请管理局通告两路各站厂员工，其上年未经种痘者，应前往沿线附近本路医院及诊疗所接种，其在局内各处课员司由主管长官指定日期，知照本课，遴派医员前往接种；二各厂、栈、车站、扶轮学校等，应行种痘数在 50 人以上者，得由主管长官，预先函知本课，派医（员）前往接种。"[④]

其他路局稍迟于京沪沪杭甬路局，但至 20 世纪 30 年代也都普遍实施天花疫苗接种。平汉、陇海、正太、粤汉路南段、道清等路都是按照天花的流

---

① 《种痘条例》共 13 条，主要内容为：每人种痘两次，第一次为出生满 3 个月后、1 年以内，第二次为 6—7 岁；每年 3—5 月、9—11 月为种痘时期，必要时应于其他时间种痘。逾期未种痘者和种痘未出者，限期补种；每届种痘时期，由各市县卫生行政机关，依其管辖区域大小、人口之多寡，分设种痘局，并应将关于种痘的必要事项于施种 10 日前公布；凡受种者发给种痘证书；非因疾病或其他正当理由，不于种痘期限内种痘者，除补种外，对其父母或监护人处以 10 元以下的罚款；种痘局及医师应于每年 6 月、12 月将其种痘的人名、性别、年龄、籍贯、住址及其他事项报告于市县卫生行政机关查核，并由该行政机关汇报省民政厅及卫生部备案。参见《种痘条例》，内政部总务司第二科：《内政法规汇编》（第 2 辑），内政部编印，1934 年 1 月版，第 137—138 页。

② 参见《国民政府内政部训令：种痘方法》，《内政公报》第 1 卷第 5 期，1928 年 8 月 27 日，第 29—30 页。

③ 《京沪沪杭甬铁路二十年一月至十二月卫生医务重要工作总报告》，《铁道卫生季刊》第 1 卷第 4 期，1932 年 6 月，第 115—116 页。

④ 《规定三月一日起至四月底为特别接种牛痘时期》，《京沪沪杭甬铁路日刊》第 1 519 号，1936 年 2 月 26 日，第 178 页。

行高峰期在春、秋两季进行施种，广九、津浦、南浔、胶济及平绥等路局则每年只种痘 1 次①。各路每届施种牛痘期间，均由各路局卫生课或医务长或院长、主任、药品采购委员会等负责购买痘浆，然后分发给各医院、诊疗所，由医师负责接种。地方路局施种的对象包括铁路局所属职员、工役、员工家眷、路警、扶轮学校的教职员和学生，还包括部分旅客。路局在实施接种时，为使不谙接种方法的诊疗所医生或者护士有效接种，还聘请西医指导每年春、秋季的种痘。比如，1933—1935 年，正太铁路"购备大批痘苗疫苗分发各诊所接种或注射，又恐不能普及，派西医 1 员，沿站劝导种痘或注射以资预防，及其眷属施种牛痘"②。

路局的积极行动，使牛痘接种取得明显成效。一是接种牛痘的范围扩大。早期铁路接种天花主要是京沪沪杭甬和平汉等路局，20 世纪 30 年代已扩展到整个铁路系统。二是种痘人数有增加之势。津浦路局每年接种人数约 4 000～5 000 人。陇海路"每季员工及其家属到院种痘者均在 3 000 人以上"③。京沪沪杭甬路局 1932 年秋季种痘 663 人，1933 年春季种痘 3 132 人④，1933 年接种 8 057 人，1934 年则为 14 843 人⑤。平汉路局 1934 年和 1935 年，各种痘 11 550 人和 12 918 人⑥。三是减少铁路员工感染天花的概率。接种牛痘是有效预防天花的方法，铁路员工在接种疫苗后体内产生对天花的抗体，感染概率会大大下降。1932 年平汉路局曾称："全路员工本年感染天花者不过千分之七。"⑦ 四是为社会人士提供了种痘服务。民国时期铁路当局种痘的对象是铁路员工及其家眷，同时也兼顾部分旅客的需求。1937 年，京沪沪杭甬路局为扩大预防工作，"经该局与上海市卫生局商准，自于 4 月 1 日起至月底止在三、四等客车内，为旅客施种牛痘，以期普及"⑧。而在铁路扶轮中小学就读的路外人士子女也获得免费种痘机会。

第二，霍乱、伤寒等疫苗注射。霍乱、伤寒、白喉和猩红热等急性传染

---

① 黄华平、赵伟：《1910—1937 年的中国铁路卫生防疫》，《中华医史杂志》2010 年第 5 期，第 287 页。

② 铁道部秘书厅：《铁道年鉴》（第 3 卷），商务印书馆 1936 年版，第 1 124 页。

③ 陇海铁路管理局：《陇海年鉴》，编者印行，1933 年版，第 56—57 页。

④ 铁道部参事厅第四组：《铁道年鉴》（第 2 卷），汉文正楷印书局 1935 年版，第 1 117 页。

⑤ 铁道部秘书厅：《铁道年鉴》（第 3 卷），商务印书馆 1936 年版，第 1 114 页。

⑥ 张学诚：《平汉铁路二十三年份及二十四年份医务卫生工作概述》，《铁路月刊——平汉线》第 78 期，1936 年 10 月 31 日，"论著"，第 52 页。

⑦ 《平汉铁路管理局二十一年医务卫生总报告》，《铁路月刊——平汉线》第 35 期，1933 年 3 月，"工作报告"，第 18 页。

⑧ 《两路为旅客种牛痘》，《申报》1937 年 3 月 31 日，第 4 张第 15 版。

病在民国时期常年发生，以春、秋两季最为常见，是危及人们身体健康的主要传染病。为预防此类传染病，民元以来政府已有意识推广霍乱、伤寒等疫苗注射。至南京国民政府时期，注射疫苗已成为预防传染病的不二选择。铁路当局在这一时期也将注射疫苗作为铁路卫生防疫的一项重要内容，每年都会购进一定数量的疫苗为本路职工员役注射。当时，我国各路局铁路线所经地区，常发的疫病有所差异，以霍乱和伤寒最为普遍，因而霍乱和伤寒成为各路局最常备的疫苗，白喉与猩红热等次之。

京沪沪杭甬路局，1933 年为预防霍乱、伤寒及痢疾 3 种肠胃传染病，由卫生课负责指导各医院及诊所开展注射疫苗工作。从 5 月 15 日至 9 月底，两路局共接种人数超过 6 000 余人[①]，其中职员 655 人、工役 4 367 人、员工家眷 1 062 人。1933 年 1 月 19 日至 4 月 30 日间，另有职员 31 人、工役 585 人和员工家眷 179 人注射脑脊髓膜炎疫苗[②]。1934 年冬季，京沪一带白喉盛行，为预防起见，路局遂通令各医院医师为本路员工注射白喉霉素，先后有 1 282 人接受注射。据统计，1933 年度（1933 年 6 月至 1934 年 7 月），京沪沪杭甬路局共注射霍乱伤寒混合疫苗 6 854 人次，其中铁路员司 519 人次、工役 2 941 人次、警察宪兵 980 人次、员工眷属 2 111 人次及旅客 300 人次；1934 年度（1934 年 6 月至 1935 年 7 月），路局共注射霍乱疫苗计 11 820 人次，霍乱伤寒混合疫苗 4 808 人次，白喉霉素 2 586 人次[③]。1936 年夏，路局为防范霍乱等疫病的反复流行，拟定了两路注射疫苗办法 7 条："第一条，局内各处课及沿线各站厂员工，扶轮学校员生，可各就附近本路医院或诊疗所注射。如人数在 50 人以上者，得由主管长官，预先与就近院所接洽，派医前往注射。第二条，霍乱疫苗，如仅注射 1 次，效力甚微，应继续注射 3 次，方可免疫。最低限度，亦须注射 2 次，注射后鲜有反应及肿痛状况。第三条，本课所置备霍乱疫苗，每公撮中含有二十万万个之细菌。成人第一次注射分量为半公撮，第二第三两次注射分量各为一公撮。万一仅能受一次注射者，则所用疫苗分量，应加重为一公撮。5 岁以下儿童，如其家长注意卫生，可以不必注射。学龄儿童，其注射分量，则不应超过成人分量之半数。第四条，上年曾受霍乱伤寒混合疫苗注射者，本年可专注射霍乱疫苗。因伤寒疫苗，效力可保持 2—3 年，霍乱疫苗则有效时期较短，霍乱疫苗注射后，鲜有反应，伤寒疫苗注射，每致局部肿痛及发热等状态。第五条，各该院所区域内，倘

---

① 《两路防疫工作：注射预防霍乱伤寒药苗六千余人》，《京沪沪杭甬铁路日刊》第 801 号，1933 年 10 月 18 日，第 107—108 页。

② 铁道部参事厅第四组：《铁道年鉴》（第 2 卷），汉文正楷印书局 1935 年版，第 1 115—1 116 页。

③ 铁道部秘书厅：《铁道年鉴》（第 3 卷），商务印书馆 1936 年版，第 1 114 页。

发现真性霍乱，或疑似霍乱病症时，应即立刻具报本课，一面查明病原，并须取得病人大便，装瓶封固送课，以便检验证明。第六条，各院所应事先与当地传染病医院或时疫医院约定，以便随时转送病人，一面将约定医院名称，函报本课，以凭查考。第七条，每日注射之员工及家属人数，次数，应由该院所医师，随时登记，按月依照所发表格，填报本课，以备统计。"①

　　平汉铁路，其沿线"历年流行最烈者，为霍乱、白喉、伤寒等症，故于此等病症，预防尤严，每届春夏之交，即购备各种防疫药品，施行普遍注射"②。1932 年春，路局担心 1931 年的水灾会引发铁路沿线疫病流行，令卫生课购置包括天花、猩红热、白喉及霍乱等疫苗，要求各医院和诊疗所医师加紧注射。入夏之后，天气炎热，霍乱开始出现，路局卫生课及汉口、江岸两医院共同派员组织预防霍乱注射队，共 3 队，逐日分别赴各处、课、段、队、站施行注射，经过两星期完成工作③。"其有遗漏者，仍由汉口、江岸两院补行注射，是以在汉口方面员工染受霍乱者甚少。迨至秋季本路詹店、忠义及明港、确山、驻马店等处忽报有少数霍乱发生，即令彰德、信阳两院派员驰赴各该地急施防疗，未致蔓延，旋又编印防疗霍乱最低限度方法，通令各处转饬员工知照。"④ 平汉铁路北段，每到春季，猩红热和白喉流行非常厉害。员工家属中，尤以儿童受猩红热感染者为最多。1933 年 1 月，路局派员成立猩红热疫苗接种队，根据狄克氏（Dick）⑤ 反应学理，实施预防注射。1933 年 1—6 月，北平和长辛店两医院共注射铁路员工及其家眷 1 065 人次。由于路局准备充分，1932 年度（1932 年 6 月至 1933 年 7 月），全路"染猩红热及白喉者，不似往年之多……"⑥ 1935 年夏，平汉铁路沿线多处发生水灾，

　　① 《五月一日起开始注射预防霍乱疫苗》，《京沪沪杭甬铁路日刊》第 1 562 号，1936 年 4 月 17 日，第 113—114 页。

　　② 平汉铁路管理委员会：《平汉年鉴》，编者印行，1932 年版，第 107 页。

　　③ 平汉铁路管理局：《平汉铁路二十一年工作报告附四年整理计划》，编者印行，1933 年版，第 23 页。

　　④ 《平汉铁路管理委员会二十一年医务卫生总报告》，《铁路月刊——平汉线》第 35 期，1933 年 3 月，"工作报告"，第 19 页。

　　⑤ 狄克氏试验（Dick Test）：狄克氏试验是测验人体是否具有猩红热免疫力的方法。试验的原理与锡克氏试验相同，即将猩红热毒素的标准稀释液 0.1C.C.（内含一个皮肤试验剂量 Skin test dose 的毒素）注射于前臂前面上部皮内，过 24 小时后检查反应结果。（一）阳性反应：阳性反应表示身体对于猩红热无免疫力，反应的特点为：于注射后 6 小时左右，在注射的部位发生红肿反应，至 18～24 小时时，反应达最高点（红肿直径在 1 公分以上），以后很快地消失。（二）阴性反应：阴性反应表示身体对于猩红热有免疫力。反应的特点为：在注射的部位不发生红肿现象，如果发生红肿，其直径并不超过 1 公分。狄克氏试验所发生的假反应很少，故不必做对照试验。参见李希圣：《传染病管理》，华东医务生活社 1951 年版，第 94 页。

　　⑥ 铁道部参事厅第四组：《铁道年鉴》（第 2 卷），汉文正楷印书局 1935 年版，第 1 095 页。

为预防水后疫情暴发，路局于当年 7 月组织发生水灾地区附近的铁路医院和诊疗所成立水灾临时救护队。每队由医师和护士 4 人组成，携带药品在汉口、江岸、湛家矶、滠口等一带水淹区域开展救护与防疫工作，前后共接诊 1 261 人①。1934—1935 年，平汉铁路武汉、长辛店及郑州等地与沿线发现白喉、脑膜炎及猩红热等疫情，路局购置抗毒素、血清进行预防性注射，防止了疫情的蔓延②。1936 年春季，路局"购到每筒四十西西（毫升）霍乱疫苗 200 筒，分发各院所，并定 5 月 15 日开始注射。除在汉员工，由本路汉口医院照规定日程，前往各处署会施行注射外，至沿途各段站厂员工，亦于是日，各赴就近本路院所注射，以防传染"③。

津浦路局，每逢春、秋两季之间，购备霍乱疫苗，预先为该路员工注射。1934 年之前，其每年注射的人数 1 000 余人。同时，路局为预防员工感染夏令时疫，每年夏季安排医务长裁定避疫药方，请领药料，安排浦镇医院督率医务人员，自行配制时疫药水，分发各段医院、诊疗所，及本路各机关，备应急需。浦镇医院每年制发的药水有 10 000～15 000 瓶④。

陇海铁路管理局则于春、秋两季购置猩红热和白喉血清，夏初则备有霍乱、肠热症及杆形痢疾等疫苗，为铁路员工注射⑤。

其他各路局也都普遍注射霍乱、伤寒及猩红热等疫苗，时间多集中于春、夏两季，秋季略为减少。

总的来说，注射霍乱和伤寒等疫苗在各路局的普及程度，与路局规模和经济实力有关。在规模较大，或者收益较好的路局，注射疫苗的普及程度较高，反之则较低。之所以存在这样的差异，是因为当时注射疫苗所需的经费是由各路局自行解决的。这样路局卫生经费投入的多少就决定其购买疫苗能力大小，而路局卫生经费投入的多少不仅与铁路当局对卫生事业重视程度有关，也与其自身经济效益好坏直接关联。

疫苗注射对提高员工抗感染能力起到积极作用。根据表 8 - 1 的数据，1935 年京沪沪杭甬铁路门诊传染病人数比 1934 年和 1933 年分别减少 825 例和 4 352 例，减少率为 9.6％和 50.9％，其中除白喉、脑膜炎、斑疹伤寒 3 类

---

① 张学诚：《平汉铁路二十三年份及二十四年份医务卫生工作概述》，《铁路月刊——平汉线》第 78 期，1936 年 10 月 31 日，"论著"，第 54 页。

② 铁道部秘书厅：《铁道年鉴》（第 3 卷），商务印书馆 1936 年版，第 1 102 页。

③ 《平汉铁路管理局工作报告二十五年四月份》，《铁路月刊——平汉线》第 73—74 期合刊，1936 年 6 月 30 日，"工作报告"，第 6 页。

④ 铁道部参事厅第四组：《铁道年鉴》（第 2 卷），汉文正楷印书局 1935 年版，第 1 102 页。

⑤ 陇海铁路管理局：《陇海年鉴》，陇海铁路管理局 1933 年版，第 56—57 页。

传染病感染人数有所增加外，其余均有所下降，尤以猩红热、疟疾和包括霍乱在内的其他传染病下降比例最为明显，次之则为痢疾。

表 8-1 1932—1935 年京沪沪杭甬铁路门诊传染病人数统计表

传染病	1933 年	1934 年	1935 年
伤 寒	126	134	87
其他传染病	557	186	66
痢 疾	1 594	1 439	776
天 花	5	6	4
白 喉	16	24	35
猩红热	5	7	1
斑疹伤寒	6	12	7
脑膜炎	1	2	4
疟 疾	7 010	4 422	4 639
流行性感冒	3 190	2 769	2 621
肺 痨	386	368	304
合 计	12 896	9 369	8 544

资料来源：京沪沪杭甬铁路管理局：《京沪沪杭甬铁路一览》，编者印行，1934 年 7 月版，第 52 页；黄子方：《京沪沪杭甬铁路二十四年份医务卫生工作概述》，《公共卫生月刊》第 2 卷第 6 期，1936 年 12 月，第 490 页。

根据表 8-2 的数据，1935 年平汉路局各项传染病发生人数，除猩红热有所上升外，其余都有大幅度的减少。例如，感染霍乱与伤寒的人数，1935 年比 1932 年分别下降了 498% 和 114%；感染白喉与猩红热的人数，1935 年比 1932 年分别下降了 600% 和 1 000.5%。

表 8-2 1932—1935 年平汉铁路疫病统计表

传染病	1932 年（1931.12－1932.11）	1933 年（不含 11 月）	1934 年	1935 年
伤 寒	106	139	246	93
霍 乱	254	131	59	51
痢 疾	2 542	3 519	2 612	1 149
天 花	170	23	42	54
白 喉	60	12	20	10

（续表）

传染病	1932 年（1931.12—1932.11）	1933 年（不含 11 月）	1934 年	1935 年
猩红热	264	16	8	25
斑疹伤寒	—	45	64	29
脑膜炎	164	39	79	55
疟 疾	3 128	3 984	3 600	2 163
流行性感冒	15 652	6 597	4 977	3 386
肺 痨	2 990	1 442	1 045	569

资料来源：平汉铁路管理局：《平汉铁路二十一年工作报告》，编者印行，1933 年版，第 21 页；张学诚：《平汉铁路二十三年份及二十四年份医务卫生工作概述》，《铁路月刊——平汉线》第 78 期，1936 年 10 月 31 日，"论著"，第 54 页；《铁路月刊——平汉线》1933—1934 年，第 40—48 期。

（二）防疫知识宣传

防疫知识宣传是铁路当局传染病预防的重要举措，只有铁路员工科学地、理性地认识传染病，才能进行有效预防。而近代中国铁路职工群体普遍缺乏防疫常识，甚至连文字都不认得。为此，20 世纪 30 年代，铁路当局开始通过传媒介绍传染病和防疫知识，并编印各种防疫手册、招贴画。

第一，传媒宣传。铁路当局的防疫知识宣传主要借助于铁道部和各路局主办的报纸与杂志。这些刊物上登载有许多关于公共卫生和防疫知识的文章。1931 年出版的《铁道卫生季刊》第 1～2 卷共有防疫论文 10 余篇，包括《鼠疫》《我对于传染病传染的见解》《肺百斯笃流行时饮用白酒得以幸免之一例》《霍乱及其预防法简明说》《深呼吸之预防肺病》《办理铁路清洁之必要条件》《两路清洁状况之回顾及其将来》等。另刊有一些浅显易懂的《卫生小说》和《卫生诗歌》。比如有一篇张葆成撰写的关于扑灭苍蝇与疟蚊的小诗，内容是："小蝇小蝇，飞来嘤嘤。满身多脏，带着毒菌。又讨人厌，又偷食品。人吃食品，就染疾病。染了疾病，危险不轻。扑杀小蝇，我们责任！""疟蚊疟蚊，其声嗡嗡。身子虽小，害人不轻。若被蚊咬，疼痛难忍。疼痛事小，传疟实凶。既碍卫生，又伤人身。杀蚊杀蚊，责任认真。"[①]

路局刊物中，《京沪沪杭甬铁路日刊》所载防疫知识最为丰富。1937 年，该刊发表《免疫常识》《家庭中处理传染病方法（上、下）》《流行性腮腺炎浅

① 张葆成：《诗歌》，《铁道卫生季刊》第 1 卷第 1 期，1931 年 8 月，第 84 页。

说》《预防接种》《夏季的传染病》《防治疟疾》《疟疾浅说》[①] 等 10 余篇文章。

除宣传防疫知识外，传媒在防疫方面的重要作用还表现在：一是及时公布铁路当局制定的各项防疫制度和措施，诸如《铁路防疫章程》《各路车辆根本消毒原则》等都是通过《铁道公报》发布的；二是快速、及时通报各地疫情形势，有利于地方路局和铁路员工了解疫情信息，做好相关防疫准备。

第二，编印防疫手册。由于"社会卫生教育实施对象，大都为失学之成人"[②]，因此在进行公共卫生与防疫知识宣传时，需要采用大众喜闻乐见的方式和浅显易懂的内容。防疫手册与招贴画就是民国时期进行社会卫生教育的主要形式之一，也是铁路当局实施公共卫生与防疫知识宣传的主要手段之一。

铁道部卫生处成立之初，因忙于各路医务卫生工程整理，加之铁路沿线疫病没有呈现大规模爆发之势，卫生处及路局对于卫生防疫的宣传并不尽心。直到 1932—1933 年，铁道部鉴于"夏令卫生，最关重要"的指示，才编印《夏令卫生》小册子 1 本，分发各路局进行夏季卫生防疫知识宣传[③]，并指导各路局编印防疫知识小册子。这种小册子或者宣传单，内容与页数都不多，但图文并茂，内容浅显，容易携带，且在路局内部免费发放。同时，铁道部卫生处还要求各路局在车站及车辆上张贴招贴画或卫生标语，以宣传卫生防疫知识。招贴画与卫生标语主题明确，使人一目了然，而且贴在非常醒目的位置，如进站口、出站口或者候车室、火车头及车站厕所等地方。

各路局则根据本路的疫病流行情形，有针对性地搜集与整理相关资料，编印成卫生防疫手册及招贴画。在京沪沪杭甬铁路局，卫生课每年夏初，颁发夏令卫生小册子，散发给沿线各员工阅看，并印刷防止霍乱时疫的标语张贴于各段站和工厂[④]。1935 年 2 月，京沪一带白喉盛行，路局通饬各院医师注意预防，并向员工广为解说，编印《白喉浅说》，分送阅看[⑤]。同时，路局

---

① 《免疫常识》（上、下），《京沪沪杭甬铁路日刊》第 1 866 号，1937 年 4 月 15 日，第 102—103 页；第 1 867 期，第 108—110 页；《家庭中处理传染病方法》（上、下），《京沪沪杭甬铁路日刊》第 1 868 号，1937 年 4 月 17 日，第 116—117 页；第 1 869 期，第 126—127 页；总务处卫生课：《预防接种》，《京沪沪杭甬铁路日刊》第 1 906 号，1937 年 6 月 1 日，第 3—5 页；总务处卫生课：《流行性腮腺炎浅说》，《京沪沪杭甬铁路日刊》第 1 828 号，1937 年 2 月 27 日，第 191—192 页；总务处卫生课：《夏季的传染病》，《京沪沪杭甬铁路日刊》第 1 903 号，1937 年 5 月 28 日，第 185—187 页；《防治疟疾》，《京沪沪杭甬铁路日刊》第 1 900 号，1937 年 5 月 25 日，第 165 页；《疟疾浅说》，《京沪沪杭甬铁路日刊》第 748 号，1933 年 8 月 16 日，第 105—106 页。

② 高维：《卫生教育浅说》，《中华医学杂志》（上海）第 20 卷第 3 期，1934 年 3 月，第 414 页。

③ 铁道部参事厅第四组：《铁道年鉴》（第 2 卷），汉文正楷印书局 1935 年版，第 1 077 页。

④ 铁道部参事厅第四组：《铁道年鉴》（第 2 卷），汉文正楷印书局 1935 年版，第 1 102—1 103 页。

⑤ 铁道部秘书厅：《铁道年鉴》（第 3 卷），商务印书馆 1936 年版，第 1 114 页。

卫生课"印制各种卫生图画，装成镜框，悬挂车站及各医院诊所，以供众览"①。平汉铁路管理局编印《预防时疫浅说》及预防脑脊髓膜炎、疟疾、天花等宣传单，扑灭蚊蝇图画，简明标语及传单，散发到各站、厂张贴，以引起旅客员工注意②。津浦铁路管理局则于夏季刊发多种卫生防疫的浅说，如刊载于《津浦铁路日刊》上的《夏令卫生概要》（1—10）等，并编印张贴《卫生公约》③。

另外，在铁路当局开展公共卫生知识教育过程中也附带诸多防疫知识。京沪沪杭甬路局举办的卫生知识测验中，有传染病常识；各路局举办的卫生运动大会和新生活运动会，防疫都是其主题之一；部分路局还利用公共卫生护士开展家庭访视和演讲，宣传疫病和防疫知识。

二、传染病控制的应急措施

当铁路沿线传染病呈爆发流行之势时，常态化的预防很难立竿见影，路方必须采取临时性的应急措施。近代以来，中国铁路当局采取的应急措施主要包括交通检疫、隔离治疗、消毒清洁及管制交通等。

（一）交通检疫

铁路交通检疫是指铁路和卫生行政部门为防止烈性传染病借铁路交通传播，对铁路车站和旅客列车进行传染病检疫管理的制度④。检疫的目的在于及早发现传染病患者或者带有传染病菌的人与物，从而控制疫病传播。

近代中国铁路检疫，基本都是在传染病暴发之时才开始进行的，其主要目的是发现传染病患者或疑似患者，并实施相应控制和救治措施。所以检疫是疫病控制最重要的环节，也是截断病菌传播途径的重要手段。铁路各车站及旅客列车，尤其是发生疫情的沿线车站是检疫的重点地方。为此，铁路当局需要在车站设立检疫所或临时检疫所，配备检疫医官和检疫事务员以及维持治安的人员。检疫的对象不仅包括出入车站的旅客和货物，还包括铁路职工，以及饮水和食物等。

---

① 黄子方：《京沪沪杭甬铁路二十四年份医务工作概述》，《公共卫生月刊》第2卷年第6期，1936年12月1日，第494页。

② 铁道部秘书厅：《铁道年鉴》（第3卷），商务印书馆1936年版，第1102页。

③ 《卫生公约》共16条：一、室内空气要流通；二、不要随地倾倒垃圾；三、不要随地吐痰；四、不要吃隔夜的食物；五、不要喝生水；六、不要吃腐烂的水果；七、要捕杀蚊蝇和鼠类；八、厨房要打扫干净；九、要赶快注射防疫针；十、衣服要常洗；十一、身体要常沐浴；十二、被褥要常晒；□□□十四、要预备纱厨藏储食物；十五、阴沟要弄通不要积留污水；十六、沟渠坑厕要注以臭药水。参见《本路夏令卫生运动会制定卫生公约》，《津浦铁路日刊》第1594号，1936年月7月9日，第68页。

④ 顾明、顾昂然等：《中华人民共和国法制百科全书》，吉林人民出版社1995年版，第2058页。

　　1910 年东北发生鼠疫后，北宁铁路沿线防疫形势严峻，山海关为关内外联系的重要孔道，但卫生防疫设施极差，没有医院和诊疗所。为此，清政府拟议在山海关火车站设立临时医院，内设养病房和留验所。养病房收治患病者或疑似患者，留验所则为从沈阳至山海关的乘客留验之处，无论中国人还是外国人，均要在此留验 5 日。山海关临时医院没有建好之前，凡是患病者或疑似患病者均一律送至沈阳医院治疗。为维持山海关火车站检疫时的治安问题，邮传部还要求地方督宪随时派兵弹压。另外，邮传部还延聘专科洋医及各医院东、西洋学生，分派京奉和京汉两路随车查验①。

　　1917—1918 年，晋北和绥远鼠疫流行，沿京绥铁路向北传播，波及正太、津浦和京汉等路。为阻断鼠疫沿铁路线传播，北洋政府交通部在许多车站都设立检疫所。正太路局在太原、榆次、寿阳、阳泉、平定等站设立检疫所②；津浦路局则在德州、韩庄、潍县、济南等站附近租赁旅馆作为检疫所或隔离所之用；京汉铁路沿线也设立多处检疫所，仅北京至顺德间就有良乡、琉璃河、高碑店、保定府、定州、正定府、石家庄、高邑和顺德府等站检验所③，京汉铁路局还设有由 5 名医生组成的流动检疫队④；京绥路局则在康庄和柴沟堡设有检疫所⑤。

　　检疫所一般设在距车站稍偏处，为租用的民房或客栈。检疫所有常驻医官和若干检疫员。根据《京汉铁路检疫暂行细则》规定，车站检疫所对于往来旅客实施检疫，凡有旅客须搭车者，"须在该所（车站）留住 5 日（先留所 3 日，后增至 4—5 日），如于留住期内经医生查明实无疫症即给与凭照，旅客即可购票搭车，如于留住期内客人实有染疫形势，当即扣留，不准购票乘车"⑥，并送至路局设立的医院或其他防疫院救治。除在车站设立检疫所外，铁路当局对于车上旅客仍要进行检疫。根据《京汉铁路检疫暂行细则》的规定，每次旅客列车须设有检疫车（验疫车）1 辆或 2～3 辆，配置检疫医师，

---

　　①　直隶卫生局：《查验京奉火车防疫章程》，《盛京时报》，宣统二年十二月十九日（1911 年 1 月 8 日），第 2 版。
　　②　《正太铁路监督局局长丁平澜呈交通部为陈明本路筹备防疫情形并钞送山西各项文件文》，中国第二历史档案馆：《政府公报》（第 121 册），上海书店出版社 1988 年版，第 240—241 页。
　　③　《京汉路局来电（附第六次会议议决草案）》，中国第二历史档案馆：《政府公报》（第 121 册），上海书店出版社 1988 年版，第 145 页。
　　④　蔡鸿源：《中华民国法规集成》（第 26 册），黄山书社 1999 年版，第 85—86 页。
　　⑤　《内务部致陈、伍委员等电》，中国第二历史档案馆：《政府公报》（第 120 册），上海书店出版社 1988 年版，第 692 页。
　　⑥　《京汉铁路检疫暂行细则》，中国第二历史档案馆：《政府公报》（第 121 册），上海书店出版社 1988 年版，第 247 页。

每到一站新上车的旅客先须在检疫车停留，待检疫医师检查完毕，确认无染疫则可以进入寻常客车内。同时，检疫医师还得在客车车厢内对旅客进行巡视，及时发现旅客有无临时发生疾病的现象①。而对于京绥铁路，交通部与内务部则制定了非常严格的检疫措施②：

第一，由北京向北上行之旅客毋庸留验，其由南口至北京之旅客亦毋庸留验，但须留验时再行通告。

第二，所有丰镇、康庄间拟乘火车之旅客，除照第三条各项施行留验外，如期满后身体健康，一、二、三等乘客由检疫所医官在右腕上盖以证明戳记，以凭购票。

第三，由丰镇至北京下行客车，先以下列 6 站发售客票：丰镇、大同、阳高、柴沟堡、张家口、康庄。但所有向该 6 站拟购一、二、三等客票乘车之客，须遵照下列 9 项办法：（甲）所有拟乘火车之旅客，均须先至检疫所留验 5 日，检疫所之实在地点，由该各站检疫所管理医官先行通知站长，以使拟乘火车之旅客得向站长询明。（乙）所有拟乘火车之旅客均须自备铺盖，并付食宿费。（丙）所有拟乘火车之旅客，在检疫所内须受医术上之监视，当服从医生每日诊察，并不准离开检疫所，违者不准乘车。（丁）所有拟乘火车旅客，留验期满即行导往车站购票上车，不得停留。（戊）车票只准售于有正式戳记之人，此项戳记仅以本日为有效。（己）驻扎上列各站之医员，于列车至站时登车查验各乘客。各乘客无论何人，查于无正式戳记者，应留于检疫所 5 日。各乘客无论何人，在中途或到达地点查有患病者，应留置至证明所患确非疫症为止。（庚）检疫所内发现疫症时，所有接触者应移至他处再行隔离，5 日期满后，必须身体健康放准购票。所有接触者应受医术之严重监视 5 日。（辛）在留验期内遇有无论何种疑似病，即须移至隔离病院，留置至证明非患疫症为止。（壬）所有庚、辛两项所载情形者，其额外留验期间之饭食应由留验所供给，不另取货。

1932 年，全国多处发生霍乱疫情，上海、武汉、南京和杭州等地成为重灾区，各铁路沿线均不同程度受到疫情的威胁。由于此时铁路卫生事业已有所改观，卫生防疫体系已基本健全，且铁道部对此次疫情早有警觉，故而应付起来比较从容。1932 年 6 月 11 日，北宁铁路局在塘沽站发现霍乱疫情，路局即日派遣医务人员驰援该站，设立检疫所，并通知塘大公安局派两名警察

---

① 《京汉铁路检疫暂行细则》，中国第二历史档案馆：《政府公报》（第 121 册），上海书店出版社 1988 年版，第 248 页。

② 《京绥铁路防疫期间开行客车广告》，中国第二历史档案馆：《政府公报》（第 122 册），上海书店出版社 1988 年版，第 409 页。

协助。25 日，天津也发现霍乱疫情，路局随即在天津总站和东站分设检疫所，并同当地卫生机关联合防范，调派防疫人员 48 名；津浦路局也联合地方卫生机关和北宁路局，调派路局医务长及医务人员北上天津协助设立天津东站、总站和西站临时检疫所，对入站旅客进行检疫，对于形似或其他疫病者，禁止乘坐。不久，济南站也发现霍乱、白喉和猩红热等疫情，路局与济南市政府联合设立防疫机关，并在济南、浦口等站均设立检疫所①。

检疫不仅要检验往来旅客，还要检验各种有可能传播病菌的物件，比如饮用水源、火车上的食品、小贩所售货品与食物。同时，检疫所还要负责铁路职工的检疫并兼顾铁路沿线疫区的防疫。

（二）隔离留验

隔离是截断疫病传播途径最有效的方法，是指将经检验确认为传染病人、病原携带者、疑似病人或者疑似病人的密切接触者，放在一个指定的、安全的、不与其他病人和健康人接触的场所，予以医学观察、隔离治疗或采取其他必要的措施，防止疾病向外传播。这一方法同时也可预防病人亲友或其他人带入新的病原体传给病人，造成继发感染。这对控制传染病的流行和减少病死率，及早恢复病人健康，都具有十分重要的意义②。近代中国铁路当局在东北鼠疫防控过程中，就已实施这项措施。铁路当局通过检疫发现患者或疑似疫病携带者，会将其送入铁路医院或地方医院予以治疗，医疗费由路局给予补贴。

清末东北鼠疫期间，东三省总督锡良为防范传染病沿铁路线传播，1911年 1 月致电军机处，提出"于火车经过大站添设病院、检疫所，凡乘火车由哈赴长由长赴奉之商民，节节截留，一体送所查验，过 7 日后方准放行，染疫者即送病院医治"③，疑似患者或与传染病人密切接触者均须隔离观察等措施。1917 年晋北鼠疫发生后，正太路局初拟在娘子关设立隔离、检疫等室，但因该站无适当房舍而难以应急。为此，路局与地方政府商议后，决定在榆次、寿阳、平定 3 县设立临时隔离所，"如遇车上站上旅客发现疫症时，以便调所隔离"，并在寿阳车站西北圣母庙内预备隔离院 1 所，遇有客商患疫，即调院隔离④。从 1918 年 1 月 21 日起，正太路局在太原、榆次、寿阳和阳泉 4

①　铁道部参事厅第四组：《铁道年鉴》（第 2 卷），汉文正楷印书局 1935 年版，第 1 099—1 103 页。

②　马博华、刘建民：《怎样预防流脑和乙脑》，中国社会出版社 2005 年版，第 29 页。

③　《奏报发疫情形并请拨大连关税电》（宣统二年十二月十一日），奉天全省防疫总局：《东三省疫事报告书》（上册），"章奏"，编者印行，1912 年版，第 1 页。

④　《正太铁路监督局局长丁平澜呈交通部为陈明本路筹备防疫情并钞送山西各项文件文》，中国第二历史档案馆：《政府公报》（第 121 册），上海书店出版社 1988 年版，第 240—241 页。

站实施检疫，旅客须经检查无事，获得凭照后方可登车。京汉铁路管理局则于保定、顺德 2 站设立防疫院各 1 所①，对于检疫有染疫症状的患者即送入防疫院隔离救治。同时，北京、长辛店、保定及正定 4 站都备有医药车，旅客列车一旦发现有染疫的病人，则先将其安置于医药车内，待列车到站时即将其送入路局设立的防疫院或就近送入地方防疫院隔离救治；并规定在检疫所发现有染疫者，则其同室之人均须送入隔离所隔离观察 10 日，10 日内若无疫症方可放行②。

留验是指对从疫区来的旅客实施观察，在留验期间如无患病情形才可放行。后来铁路当局对留验对象的范围有所扩大，包括来往的旅客以及准备购票登车的人员均须留验，并发凭照才能购票登车。留验时间一般规定为 5～7 天。但留验所容纳人数有限，部分路局留验时间不足 5 天，便予以放行。若留验期间有人发疫，则同居一室人员须继续留验，时间更长。南京国民政府铁道部时期，铁路当局则按传染病不同，对隔离人员的观察时间规定为 3～14 天不等。

表 8-3　20 世纪 30 年代铁路当局规定传染病隔离日期一览表

传染病种	隔离天数	传染病种	隔离天数
白　喉	3	流行性脑脊髓膜炎	12
霍　乱	5	斑疹伤寒	14
鼠　疫	7	伤寒或副伤寒	15
猩红热	12	赤　痢	4
天　花	14		

资料来源：《铁路防疫章程》，《铁道公报》第 266 期，1932 年 6 月 6 日，第 3 页。

20 世纪 30 年代，铁路当局在部分路局医院已建立了专门的传染病室或隔离室，代替之前临时简易场所，如京沪沪杭甬路局的上海、杭州及镇江医院，平汉铁路的汉口和江岸医院，胶济铁路的四方、青岛和济南医院，津浦铁路的天津医院及北宁铁路的天津医院等。尽管如此，路局接纳传染病患者的能力是非常有限的，主要是因为铁路系统自身固定的传染病室和隔离所并不多，一旦发生规模较大的传染病疫情，则救治传染病患者还需要路外所设立的防

① 《京汉铁路防疫第一次广告 1918 年 2 月 1 日》，中国第二历史档案馆：《政府公报》（第 121 册），上海书店出版社 1988 年版，第 34 页。
② 《京汉路局来电（附第六次会议议决草案）》，中国第二历史档案馆：《政府公报》（第 121 册），上海书店出版社 1988 年版，第 146 页。

疫病院予以协助。

（三）消毒清洁

消毒清洁是杀灭病毒最有效的方法，是卫生防疫中的必备要件。在近代铁路卫生防疫实践中，消毒清洁自清末民初的东北鼠疫防治之时就已经普遍运用了。

在清末东北鼠疫防治过程中，直隶卫生局制定的《查验京奉火车防疫章程》规定："患疫人坐过之车应由医官消毒后再行交还路局。"[①] 铁路留验所的房舍、人员排泄物和生活用品需要清洁消毒，消毒方法是：房舍"务必清洁暖和"，"天气佳时务必开窗户以纳空气，使日光射入"，"地板每日用石炭酸净洗 1 次，痰桶须常有石炭酸或升汞水，留验人室内常备有痰桶，不准乱吐地下，留验所排泄物如大小便、痰沫，务必用药消毒"，"所有痰桶、茶杯、茶壶及一切瓷器每日须用开水消毒法煮沸 1 次，被盖及一切布毡每日用日光热力消毒或污时须用福尔马林薰法消毒"[②]。传染病患者接触过的衣物以及因染病死亡的尸体也必须进行消毒，消毒方法包括烧毁、蒸汽、煮沸和药物消毒 4 种，其中药物消毒最为常用，通常包括播撒生石灰、燃烧硫黄及药水等。但在东北鼠疫之际，由于药物缺乏，曾使用过烧毁消毒的方法，尤其是 1911 年东北鼠疫猖狂之时，为尽快控制疫菌蔓延，许多因染疫死亡者的尸体被焚烧，一些火车车厢也因有患疫者乘坐而被烧毁，甚至患者的房屋亦不能幸免[③]。

晋北与绥远鼠疫之际，北洋政府在《火车检疫规则》中规定，在"发见传染病病人或疑似传染病病人及因传染病死亡之尸体时，其与该病人或尸体同乘车辆之乘客应严重予以消毒，其不同车辆之乘客及行李如认为必要时，亦得扣留，予以消毒"[④]，消毒所需药品及器具由路局补助。为让民众和防疫人员掌握个人清洁方法与消毒之法，1918 年，北洋政府内务部专门制定《清洁消毒方法》7 条，规定防疫消毒分烧毁、蒸汽、煮沸和药物消毒 4 类，并就 4 类消毒方式的适用范围做出详细规定。其中药物消毒使用最为广泛，其常用的药物有石炭酸水、升汞水、生石灰、格鲁儿石灰水、加里石硷或绿石硷及

---

① 直隶卫生局：《查验京奉火车防疫章程》，《盛京时报》，宣统二年十二月十九日（1911 年 1 月 8 日），第 2 版。

② 《委员张廷英禀送京奉车站留验所开办章程等情函复由及英稽查请领办所经费各情》，《奉天交涉司全宗·JB16－43 号》，辽宁省档案馆馆藏。转引自焦润明：《清末东北三省鼠疫灾难及防疫措施研究》，北京师范大学出版社 2011 年版，第 128 页。

③ 防疫总：《烧毁染疫之房屋》，《盛京时报》，宣统二年十二月十九日（1911 年 1 月 8 日），第 5 版。

④ 《火车检疫规则》，中国第二历史档案馆：《政府公报》（第 120 册），上海书店出版社 1988 年版，第 352 页。

福尔马林等几种，并就各项消毒操作程序与方法一一做了明确提示①。

20 世纪 30 年代以后，铁路当局对于清洁消毒也非常重视。在 1931 年 5 月铁道部卫生处召开的医务会议上，陇海与平汉两路局以"臭虫蚤虱最易传染病症，各路车辆年久失修，多污秽损坏座位卧铺，每不免蚤虱臭虫之患"及"各路车辆久未消毒，微菌繁殖，虱蚤丛生，夏令尤甚，无从扑灭，不独有碍旅客之舒适，亦为传染病之媒介"为由，提议对铁路车辆进行消毒。铁道部卫生处根据两路局建议制定了《铁路车辆根本消毒原则》② 9 条，并通令各路管理局要根据这 9 条原则，制定切实可行的车辆消毒办法③。起初，各路局均未认真办理，后在铁道部的三令五申下，平汉、津浦和胶济等路局开始实施车辆消毒。平汉路局于 1933 年 7 月举办了一次车辆消毒活动，路局卫生课派员赴江岸车厂和大智门车站，用硫黄灯对车辆进行消毒，后每月办理 20 余次，2 年时间内共为 100 余辆车实施消毒工作④。津浦铁路管理局则规定，每年春夏之际将各等客车、餐车各实施普通消毒工作 1 次。为预防牲畜传染病毒，路局还规定，凡联运牲畜的空车到达车站后即进行车辆冲洗，再用药水消毒⑤。路局消毒区域不仅限于客货车辆、检验所、隔离所、车站，还包括

---

① 《清洁消毒方法》，中国第二历史档案馆：《政府公报》（第 120 册），上海书店出版社 1988 年版，第 807—812 页。烧毁适用范围：传染病患者或尸体所用被服卧具、便器及其他器具污病病毒最甚消毒后，不再供使用者。传染病患者之吐泻物及其他排泄物暨尘芥动物之尸体。蒸汽消毒适用范围：衣服卧具布片等及一切绢布、麻布、毛织物类，玻璃器、陶器、瓷器及其他矿制或木制品等堪以蒸热者。煮沸消毒其适用范围与蒸汽消毒相同，但须将消毒之物品全部浸入水中，沸腾后煮沸 30 分钟以上。药物消毒范围最广。
② 《铁道部训令第 7 200 号》，《铁道公报》第 174 期，1931 年 5 月 30 日，第 10—13 页。《铁路根本消毒原则》具体内容是：1. 车辆制造时，关于内部之车板、车墙、椅桌、床架、柜框等须尽量减少条缝及洞孔等，以免蚤虱昆虫之寄生。2. 每于新车出厂时，须计算车辆中对于清洁应加注意各点详加考虑，确定办法交主管员工遵照执行。3. 凡车辆停用之时，每日务须先将窗户打开以消毒水喷洒一次，然后扫除拖洗务使内外达到清洁目的为止。4. 清洁工具与工作方法必须经机厂长考察，认为不致损伤车辆者方为合适（若工具太粗、磨〔摩〕擦过重、流质太多，碰砂逾量均足使车板裂缝漆面起壳，不但虫类易于凭借而车辆亦往往因之腐坏矣）。5. 洗车工作，一见车辆内外有所损坏应亟大加注意，虽一洞一隙之微必须立即告明工头，呈报修复切不可将灰土扫入或将污渣抹平以为弥补之计。6. 机厂内应专设修理组，一遇损坏，应即随时派往修理务使各车日呈完整之象。7. 旧车如有裂缝损伤，如车辆之车板座椅之藤垫等等凡可以为虫虱寄生之根据地者，皆须伤由机厂随时修补弥缝之。8. 凡车内所用易于播布传染病之用具，如痰盂毛毯等均须规定日期按次消毒，或于邻近机厂另辟消毒房一间，内置重压钢箱一具，8 立方尺左右。所有清洁用具放置箱中用蒸汽压或电气压以便消毒，如该路医院已备有此类消毒箱尤为便利，否则即可从事备制，要当以经济及切用者为主。9. 特别车辆消毒厂专为防疫杀菌而设，此厂为铁路营业发达时不可缺少之公共建筑物。但为经济所限，可俟财力足以举办时实现之。
③ 《铁道部训令第 1 081 号》，《铁道公报》第 280 期，1932 年 6 月 21 日，第 2 页。
④ 铁道部秘书厅：《铁道年鉴》（第 3 卷），商务书务馆 1936 年版，第 1 102 页。
⑤ 铁道部秘书厅：《铁道年鉴》（第 3 卷），商务书务馆 1936 年版，第 1 110 页。

铁路沿线的工厂、学校和铁路员工及家眷的宿舍。

（四）管制交通

任何一种传染病在感染后都存在一定的潜伏期，正因这种潜伏期具有隐藏性的特点，患者、隐性感染者或者病毒携带者常常在一无所知的情形下通过一定方式将病毒传播和扩散。最显而易见的例子，就是上述人员在乘坐交通工具后，会造成病毒沿交通线快速扩散，形成所谓的"交通传染"①。由此可见，铁路交通在带来快捷出行的同时，也为疫病的传播提供了条件。因此，在传染病流行或大爆发之际，实施交通管制，是一项非常有效的重要措施，即通过限制疫区民众的行动，减少传染病的传播与蔓延。在近代中国铁路卫生防疫中，铁路当局已深谙此道，频繁动用限制开行客车、停驶客车的办法，甚至中断铁路运输，以达到防控疫病蔓延之目的。

清末东北鼠疫防治过程中，清政府就注意到管制铁路交通的重要性。1910年，东北疫情发生之初，摄政王载沣就曾传谕东北总督锡良称："疫症如延至天津，速停京津铁路行车，以免贻误。"② 此后，由于当局对疫情认知不足，措施不力，鼠疫沿京奉路快速向关内传播。1911年1月14日，京奉路局将辽阳东站所有二、三等车停运，随即又以"鼠疫蔓延迅速，禁载二、三等坐客恐不足以资预防"为由，即规定所有客车及货车于15日起，一律禁止搭运。与此同时，清政府陆军部还派军队驻扎山海关，阻止入关旅客和货物，自此"京奉间之交通已断绝矣"③。但东北地区仍有日本和俄国分别控制的南满与东清铁路，如果这两铁路不同时隔断，就难以达到扼制鼠疫扩散的目的。经过多方交涉，日本控制的南满铁路于1911年1月14日停驶，俄国控制的东清铁路于1911年1月19日停售二、三等车票，对头等车采取检疫办法。至此，阻断交通的目的基本达到。

自有管制铁路交通的经验后，凡铁路沿线一遇疫病流行，路方便会加强对铁路交通的管制。1917—1918年，晋绥鼠疫流行期间，北洋政府如法炮制，对涉及的京绥、正太和京汉等路实施交通管制。

京绥铁路方面，1918年1月7日北洋政府交通部发布通告："丰镇以西现正赶办防疫事宜，所有北京至丰镇全线交通，自9号起应即暂行停止，往来

---

① 朱森基：《陇海铁路防疫之经过》，《医药评论》第5卷第2期，1933年2月15日，第47页。

② Wu Lien-Teh. *Plague Fighter，the Autobiography of a Modern Chinese Physician.* Cambridge，England，1959. p12.

③ 《关于防疫事宜之种种报告》，《盛京时报》，宣统二年十二月十七日（1911年1月6日），第5版。

客货车辆暂时不开行。"① 1 月 10 日，京绥路局向交通部称："顷奉电令，京丰全线交通暂行停止待命等因，遵即通电自西直门至丰镇各站暂行停止开车，但京门环城二枝线、西直门至丰台线照常开行，并电西直门至丰镇各站于暂停期内赶紧卸货，并将各客车速用石灰末洒扫清洁。"② 不过，完全断绝铁路交通，对社会经济各方面的影响太大，各地询问电报与"啧有烦言"不断。当时直接负责防疫事务的内务部出面解释说："悉京绥停车，群情惶骇，自系实情。惟时疫猝发，检验各所尚未设置完备，不得已暂时遮断交通。现在伍（连德）、何（守仁）、陈（祀邦）三委员业经分赴防疫地方，会同京绥铁路各医官扼要筹设检验所，一俟报告设立完备，即可商明交通照常开车矣。"③ 对于京绥铁路客运是否完全断绝，京绥路局及内务部等派来协助防疫的检疫委员与各国医生意见并不统一。伍连德认为，火车交通完全停止，旅客只能改从其他交通工具出入，反而容易传播疾病，"火车的管理相当完善，如果任其行驶，此事或不致发生，这是一个错误"④。伍连德的观点或许不无道理，但考虑当时中国卫生防疫管理与设施的落后，停止铁路交通算是明智之举。同样，在京绥路是否完全断绝货物运输的问题上，大家也产生分歧。陈祀邦及法国医生"不以开货车为然"，主张停开，但另一些医生认为货运不至于传播疫症。最后，路局决定在京张路段通行货车，但制定严格的防范措施，包括：（1）路局须凭可靠之医员将每次车应值班共 7 人验明无病，只准其随车至康庄为止，另新派 7 人转车入关，旧班仍要回张（家口）；（2）无论何种干货均可入关，惟畜类猪牛羊等不得入关，干货至京或丰台时由地方官警监视，须限货主卸下晒晾 3 天；（3）车上不准货主或栈伙押货，本路亦不得派巡警押管，只准值班 7 人管理全车⑤。至 1918 年 3 月 5 日为止，京绥铁路在整个防疫期间，全线客车停运长达 2 个月之久，货车自北京至张家口之间停运 3 周，张家口至丰镇停运 1 个半月之久⑥。长时间的铁路交通停运带来的经济损失无

---

① 《交通部通告 1918 年 1 月 8 日》，中国第二历史档案馆：《政府公报》（第 120 册），上海书店出版社 1988 年版，第 169 页。

② 《交通部收京绥路局电 1918 年 1 月 10 日》，中国第二历史档案馆：《政府公报》（第 120 册），上海书店出版社 1988 年版，第 231 页。

③ 《内务部复察哈尔田都统电 1918 年 1 月 27 日》，中国第二历史档案馆：《政府公报》（第 120 册），上海书店出版社 1988 年版，第 691 页。

④ Wu Lien-Teh. *Plague Fighter, the Autobiography of a Modern Chinese Physician.* Cambridge, England, 1959. p48.

⑤ 《京绥路局钞送施医士电 1918 年 1 月 19 日》，中国第二历史档案馆：《政府公报》（第 120 册），上海书店出版社 1988 年版，第 719 页。

⑥ 黄华平、赵伟：《1910—1937 年的中国铁路卫生防疫》，《中华医史杂志》2010 年第 5 期，第 286 页。

法估量。

正太铁路方面，紧邻山西的内蒙古及绥远发现疫情之后，由北京外交团组成的卫生会向北洋政府交通部提议将太原至寿阳一段火车先行停开，以便筹办检验所①。但正太路局考虑到停运交通影响太大，便决定在太原与寿阳没有出现疫情之前，加强铁路检疫，维持通车②。同时，正太路局也做好停运的准备，因为正太铁路沿线只有几个大站设有检验所，其余各小站根本没有能力检查。"旅客难保不绕道固关，并不论在何站检查，旅客畏其留难，均可绕道于下站上车，恐防不胜防。"所以，路局在向交通部的报告中提到，一旦太原出现疫症，就全线停车③。由于铁路当局对疫病的防控起到作用，疫情最终没有传至太原。正太铁路只是在一些小站停止售票，比如1月初当直隶平山县发现疫情后，正太路局立即停售获鹿、井陉两站车票④。

京汉铁路方面，防疫期间各主要车站都没有停止售票，只是在一些小站和支线停止过售票。比如1918年1月中下旬，靠近京汉路的直隶平山县出现疫情后，路局决定自长辛店至顺德间除有检验所的大站外，小站一概停售车票，新易支线停运。此后，随着疫情逐渐消减，京汉路局变更办法，称若数日内无新疫，新易支路将于3月8日起"先行开放，每星期于一、三、五等日各往返1次"，高邑、顺德两站则"定自10日起搭客，随验随行"，石家庄与正定两站"前已减为留验2日，兹拟亦同时再缩短1日，以便旅行"⑤。至4月初，各大小站均恢复正常售票和乘车。

除上述3路外，在1917—1918年的鼠疫流行期间，其他各路也因疫情的出现而采取过铁路交通管制。胶济铁路管理委员会因山东济南出现疫症，规定自1918年3月3日起"济南站每日仅售头等客票上下行，每次以10人为限，凡系搭客须经路局防疫所医官会同验明健康，始准购票登车，俟10日内不发现疫症，再开售二、三等客票"⑥，至3月18日起才重新开通。在津浦铁

① 《交通部致正太路局电1918年1月14日》，中国第二历史档案馆：《政府公报》（第120册），上海书店出版社1988年版，第472页。

② 《交通部收正太路局电1918年1月15日》，中国第二历史档案馆：《政府公报》（第120册），上海书店出版社1988年版，第473页。

③ 《交通部收正太路局电1918年1月20日》，中国第二历史档案馆：《政府公报》（第120册），上海书店出版社1988年版，第472页。

④ 邓铁涛：《中国防疫史》，广西科学技术出版社2006年版，第401页。

⑤ 《交通部收京汉路局电1918年3月6日》，中国第二历史档案馆：《政府公报》（第122册），上海书店出版社1988年版，第507页。

⑥ 《交通部收京汉路局电1918年3月6日》，中国第二历史档案馆：《政府公报》（第122册），上海书店出版社1988年版，第507页。

路，当山西疫情蔓延之际，在上海的外国人就忧心忡忡地提议要在南京的浦口建立隔离区，对来自北方的乘客实施检疫和留验。他们指出："Another important point，however，to which attention should early be directed is the railway cross-over at Pukow，where it may become necessary to quarantine travellers from the north. With the native boat traffic it is almost impossible to cope，but the railway constitutes a far more dangerous，because more rapid，means of communication，and railway traffic is easily controlled."[①]

当安徽境内的凤阳、蚌埠等地发现疫情，津浦路局决定停运黄河崖至界首段，火车仅开至临淮关，以免将疫情传至长江以南[②]。南京出现疫情后，沪宁路局则于3月22日停运了南京至镇江一段的客运，十余天后方才恢复。

1920—1921年，东北地区爆发第二次鼠疫，东三省防疫事务总处即要求东北境内的中东、南满和京奉各路实施交通管制，1921年2月1日，"All railway communication between Harbin and Manchuli is now closed owing to the spread of plague"[③]，"至哈长火车，本处亦加以限制，每日只售卖三等客票150张，而此项旅客再经医官验视，方准登车起行。及车至长春，乘客仍施隔离5日。所以办理如此严密，凡染疫者均多死于哈尔滨，则长春只死77人，奉天仅死4人而已"[④]。

铁路交通管制在传染病的防控中发挥了重要作用，已在多次的实践中得到验证，成为路方防控疫病的必要措施之一。国民政府铁道部时期，路方对疫病的防控早有充分准备，所以很少采用直接停运方式，即使是在1932年全国霍乱大流行的时候，路方也没有随便停止客货车运输，只是在疫情非常严重的部分路段采取临时性停运措施。

此外，民众对于卫生防疫知识的缺乏和民众固有的传统观念，不仅导致疫病滋生与蔓延，而且使国家及社会在有限条件下采取的防控措施也受到阻碍，铁路当局的防控措施自然也面临着诸多难题。因此，在传染病暴发之际，铁路当局除了实施上述4项必备措施之外，还需要对传染病疫情和防疫知识进行广告和宣传，让更多的乘客知晓、配合，这样才能促进防疫工作的开展。例如，在1918年晋北和绥远疫病流行之际，京汉铁路局就曾多次通过广告形

---

① *The Plague*. The North-China Heral. Shanghai，January 19，1918.

② 邓铁涛：《中国防疫史》，广西科学技术出版社2006年版，第400页。

③ *Plague Spreading Important Suspension of Traffic on C. E. R*，The North-China Herald. Feb 5，1921，p333.

④ 伍连德：《东三省北境防疫事务总处第八年全年报告》，《中华医学杂志》（上海）第7卷第4期，1927年4月，第251—256页。

式，将该路防疫措施公布于众。该路在 1 月 21 日张贴了第一则防疫广告。这则广告先介绍了疫情流行态势，接着详细介绍了该铁路局的各项防疫措施，希望广大旅客能支持、配合铁路局的工作，并于结尾附诗一首，内容是："晋北发生疫疠，预防切重卫生。万勿随地涕唾，污秽之害非轻。病症极易传染，不独取厌同人。本路备有痰盒，奉告诸位留神。倘若故意违背，斥罚决不容情。"[①] 1936 年 3 月 20 日，京沪沪杭甬路局苏州站附近发生脑膜炎疫情后，路局卫生课迅速拟定《处置脑膜炎流行大要办法》。根据这份处置办法，苏州站诊疗所一方面对发生疫情的小船进行消毒，对密切接触者进行脑膜炎疫苗注射；另一方面则是向苏州站该路员工及其家属分发浅说，并派公共卫生护士到苏州扶轮小学讲演脑膜炎的传染、症状及预防方法[②]。

三、1932 年铁路当局的霍乱防控

1932 年，我国霍乱流行严重，遍及多省，造成重大人员伤亡。为阻止霍乱疫病沿铁路线传播，铁路当局采取积极的应对之策，取得明显成效。本节即通过对此次铁路当局的霍乱防控实践，揭示 20 世纪 30 年代中国铁路的卫生防疫水平。

（一）1932 年霍乱流行概况

民国时期，霍乱危害中国非常严重，仅次于鼠疫。有关霍乱的记录广见于各类报纸和杂志，可以说霍乱每年在全国范围内都有不同程度的流行。根据邓铁涛《中国防疫史》的研究结果，在 1912—1938 年的 26 年间，霍乱流行比较严重的年份就占到了 13 年，尤以 1932 年最为严重，不仅流行范围广，且造成大量民众死亡[③]。时任全国海港检疫管理处处长的伍连德在一份报告中称，此次霍乱侵袭全国 23 个省，312 个大城市，有 10 万个被报道的病例，其

---

① 李遂贤：《京汉铁路防疫始末记》，《铁路协会会报》第 91 期，1920 年 4 月，第 65 页。

② 《防制苏州站附近脑膜炎症蔓延》，《京沪沪杭甬铁路日刊》第 1 546 号，1936 年 3 月 30 日，第 18 页。《处置脑膜炎流行大要办法》，病人处置：(1) 患病者应即送医院治疗。病人所接触物品，应切实消毒。(2) 病人应即隔离，俟热度正常后 2 星期，或鼻喉排泄物经过 3 次检验（每次隔 5 日），无脑膜炎菌者，方可准其自由。接触者隔离：(1) 小儿与病人者接触，应即隔离，如最后一次接触 1 星期后而未发生病症者，可免隔离。(2) 成人不必隔离。(3) 学生，扶轮学校学生，应停课 1 星期，期内未发生病症者，可回学。(4) 注射疫苗。(5) 劝告本路员工及其家属，在疫病流行期间，勿往公共娱乐场所及其他人众聚集地方，以免传染。

③ 邓铁涛：《中国防疫史》，广西科学技术出版社 2006 年版，第 424—425 页。

中死亡病例为34 000人①。伍连德的这份报告具有官方色彩，和当时国民政府救济水灾委员会统计死亡病例31 974人相当②。而事实上，霍乱造成的死亡病例远远不止伍氏及国民政府救济水灾委员会的统计。他们对于霍乱病例及死亡人数的统计明显偏低，与当时的许多文献记载均有很大出入。例如，1932年8月15日《大公报》报道："关中虎疫已蔓延42县，死亡数有报告者达22 000余人，西安日死百余人，人心极恐。"③ 8月10日的《大公报》报道"洛阳疫炽，死者万人"④，9月6日又载山西死于霍乱者已达万余人⑤。如此，仅《大公报》报道的陕西、山西及洛阳等地死于霍乱者就达4万余人，更何况全国呢？

至于1932年全国死于霍乱的确切人数，如今已不可能准确知晓，其原因在于中国传统的历史研究方法，对于量化的东西普遍采用描述性的语句，而不是精确的统计数字。但我们仍然可以进行大约的推论，最为可能的数字是10万人以上，这个推断在当时就有人提及，在今天的学界也得到普遍认可。1932年7月24日，《大公报》发表的社评《论防疫》一文中就称："概略计算，今夏全国死于虎疫之人民，已将以数十万计。"⑥ 清史研究者夏明方则指出，在1932年全国各种灾害中死亡的人口数（1 063 815人）绝大部分是"本年全国性的瘟疫大流行造成的，如按照各省具体灾情依对等原则处理，则是年死于瘟疫者高达40～50万人"⑦。数十万死亡病例并不算夸大，根据现有的研究表明，在疫情最重的陕西省死亡病例就超过10万人之多。《新民主主义革命时期陕西大事记述》记载："1932年夏秋，关中和陕北大部地区霍乱流行。6月19日，潼关居民首先受染。此疫发生后……没有及时采取有效措施，予以控制和消灭，致使疫病由潼关向西北迅速蔓延……到9月，霍乱流行的地区已遍及关中的华县、华阴、临潼、渭南、大荔、朝邑、麟游、蓝田、长安、高陵、三原、千阳、陇县、户县、乾县、周至、彬县、武功、凤翔、永寿、礼泉、咸阳、长武、岐山、宝鸡、扶风、兴平，陕北的富县、宜君、府

① Wu Lien-Teh. *The 1932 Cholera Epidemic in China with Special Reference to Shanghai*, National Quarantine Reports, SeriesIII (1932), p. 9. 转引自程恺礼：《霍乱在中国（1820—1930）：传染病国际化的一面》，刘翠溶、伊懋可：《积渐所至：中国环境史论文集》，（台北）"中央研究院"经济研究所2000年版，第780页。

② 《国民政府救济水灾委员会卫生防疫组工作总报告》，《中华医学杂志》（上海）第19卷第2期，1933年2月，第260页。

③ 《关中虎威》，《大公报》1932年8月15日，第1张第4版。

④ 《洛阳疫炽，死者万人，病者达五万》，《大公报》1932年8月10日，第1张第3版。

⑤ 《晋虎疫杀人万余》，《大公报》1932年9月6日，第2张第5版。

⑥ 《论防疫》，《大公报》1932年7月24日，第1张第2版。

⑦ 夏明方：《民国时期自然灾害与乡村社会》，中华书局2000年版，第77页。

谷、中部（今黄陵县）、清涧、佳县、安定、延川、榆林、吴堡、横山，陕南的商县、山阳、洛南等 57 个县和西安市区。其中以关中地区华阴、华县、渭南、朝邑、合阳、蒲城、户县等地最为严重。据当时报纸记载，潼关在 7 月 4 日一天就死亡 90 余人，黄河停渡，居民极其恐慌；至 8 月 2 日，已死亡 700 余人。华阴至 8 月 24 日死亡万余人。华县至 8 月 7 日死亡万余人。渭南在 8 月 18 日前后每天都死 1 000 余人。蒲城至 8 月 24 日也死 1 万余人。其他各县每日都有许多人死亡，就是医疗设备较好的西安市，在 8 月 9 日一天中也死亡 54 人。全省共计死亡 13～14 万人。"① 《陕西省志》认为："当时传染严重的县计有 60 余县，估计患病人数有 50 万，死亡人数约 20 万人。"② 时人对 1932 年陕西霍乱流行所造成的死亡人数也有类似评估，王崇智在《可怕的霍乱年》称："回忆民二十一年夏，虎疫猖獗，初发于潼关，传播关中，未一月之久，竟蔓延 50 余县，染病者 20 余万，幸我杨院长（即杨叔吉，时任第十八陆军医院院长和陕西省防疫处处长）呈请省府当局，设立短期防疫人员训练班，分派各县防治，结果死亡者达十万余；不然，死亡率将不知能加之何倍矣。"③ 由陕西一省可知，当时的霍乱的杀伤力巨大，给老百姓带来了深重的灾难，社会经济亦被破坏不堪。因此，1932 年的霍乱是民国史上最为惨烈的一次瘟疫。

造成 1932 年全国霍乱大流行的因素很多，其中就包括 1931 年的水灾、政府当局在霍乱出现初期防控不力和交通事业的发展等。

1931 年 8 月，长江流域发生特大洪水，洪灾遍及四川、湖北、湖南、江西、安徽、江苏等省，中下游淹没农田 333 余万公顷，淹死 14.5 万人。其中两湖地区的灾情最为严重，湖北 70 余县中就有 50 个县受灾。一些大城市，如南京、武汉也被大水所淹，武汉最高水位达 20.20 米，创 1865 年建水文站以来最高纪录。武汉市区大部分地区"水深数尺至丈余"，许多街道均可行船。整个江汉平原一片汪洋，洪水浸泡达 3 个月之久④。洪涝灾害直接诱发霍乱细菌的滋生。

俗话说，"大灾之后必有大疫"。为防止灾区瘟疫流行，国民政府 1931 年成立扬子江水灾救济委员会。委员会下设立卫生防疫组，组长由卫生署署长

---

① 中共陕西省委党校党史教研室：《新民主主义革命时期陕西大事记述》，陕西人民出版社 1980 年版，第 212 页。

② 曹占泉：《陕西省志·人口志》，三秦出版社 1986 年版，第 93 页。

③ 王崇智：《可怕的霍乱年》，《陕西省卫生月刊》第 2 卷第 1 期，1936 年，第 49 页。转引自西安市档案馆：《往者可鉴：民国陕西霍乱疫情与防治》，编者印行，2005 年版，第 297 页。

④ 邓铁涛：《中国防疫史》，广西科学技术出版社 2006 年版，第 427 页。

刘瑞恒兼任，副组长为金宝善，组员包括当时许多公共卫生方面的专家，如伍连德、颜福庆、兰安生、施金声等人。从1931年夏起，卫生组先后派员赴武汉、高邮、南京、芜湖、九江、上海等地开展疫病防治。由于卫生组防治措施妥当，加之多数受难灾民被集中收治，便于进行疫苗注射和卫生消毒，使1931年虽然霍乱、天花及伤寒等传染病屡有发生，但未致流行。但1932年春，国民政府在没有完全确定疫情消散的情形下，遣散各地收容的灾民，并将卫生防疫人员撤离，结果致霍乱疫情重新出现。1932年4月26日，上海首先发现一例真性霍乱病例[①]，此后南京、南昌及武汉等大城市均有流行。好在这些大城市卫生防疫设施较为完备，也及时采取应对之策，使得疫情得到控制。例如，在上海，当霍乱疫情发生后，上海市卫生局即联合上海公共租界工部局卫生处、法租界工部局卫生处召开预防上海霍乱联席会议，并设立由伍连德领衔的上海防止霍乱临时事务所，督导上海的霍乱防治工作，并采取隔离治疗、饮用水消毒、病人报告与统计、病人吐泻物消毒及检查、不卫生食物之检查取缔、预防注射及防疫知识的宣传等措施[②]。所以，该市并没有出现较大的人员伤亡。

　　不幸的是，霍乱蔓延至内地各省，尤其是西北地区后，造成了数十万人死亡，而导致霍乱很快蔓延到内地的主要原因便是交通事业的发展。"从全国疫情发生的先后来看，本次霍乱基本上是自东向西，自南向北发展。并明显表现出沿着铁路、公路、水路、海路等交通线传播的特点。"[③] 最典型的例子就是一向闭塞的西北，这一次却成重灾区，这与陇海铁路修至西北有直接的关系。1931年左右，陇海铁路的最西端才修到陕西的潼关[④]，而次年霍乱就以潼关为中心向整个西北蔓延。在此，我们引述一段当时报纸对西北霍乱的报道，就可以清楚地看出现代化交通在瘟疫传播中的作用："虎疫袭入陕境，尚属创见。最初系在陇海终点之潼关。当时该处疫势极剧烈，死者约达千人。居民逃避者过半，十余日间，全城顿成死市，卒赖公私双方防治，疫势渐杀。嗣因西安至潼关间交通恢复，不数日间，复由华岳庙，而华阴，而渭南，而临潼，直至西安，疫势日益猖獗，每至一处死亡均在数百人以上，凡沿汽车公路之处，无一幸免，始而城市，继而乡村，未及一月，弥漫关中四十余县，

---

① 《民国二十一年之霍乱》，《中华医学杂志》（上海）第19卷第1期，1933年，第39页。

② 余新忠：《瘟疫下的社会拯救：中国近世重大疫情与社会反应研究》，中国书店2004年版，第290页。

③ 《防疫处录取防疫训练班学员》，《西北文化日报》1932年8月19日。

④ 《陇海铁路灵潼段路工纪略》，《铁路月刊——广韶线》第2卷第1期，1932年1月，"调查"，第2页。

且蔓延至甘肃之平凉、泾川、秦州等处。"① 可以说，现代化的交通设施是一把双刃剑，在加速人口流动的同时也便利了疫病的传播。

（二）铁路当局的霍乱防治

面对日益严峻的疫情形势，铁路当局颁布防疫规章，实施多种防疫措施。1932年6月4日，国民政府铁道部颁布《铁路防疫章程》15条，规定各地方路局在铁路沿线及附近发生霍乱、白喉、猩红热等9种法定传染病时，可以采取包括检疫、隔离留验、消毒清洁，以及停运客货运输等紧急措施。与此同时，铁道部为规范路局对车辆的消毒，特别重申1931年颁布的《各路车辆根本消毒原则》。在一份给各路局的训令中，铁道部指出："本部前由卫生处拟具各路车辆根本消毒原则9条，于去年卫字第7 200部令通饬各路参照办理在案，嗣后各路除京沪沪杭甬、胶济、平汉、陇海、南浔、道清六路先后呈复参酌遵办外，其他各路迄未呈复到部办法无从详悉，即呈复各路实际是否举办，亦须重加查考以符功令。于兹上海、南京、天津各地疫病猖獗之际，对于车辆消毒一事极关重要，闻各路每届夏令卧车蚤虱丛生，此不特妨碍旅客之睡眠，尤系路政之声誉，若不加扑灭何以重卫生而安行旅，为此重申前令对于车辆消毒办法及扑灭蚤虱一节，务须切实举办，毋稍玩忽。"② 这些防疫规章为各地方铁路管理局采取的霍乱防控举措提供了制度保障。

1932年6月中下旬，北宁、津浦和平汉等铁路沿线及附近霍乱疫情开始有蔓延与扩大之势。当天津塘沽地区发现霍乱疫情之后，铁道部立即指示北宁铁路管理局做好检疫工作，同时地方政府也"函请北宁津浦两铁路局及海港检疫所……施行火车及内河海口轮只检查"③。北宁铁路局遵照铁道部的命令，与地方政府协力防疫，在天津东、西两站和塘沽车站，设立检疫员，对往来乘客实施检疫④。之后，随着霍乱疫情的扩散，北宁路局又在北平和丰台设立检疫所，均依照《铁路防疫章程》办理。津浦路局则遵照铁道部第1 081

---

① 《陕甘虎威盛，防治难普及，死亡众多，医药投机均利市三倍》，《大公报》1932年8月19日，第2张第5版。

② 《铁道部训令第1 081号》，《铁道公报》第280期，1932年6月21日，第3页。

③ 《积极防霍乱，船只火车将受检查，市府印发防止方法》，《大公报》1932年6月16日，第2张第7版。

④ 《虎疫与预防：北宁路局已派检疫专员，慈善机关施行预防注射》，《大公报》1932年6月22日，第2张第7版。

号训令，制定该路《车辆消毒办法》3 条和防疫办法 5 条①。平汉路局则令卫生课及长辛店医院负责对平汉铁路南段和北段的车辆进行消毒。凡开至汉口的车辆，由卫生课每日派员在江岸消毒，其方法系用硫黄块烧熏，或用菲力脱及来苏水洒射②。同时，路局还令车务处、工务处、机务处和警务署"严饬所属在所管范围内，极力保持清洁，对于各站售卖生冷及不洁食物者，严加取缔"，并遵照铁道部命令开展扑灭蚊蝇的活动，卫生课还张贴多种卫生宣传标语。当詹店、忠义、明港、确山及驻马店等处发现霍乱疫情后，路局立即从最近的彰德和信阳两医院派员前往上述地区开展防治工作，该年份（1931年 11 月至 1932 年 11 月）路局共接收霍乱病人 254 名③。另外，平汉、津浦和北宁等路局在春、夏之交普遍实施霍乱疫苗注射。

由于平汉、津浦和北宁等路对霍乱防控已有经验，特别是针对霍乱流行的季节性特点，各路实施疫苗注射，发挥了重要作用，从而使霍乱在上述各路沿线及附近地区没能大规模流行。值得注意的是，这些路局实施注射疫苗的对象主要为铁路员工，对人数众多的铁路旅客则无法顾及。因而，一旦铁路当局在检疫方面发生疏忽，就会使染疫者通过铁路交通被运送到更遥远的地区，从而产生难以预料的后果。

1932 年 6 月，霍乱疫情在陕西潼关出现，并且一般认为首先是在陇海铁路潼关火车站内发现的，"考察疫症发生时期，系于上月（6 月）19 日，发现于东关（潼关）车站，继则传染城内"④。但是，时任陕西省防疫处处长的杨叔吉则提供了另一种说法，即"查潼关虎疫发生之日，在端阳节前 3 日，初染之人，为河南籍刘姓母，居徐家巷，由饮潼水而发。继之者马姓、刘姓，均由潼水入城之水闸处汲水。自此潼水两傍居民，户户染疫，家家死亡，非有投毒水源，何致至此？自是不数日间，传染全城，波及乡间，死亡共计约千数百人"⑤。杨叔吉的说法，显然并非完全没有道理，但从实际情形来看，潼关霍乱疫情最大的可能性还是从外地传入的，即当年 4、5 月份我国东南重镇上海、南京先后出现霍乱传播，且沿着铁路线向西蔓延。潼关是陇海铁路

---

① 《津浦防虎》，《益世报》1932 年 7 月 6 日，第 2 张第 6 版。防疫办法 5 条：1. 迅令驻津办事处车、机、工、警各段站及西沽机厂员工，分日一律施以霍乱预防注射；2. 派蔡、门、黄三卫生稽查，常川分驻总、东、西三站，检查往来乘客，如有患病嫌疑，停售客票，制止登车，并酌送津市或红十字会医院办理；3. 本路车到津，经检查卸清后，饬督卫生稽查、夫役等在总站消毒；4. 本路员工患有疑似霍乱病时，就津院养病室改为隔离病室，收容医治；5. 商由警段取缔本路各厂、站售卖不洁食品及凉瓜凉水之小贩。

② 平汉铁路管理局：《平汉年鉴》，编者印行，1932 年版，第 110 页。

③ 平汉铁路管理局：《平汉铁路二十一年工作报告》，编者印行，1932 年版，第 21—23 页。

④ 《潼关虎疫蔓延仍极猛烈》，《西北文化日报》1932 年 7 月 4 日。

⑤ 杨叔吉：《二十一年防疫经过谈》，《西京医药》创刊号，1933 年 1 月 15 日，第 19 页。

通向陕西的重要孔道，所以在此地出现霍乱疫情的可能性非常大。

潼关霍乱疫情暴发后，由于国民政府没有足够重视，而地方的陕西省政府向无防疫常设机关，所以潼关霍乱迅速蔓延至关中和陕北等地区，造成重大人员伤亡。直至7月初，陕西省政府才派医士10余人在潼关组织临时防疫处进行防范，并令潼关至西安的长途汽车停开，风陵渡船只亦禁止往来。陇海路局也于7月3日获得各方电讯报告，称潼关发现真性霍乱，每日死亡50～60人。7月3日下午，陇海路局卫生课长朱森基乘陇海铁路第1次客车，携带大批药品并调洛阳医院縻士枬医生一同前往潼关调查，经过调查确定此次疫病为真性霍乱。朱森基一方面通过电报向陇海路局汇报潼关地区的疫病情形，请示办法；一方面则将带来的大批药品分发给铁路医员，立即对灵宝至潼关段全体铁路员工及其家属进行霍乱疫苗注射。与此同时，7月7日，朱森基还与路局车务处处副处长、盛总段长在陕州（今三门峡市）开会决定6条防疫办法：（1）各车暂开至阌乡为止，不再向西进，以防疫势向东蔓延；（2）各列车车辆间日在陕州或洛阳用克来东（Clayton）消毒一次；（3）在陕州、阌乡两站设检验所检验旅客；（4）严厉取缔各站小贩售卖切开瓜果及一切冷食；（5）在陕州设立临时隔离所，收容患病旅客；（6）膳车饮水用灰锰气消毒（后改用绿气消毒法 Eau de javel）[①]。同时，会议还要求路局卫生稽查特别注意餐车上的饮食清洁，并暂时禁售冷盘[②]。7月9日，铁路当局在陕州和阌乡两站设立检验所并在陕州设临时隔离所。因时间匆促，检验所与隔离所设施都非常简陋，陕州隔离所仅以帆布为顶，植电杆为梁，四周围以芦席，备有门窗以通畅空气，门悬竹窗帘，钉冷布以阻苍蝇飞入。隔离所内也仅配有病床20张，每床置瓦盆1只，以收纳病人之排泄物。为在两站实施检疫，路局从陇海铁路东段调来得力看护4名，由朱森基、陕州医院院长胡廷玉、医生縻士枬督率对进站旅客进行检验，经检疫确认无疫病后方准购票登车。自7月9日起至7月13日，陕州与阌乡两检疫站共检验旅客1 549人，其中46人被禁止上车[③]。同时，陕州临时隔离所共收容霍乱疫病患者3人，经过治疗均得以痊愈。另有若干旅客有带疫嫌疑，均按照《铁路防疫章程》的规定进行隔离。路局还对各旅客列车进行了消毒处理，起初使用硫黄作为消毒剂，

---

① 朱森基：《陇海铁路防疫之经过》（续），《医药评论》第5卷第3期，1933年3月15日，第49页。

② 朱森基：《陇海铁路防疫之经过》（续），《医药评论》第5卷第3期，1933年3月15日，第51页。

③ 朱森基：《陇海铁路防疫之经过》（续），《医药评论》第5卷第3期，1933年3月15日，第50页。

后考虑硫黄杀菌力不强改用福麻林。

7月14日，路局为方便、统一指挥潼关段铁路防疫事宜，在陕州成立陇海铁路防疫委员会。防疫委员会由路局卫生课长朱森基、警务署张署长、陈警务长、车务处盛总段长及工务处李总段长共同组成，由朱森基任主任委员，主持防疫委员会全面事宜。7月中下旬，潼关至阌乡段疫情有所减弱，7月17日陕西省主席杨虎城致电路局，要求恢复河南阌乡至潼关交通，"陕主席杨虎城以潼关雨后，虎气大减，特电路局，即行恢复阌潼段交通，以利商民，路局已拟于日内恢复"①。潼关至阌乡恢复不久，潼关以东的洛阳"亦已发现霍乱，龙门一带势甚猖獗，本路工人被传染者3名"。为防止霍乱疫情再行向东蔓延，陇海路局又于7月25日起在洛阳东、西两站设立检验所，对过往旅客进行检疫，并停止发售洛阳以东区域各站的车票。7月27日，经防疫委员会商讨，决议在洛阳建立隔离所3处，由洛阳医院院长刘云生负责，隔离所共置有床位30张，其中有2处收容女性患病之人，8月1日起投入使用。从7月24日至8月2日，陕州、潼关和洛阳3处隔离所，共检验乘客14744人，其中450人被禁止上车②。

正当洛阳疫情严峻之际，陇海铁路最东端的大浦、墟沟等地相继发现霍乱疫情，当地人民日有死亡。陇海铁路防疫委员会当即委派张尚山医官前往该地，协同新浦铁路医院赵辛余院长设法预防。另外，防疫委员会主任朱森基于8月1日会同铁道部卫生专员王畏三，携带大批霍乱疫苗及药品前往墟沟视察。由于两地居民仅有百户，路局防疫人员给该地居民实施疫苗注射，很快控制住了疫情。路局为防止铁路员工感染疫病，对全体员工暨家属均注射疫苗，各路段服务的工役也由指派医员按日乘摇车沿站注射疫苗。截至7月底，除朱森基在西段视察时亲自注射470人不计外，其余各医院共注射疫苗13394人次。

经陇海铁路局的努力，从8月份起霍乱疫情逐渐消退。朱森基报告称："自10日以后，已无死亡，洛阳疫势亦日渐轻减，大约不久可以肃清，其留住陕州及洛阳隔离所之病人大都均见就痊愈，观察情形防疫工作或可于最短期间从事结束。"但路局并没有就此放松，所设的潼关、陕州及洛阳3个检疫站和陕州、洛阳2处隔离所仍正常运转；自8月2日至22日止，共检疫过往旅客9864人次，禁止登车302人次，陕州与洛阳2处隔离所共隔离病人10

---

① 《深入民间之虎疫》，《大公报》1932年7月21日，第2张第5版。
② 朱森基：《陇海铁路防疫之经过》（续），《医药评论》第5卷第3期，1933年3月15日，第51—52页。

名。8月25日，铁路当局将潼关、陕州及洛阳3处检疫所撤销；29日，经防疫委员会研究又将2处隔离所撤销。铁路当局为慎重起见，于8月25—28日仍实行旅客检验工作，4天检疫1 274人次，在洛阳站禁止20人登车。其余两站均没有发现染疫或者有染疫嫌疑的旅客。至8月31日止，陇海铁路局防疫事宜基本结束[①]。

随着陇海铁路霍乱防控的结束，肆虐半年之久的霍乱疫情完全平息。铁路当局在此次防疫中扮演了重要角色，并取得了明显成效。最突出的表现是在陕西省爆发霍乱疫情之后，陇海铁路管理局采取及时、有效的措施，使霍乱疫情仅限于陕西省范围内，没有沿陇海铁路线向东传播。平汉、北宁和津浦等路局也积极行动，将霍乱疫情控制于某一区域之内。

本章小结

铁路卫生防疫是近代中国铁路卫生事业中最重要的组成部分，也是最早开展的工作。在频繁的防疫实践过程中，至20世纪30年代，铁路系统已逐渐掌握预防接种、注射疫苗和防疫知识宣传的常态化防疫措施，以及交通检疫、隔离留验、消毒清洁和管制交通为主的疫病应急策略，构建了近代中国铁路传染病防疫的基本模式，产生了积极的作用，1932年铁路当局的霍乱防控即是充分的反映：一是铁路当局构建了较为完善的防疫体系。既有健全的行政领导机构，也有临时性的防疫委员会，并有铁道部颁布的《铁路防疫章程》作为指南，及时设立检验所和隔离所。二是铁路当局采取的措施及时有效。当时，铁路当局采取了包括检验、隔离留验、铁路员工注射疫苗、客货车消毒和停运交通等一系列措施。整个防疫期间，铁路当局共检疫旅客26 848人次，其中有784人被禁止登车。2处隔离所共收容病人20名，对于收容病人的基本情形、隔离日期及发病状态等，铁路当局都做了非常详细的记述[②]。路局对全路人员及其家眷都实施霍乱疫苗的强制性注射。故而，尽管"此次潼关、洛阳之虎疫如火如荼，本路各列车未曾发现带疫旅客东下。本路员工及早预防亦都平安无恙"[③]。三是防疫经费有保障。20世纪30年代，国内政治相对平稳，经济出现复苏，铁路客货运输能力都有大幅提升。这使得部分路局有一定的经济盈余，相应地增加了卫生经费的投入。这使铁路卫生机构

---

① 朱森基：《陇海铁路防疫之经过》（续），《医药评论》第5卷第6期，1933年6月15日，第53—59页。

② 朱森基：《陇海铁路防疫之经过》（续），《医药评论》第5卷第6期，1933年6月15日，第57—59页。

③ 朱森基：《陇海铁路防疫之经过》，《医药评论》第5卷第2期，1933年2月15日，第45页。

能够采购防疫物资，诸如消毒水、消毒粉、消毒口罩、各类注射疫苗、注射器具等。对于这些防疫必备用品，许多地方路局都会根据季节的不同，进行购置，保证了铁路员工的防疫需求。1932年，霍乱防疫之初，陇海铁路局只是在有疫情路段沿线对铁路员工与工役进行注射，后来鉴于形势迫人，购买了大批的霍乱疫苗，对全路员役都进行疫苗注射。这些疫苗的采购，没有一定的经费自然是办不成的。

当然，尽管到30年代中国铁路当局已构建起一套传染病防疫体系，在防疫中也发挥了积极作用，但传染病所造成的危害仍旧很严重，这是多种因素影响的结果。例如，1932年陕西霍乱所造成的重大人员伤亡，既有铁路当局的原因，也与当地生态环境恶化、水旱灾害、难民迁移、军队调动、医疗条件、地方对霍乱疫情反应迟滞及措施不力等诸多因素密切相关①。

---

① 刘炳涛：《1932年陕西省的霍乱疫情及其社会应对》，《中国历史地理论丛》2010年第3期，第119页。

结　语

近代中国铁路卫生事业评析

前述"上篇"与"下篇"，分别就 1876—1949 年中国铁路卫生事业的发展历程和医疗卫生实务进行了比较系统的阐述。在此基础上，本节拟对中国铁路卫生事业做一整体性的认识与评价，并以 1930—1937 年的国有铁路卫生事业作为主要评析对象，因为这一时期是近代铁路卫生事业发展最为迅速和水平最高的阶段，具体内容包括"发展水平""基本特征""积极作用""历史局限性"4 个方面。

一、铁路卫生事业的发展水平

近代中国医学转型的主要目标是实现西方医学中国化或称为"卫生现代性"，这同样也是近代中国铁路卫生事业努力的方向。因此，我们可以选择"卫生现代性"为标杆，以铁路"卫生现代性"的实现与否为判断依据，来评估近代中国铁路卫生事业的整体水平是落后的，还是进步的。同时，我们还将铁路卫生事业与铁路系统之外的卫生事业或称社会卫生事业进行横向对比，揭示其"卫生现代性"的高或低。

（一）铁路"卫生现代性"问题

"卫生现代性"（hygienic modernity）是西方传教士、帝国主义者以及本土精英们，基于否定中国传统卫生知识而构建起来的具有西方国家卫生内涵的医疗卫生体系的一种表述。它与"现代化论者"常常提及的"医学近代化"或"西医中国化"有着基本相同的内涵，即强调建立西方的医疗卫生体系，"它包含了政府的科学掌握、管理卫生、预防疾病、清洁、警力、环境整洁，以及检测和消灭细菌"①。在此背景影响下，整个近代时期中国卫生事业均循

---

① ［美］罗芙芸：《卫生的现代性：中国通商口岸卫生与疾病的含义》（向磊译），江苏人民出版社 2007 年版，第 178 页。

着"卫生现代性"的目标，进行西方现代医疗卫生体系的全方位移植，并在20世纪30年代中期初具成效，为构筑所谓现代文明国家准备了"卫生"要素。铁路卫生作为近代卫生事业的组成部分，也经历了同样的发展过程，即构建卫生行政体系、设立医疗服务机构、颁布医疗卫生规章制度，以及全面介入公共卫生管理。

首先，铁路卫生行政体系初成。卫生行政是实现"卫生现代性"的关键因素，中国近代卫生行政最早产生于1898年西方殖民者在上海公共租界内设立的卫生处；1905—1907年，清政府先后于中央巡警部和地方巡警道设立了卫生科和卫生署；南京国民政府时期，中央与地方分别建立卫生部（后称卫生署）、卫生处（省设）或卫生局（特别市、市县）等卫生行政机构[1]，至1937年全国共有9省和部分中心城市配置卫生行政机构[2]。

近代国有铁路卫生行政机构产生较晚，经历了从地方路局至中枢（系指清末邮传部、民国交通部和铁道部）交通管理机关的演进过程。地方铁路管理局先于中枢交通管理机关产生具有现代性的卫生行政机构，诸如卫生课、医务长室或公益课，30年代卫生课成为主要国有铁路卫生行政机构的基干。而中枢交通管理机关的卫生行政机构诞生较迟，最早出现于1918年交通部为应对晋绥鼠疫而设立的防疫事务处，后改为铁路卫生联合会，均为临时机构；1928年国民政府铁道部成立后，于部内设立卫生处，1932年改称卫生科，隶属于总务司，其成为中国近代负责铁路卫生行政的最高常设机构。由此，至30年代中期，我国铁路系统以卫生处（卫生科）和卫生课为核心的，从中央到地方的卫生行政框架也初步搭建成功。

其次，医疗服务机构普遍设立。西医模式的医院制度在中国逐步建立和运营，并逐渐取代中国传统的家庭诊疗模式，是实现"卫生现代性"的主要标志。早在19世纪中期，外国传教士即在中国开办西式的教会医院，1914年，此类医院已达244所[3]。民元以后在西医及国内医学界的多方呼吁下，民国政府也开始仿办西医医院，尤其是在1928年《全国卫生行政系统大纲》颁布后，各省、市级西式医院陆续建立起来，至1937年达到近代最高水平。

中国铁路当局创建西式医院在时间上要迟于传教士，最早为1906年的京绥铁路阜成门医院，民元以后则逐渐形成风气，平绥、平汉、北宁、津浦、胶济和沪宁沪杭甬等路局都纷纷创建铁路医院和诊疗所，至1937年抗日战争

---

① 《全国卫生行政系统大纲》，《卫生月刊》第2卷第1期，1929年1月，第32页。
② 张大庆：《中国近代疾病社会史（1912—1937）》，山东教育出版社2006年版，第113页。
③ 张大庆：《中国近代疾病社会史（1912—1937）》，山东教育出版社2006年版，第113页。

爆发前铁路系统共有此类医疗机构 84 处。铁路医疗机构，无论是组织架构、管理制度，还是诊疗方式均是移植西式医院的模式，其医疗技术与医技人员也基本依赖于西方医学。

再次，医疗卫生规制建立。近代中国卫生规制最早始于清末，已有地方性的专门医药法规①。民元以后，卫生规制逐渐发展。南京临时政府颁布了《内务部卫生司暂行职掌规则》和《暂行传染病预防法草案》；北洋政府先后制定了《解剖尸体规则》《传染病预防条例》《检疫委员会设置规则》和《管理医师暂行规则》；南京国民政府颁布了《全国卫生行政系统大纲》，同时卫生行政、公共卫生、传染病、医政、药品和卫生教育等方面的卫生规制均陆续颁布。至 20 世纪 30 年代，具有现代性的医疗卫生法规体系初步形成。

铁路卫生规制也诞生于清末，以防疫为主。北洋政府时期，铁路防疫规制有所发展，《火车检疫规则》和《京汉铁路检疫暂行细则》等先后颁布，同时各路局制定了铁路医疗机构的组织规则、管理与诊疗规则，如京汉铁路1909 年制定的《病院就医规则》和《诊病单记载办法》、京绥铁路 1918 年订立的《医院诊病规则》和《医院住院养病规则》等。南京国民政府时期，铁路卫生规制有了较全面的进步，铁路当局既颁布了适应全路系统的卫生规则，如《铁路防疫章程》《国有铁路卫生医务组织通则》和《国营铁路医院及诊疗所医药收费通则》等，也制定了各路的卫生行政、医疗服务机构和日常卫生管理等规制。至 1937 年，我国近代铁路卫生规制也基本形成。

最后，公共卫生管理全面介入。公共卫生体系的建立和发展是"卫生现代性"的重要标志，政府介入公共卫生领域，并担当公共卫生服务的主导力量，是"卫生现代性"得以实现的关键因素。19 世纪中后期至 20 世纪 30 年代，随着西方公共卫生知识在中国的传播，政府以城市公共卫生体系建立为起点，逐渐实现了全面介入公共卫生。

铁路当局在 20 世纪 30 年代也基本实现了公共卫生管理的全面介入，尽管其不是政府部门，但在相对独立的铁路系统内，它也承担了与政府同等的责任。铁路当局建立卫生课、卫生稽查和公共卫生护士，颁布铁路公共场所的卫生管理制度和防疫措施，并开展了多项公共卫生服务。

因此，从"卫生现代性"所具备的要素来看，至 20 世纪 30 年代，中国铁路卫生事业已初步达到"卫生现代性"的标准，与近代中国卫生事业的

---

① 清末专门卫生法规是《医学报》记载的《浙江医药营业暂行规则》，共有 19 条。其主要内容为对医生营业的注册及对医生的考验，以及医生的行为规则。医生犯罪，除受应得的刑罚外，还得申请巡警道暂停或禁止营业。平时，医生门前须写清诊金数额，不得无故提价，亦无故不得拒诊。参见宗淑杰：《世界医药卫生 100 年》，航空工业出版社 2006 年版，第 62 页。

"卫生现代性"基本同步。

（二）与社会卫生事业之比较

近代中国铁路卫生事业，虽然与近代中国卫生事业于同一时期基本实现"卫生现代性"，但两者之间在"卫生现代性"的水平上是有差异的，即两者在某些方面存在高下之分。通过比较，我们可以更好地评估近代铁路卫生事业的发展水平，其中医疗设施和卫生经费是最为直接和重要的两个指标。

第一，医疗设施的比较。铁路自办医疗机构的配置条件与路外医疗机构相比具有明显的优势。1935 年 6 月，国有铁路各医疗机构共设有病床 748 张，有医护人员 559 名[①]。若以 1935 年铁道部全路员工 125 169 人作为医疗服务对象来计算[②]，则铁路系统每万人拥有病床 60 张，每万人拥有医护人员 44.7 名。当然，这一时期铁路医疗机构的服务对象还包括数量庞大的铁路员工家属。根据南京国民政府主计处 1936 年的统计结果显示，1927—1935 年，全国每户平均约有 5.3 人[③]，如此类推，则铁路员工及其家属合计约为 78.5 万人。若以此作为铁路医疗机构的服务对象，则铁路系统每万人有病床 9.53 张，每万人有医护人员 7.18 名。而 1934 年国民政府管辖的江苏、浙江、安徽等 20 省的公办医院数为 426 所，有病床 27 553 张，医护人员 6 298 名，以 20 省共44 963 万人计算，则平均每万人仅有病床 0.61 张，每万人仅有医护人名 0.14 名[④]。这与铁路系统每万人拥有的病床数与医护人员数相比，其比例分别是 1：15.62 和 1：51.28。当然，除公立医院外，当时路外医疗机构还包括教会医院和私立医院。由于缺乏有效数据统计，我们难以掌握这两类医疗机构确切的情形，但大体可以判断其总体数量和规模都不比国民政府公办医疗规模小。仅 1937 年，英、美基督教会在华开办的医院就达 300 多所，小型诊疗所600 多处，有病床 21 000 余张[⑤]。据不完全统计，1947 年，我国共有大小医院2 000 所，病床 90 000 余张，卫生技术人员 33 000 人[⑥]。假使我们以该年[⑦]的统计数据作为 20 世纪 30 年代中国医疗机构发展的实况，则当时中国社会平均每万人有病床 2 张，每万人有医护人员 0.73 名，这与同期铁路医疗机构的

---

① 数据参见本书"表 2-3：主要国有铁路医务卫生情况一览表"。

② 国民政府主计处统计局：《中华民国统计提要》，商务印书馆 1936 年版，第 1 080 页。

③ 国民政府主计处统计局：《中华民国统计提要》，商务印书馆 1936 年版，第 226 页。

④ 相关数据参见张大庆：《中国近代疾病社会史（1912—1937）》，山东教育出版社 2006 年版，第 114—115 页。

⑤ 吴鸿洲：《中国医学史》，上海科学技术出版社 2010 年版，第 147 页。

⑥ 傅维康：《中国医学史》，上海中医学院出版社 1990 年版，第 489 页。

⑦ 1947 年为 1949 年之前，我国医院和诊疗所发展最高的年份。参见傅维康：《中国医学史》，上海中医学院出版社 1990 年版，第 489 页。

配置条件相比，仍有很大悬殊。

因此，从医疗设施这个因素来看，铁路系统的医疗卫生水平比社会卫生事业发展水平要高，尤其是在部分铁路医疗机构方面。如，北宁铁路天津医院、京沪沪杭甬铁路上海医院和平汉铁路汉口医院，在当时都拥有比较先进的医疗设备，能开展多种手术。

第二，卫生经费投入的比较。经费是发展卫生事业的基础，要建立和健全各级医疗卫生行政机构，设立铁路医院及诊疗所，以及购置医疗器械和药品，必须有相当的经费保障。因此，经费投入的数量，不仅是维持医疗卫生事业正常运转的关键因素，也是衡量其发展水平的重要标准。

铁路医疗卫生事业开办之初，我国铁路多系借款修筑，其经营状况不佳，往往是入不敷出，对于铁路医疗和卫生方面的投入非常有限，也没有具体的统计数据。民元以后，随着铁路卫生行政和医疗机构的逐次建立，卫生经费投入必定增加，例如 1913—1920 年，株萍铁路工程局的医疗经费支出如下：

表结语-1：1913—1920 年株萍铁路工程局医疗经费支出表

年份	医疗经费（元）	路局员工数	人均经费（元）
1913	640	1 082	0.59
1914	430	1 160	0.37
1915	885	1 114	0.79
1916	826	1 186	0.70
1917	1 175	1 194	0.98
1918	1 022	1 230	0.83
1919	1 239	1 282	0.97
1920	1 839	1 169	1.57

资料来源：交通部、铁道部交通史编纂委员会：《交通史路政编》（第 11 册），编者印行，1935 年版，第 3 481 页，第 3 497—3 498 页。

由"表结语-1"可见，民元以来该路局医疗经费的投入基本呈增长态势，人均经费由 1914 年最低的 0.37 元，增加至 1920 年的 1.57 元，增长近 5 倍之多。但路局的经费没有保障，1921 年路局由于经济支绌，停发原来聘请的中医员月薪、代诊医院的津贴和药费，致使员工医疗就诊无门，北洋政府时期这种现象在各路是常态。20 世纪 30 年代之后，随着政局和经济形势的好转，各路医疗卫生经费基本都有保障，无论是路局的预算还是其实际支出都呈现大幅增加之势。

表结语-2：1927—1935 年各路卫生经费支出或预算一览表

年（份） 金额（元） 路局	1927	1928	1929	1930	1931	1932	1933	1934	1935
京沪沪杭甬	89 948	96 403	125 522	149 274	—	—	155 030	198 400	197 540
津　浦	135 000	140 800	142 159	146 500	—	—	205 059	213 736	—
北　宁	125 486	98 037	143 463	237 367			140 969	176 773	
正　太	22 777	24 173	29 872	43 727	—	26 238	39 772	39 800	23 162
平　绥	61 262	43 497	43 839	45 095	68 755	68 755	84 512	86 956	
陇　海	42 900	45 002	46 723	30 743	58 853	77 791	93 814	114 400	90 422
湘　鄂	2 132	2 238	4 103	5 346	10 928	10 928	8 728	21 588	10 928
广　韶	—	—	—	—	15 048	15 048	20 570	28 400	15 048
胶　济	71 054	73 265	90 388	91 847	109 639	98 643	144 914	146 784	134 308
平　汉	177 251	177 251	225 789	225 789	216 212	—	289 676	345 912	276 492
道　清	3 341	8 693	11 958	13 445			10 375	29 124	23 584
南　浔	—	—	2 615	5 454	10 090	—	6 372	7 308	7 800
潮　汕	2 396	2 332	2 103	3 162	—				
广　九	—	—	—	—			17 581	22 416	—

资料来源：《全国各路历年卫生医务经费调查表》，《铁道卫生季刊》第 1 卷第 2 期，1931 年 12 月，第 124 页；黄华平：《国民政府铁道部研究》，合肥工业大学出版社 2011 年版，第 82 页；《各路二十二年度员工数与卫生医务经费数比例表》《各路二十三年度医务卫生经费预算表》，《铁道卫生》第 7 期，1934 年 12 月；胶济铁路管理局会计处：《胶济铁路会计统计年报》（第九次），编者印行，1930 年版，第 91 页；胶济铁路管理局会计处：《胶济铁路会计统计年报》（第十次），编者印行，1931 年版，第 89 页；胶济铁路管理局会计处：《胶济铁路会计统计年报》（第十四次），编者印行，1935 年版，第 66 页；陇海铁路管理局：《陇海线铁路会计统计年报》，编者印行，1932 年版，第 49 页；平绥铁路管理局：《平绥铁路会计统计年报》（1930 年份），铁道部印行，1934 年版，第 11 页；平绥铁路管理局：《平绥铁路会计统计年报》（1931 年份），铁道部印行，1934 年版，第 11 页；正太铁路管理局：《正太铁路会计统计年报》（1932 年份），编者印行，出版年份不详，第 42 页；平汉铁路管理局：《平汉铁路会计统计年报》（1931 年份），编者印行，出版年份不详，第 34 页；南浔铁路管理局：《南浔铁路呈铁道部 1931 年份铁路会计统计年报》（1931 年份），编者印行，出版年份不详，第 14 页。

从"表结语-2"可知，20 世纪 30 年代以后，大多数路局的医疗与卫生经费支出或者预算，都比 30 年代之前有大幅增加。如果拿 1934 年（份）与 1929 年各地方路局的医疗与卫生经费相比，京沪沪杭甬路增加 158％、北宁路增加 123％、正太路增加 133％、平绥路增加 198％、陇海路增加 245％、湘鄂路增加 526％、胶济路增加 162％、平汉路增加 153％、道清路增加 245％、南浔路则增长 279％。随着铁路医疗与卫生经费投入的不断增加，铁路员工拥有的人均医疗与卫生费用也呈不断增长的趋势。

表结语-3：1930 年和 1934 年（份）国有铁路员工人均卫生经费表

项目 年份与金额等 路局	卫生经费（元）		铁路员工数		人均卫生经费（元）	
	1930	1934	1930	1934	1930	1934
京沪沪杭甬	149 274	198 400	12 712	13 889	11.74	14.28
津　浦	146 500	213 736	19 862	22 007	7.37	9.71
北　宁	237 367	176 773	16 401	17 050	14.47	10.37
正　太	43 727	39 800	2 764	2 974	15.82	13.38
平　绥	45 095	86 956	12 399	12 477	3.64	6.97
陇　海	30 743	114 400	8 065	7 725	3.81	14.81
湘　鄂	5 346	21 588	5 812	5 558	0.92	3.88
广　韶	—	28 400	3 592	3 679	—	7.72
胶　济	91 847	146 784	9 593	10 474	9.57	14.01
平　汉	225 789	345 912	19 575	24 198	11.53	14.30
道　清	13 445	29 124	2 176	2 170	6.18	13.42
南　浔	5 454	7 308	1 697	1 660	3.21	4.40
广　九	—	22 416	1664	1 733	—	12.93
平　均					8.02	10.78

资料来源：《全国各铁路医生人数与员工人数比较表》，《铁道卫生季刊》第 1 卷第 2 期，1931 年 12 月，第 125 页；铁道部总务司统计科：《中华国有铁路统计总报告》（民国二十三年份一月至六月），编者印行，出版年份不详，第 105—106 页。

从"表结语-3"的数据可知，20 世纪 30 年代，国有铁路员工占有的人均医疗与卫生费用在 8～10 元。但实际上铁路员工家属分摊了铁路医疗和卫生经费的大头，按照 30 年代我国每户家庭人口平均 5.3 人计算，1930 年和

1934 年国有铁路员工及其家属人均医疗与卫生经费仅为 1.51 元和 1.87 元，尽管这个数值很低，但与当时路外社会卫生经费投入相比并不低。例如，30 年代，我国主要城市南京、上海、北平和天津的卫生制度已基本建立，其投入的卫生经费也相对较多，且呈增加之势（见下表）。

表结语-4：1931—1936 年我国主要大城市卫生经费一览表

项目与经费 城市 \ 年份	1931			1934			1936		
	卫生经费（万元）	人口	人均经费（元）	卫生经费（万元）	人口	人均经费（元）	卫生经费（万元）	人口	人均经费（元）
南京	46.0	653 948	0.70	70.6	992 962	0.71	107.6	1 019 148	1.06
上海	35.2	1 503 922	0.23	46.3	3 396 427	0.14	44.1	3 485 998	0.13
北平	26.3	1 335 549	0.18	47.8	1 516 374	0.32	57.0	1 556 364	0.37
天津	—	1 391 721	—	47.0	1 258 827	0.37	39.4	1 292 025	0.30
汉口	—	—					14.6	841 181	0.17
青岛	7.6	—		25.7	501 542	0.51	32.1	514 769	0.62
广州	—						93.9	—	—

注：1931 年南京、上海、北平和天津人口数为 1928 年统计数，1934 年各大城市的人口为 1933 年估计数值。

资料来源：卫生部统计室：《卫生部统计室卫生统计图表》，档案号 32 793，中国第二历史档案馆馆藏，第 23 页；《全国各选举区户口统计》，《内政统计季刊》第 1 期，1936 年 10 月，第 126 页；陆汉文：《现代性与生活世界的变迁：二十世纪二三十年代中国城市居民日常生活的社会学研究》，社会科学文献出版社 2005 年版，第 86 页；叶楚伧等：《首都志》（卷六），"户口"，正中书局 1935 年版，第 500 页；南京图书馆：《二十世纪三十年代国情调查报告》（第 1 册），凤凰出版社 2012 年版，第 25—26 页。

从"表结语-4"中可知，30 年代我国主要大城市人均卫生费用是非常低的，基本都没有超过 1 元，只有 1936 年南京市的人均卫生经费达到 1.06 元。这与同期国有铁路员工所获得的医疗卫生经费相比，差距是显而易见的。卫生条件相对较好的城市尚且如此，广大落后、偏僻的农村地区其医疗卫生经费更不可能与铁路部门相比。

综上所述，30 年代中后期，中国铁路卫生事业与近代中国卫生事业发展基本同步，达到"卫生现代性"的基本要求，初步实现医学卫生的近代化。不仅如此，中国铁路卫生事业在医疗设施和卫生经费等方面，远远超过全国卫生事业发展的平均水平。

二、铁路卫生事业的基本特征

近代中国铁路卫生事业，就其卫生体系而言呈现独立性和系统性特征；从其服务对象来说具有特定性、福利性和社会性特征；从各路局的卫生事业状况来看则存在不均衡性特征。另外，它与近代西医中国化或称中国卫生近代化在发展时序上具有同步性。

（一）卫生体系的独立性和系统性

近代我国铁路卫生事业具有独立性，不是一开始就有的，而是有一个演变过程。民元之前，国有铁路卫生事业刚刚萌发，医疗机构寥寥，卫生行政体系也没有建立，铁路防疫也非铁路部门实施，例如 1910—1911 年的东北鼠疫防控即是由民政部主导，邮传部与外务部共同参与。此时，国有铁路卫生事业并不具有独立性，更无卫生体系可言。民元以后，我国铁路当局开始走上自办铁路卫生事业的道路，铁路卫生行政、医疗服务组织和卫生规制逐渐建立。在这期间，我国铁路卫生事业呈现出独立性的趋势，主要体现在两个方面，即在整个政府卫生体系和铁路系统内部均具有独立性。

在整个政府卫生体系中，铁路卫生虽是其重要的组成部分，但与其关系并不紧密，在许多方面具有独立性，且不受外部监督和制约。具体表现在两个层面：一是在卫生行政隶属关系上，铁道部至各路局卫生行政机构分别由铁道部和路局总务处管辖，路局卫生行政机构并受铁道部卫生处的具体指导，而二者与铁路系统之外的政府卫生行政体系没有直接隶属关系，也不受其业务上之指导；二是在卫生经费保障上，中国近代铁路医疗和卫生费用支出均由铁路系统完全独立自给，与政府卫生经费支出没有任何关联，这与近代国有铁路"会计独立"的财务原则直接相关。在"会计独立"原则下，铁路当局实行财务独立，不需要向国家缴纳营业收入和营业税，在一定程度上保证了卫生经费的投入。

在铁路系统内部，铁路卫生事业也呈现独立性。首先，各路局的卫生体系不相联系。例如，各路局的医院和诊疗所只负责本路员工、家眷的医疗卫生服务，各路局的卫生经费都是独立核算，互不调剂；其次，各路局都有专门的卫生行政机构和服务组织，在路局体制中保持独立。在一些规模较小的路局，卫生行政机构和服务组织往往合二为一，但并不妨碍卫生事业的办理。总体上说，卫生事业都由各路局总务处管理，下设有卫生课、公益课或者医院等，其职能与其他部门关涉不大。

当然，铁路卫生事业的独立性并非绝对，在一些方面是有交集与融合的。第一，在卫生防疫方面，铁路当局与政府之间没有完全畛域之分。之所以如此，这与传染病所产生的严重危害性直接相关。在传染病大规模爆发之际，为阻截疫病通过铁路向外传播，必须实施交通检疫，甚至是交通封锁。这就要求政府与铁路部门协调，各地方路局之间也得紧密合作。1917—1918 年的晋绥鼠疫及 1932 年的陇海铁路霍乱防控都体现了互相合作的重要性。第二，路局内部卫生事务需要多方参与。公共卫生管理需要全路的共同协作：机务、工务和车务 3 处须设卫生清洁人员，警察要承担稽查卫生的职责，其他路员则要遵守管理规章。所以，近代中国铁路卫生事业的独立性，只是相对的。

另外，近代中国铁路卫生体系还具有系统性，即在铁路系统内医疗卫生行政、医疗服务机构和医疗卫生规制一应俱全，其既能为一般铁路员工提供医疗服务，也能开展与参与传染病防控。

（二）医疗服务的特定性和福利性

近代国有铁路医疗的初衷和目的是满足铁路员工的医疗需求，属于企业办医疗性质，因此它的服务对象是特定的，即主要为铁路员工和其直系亲属。1932 年，铁道部颁布的《铁路医院及诊疗所组织规程》曾明确规定："铁路医院及诊疗所专司本路员工、警察及其家属暨乘客之治疗救护事项，并督察协助卫生事宜。"[①] 对于这些特定的服务对象而言，铁路医疗服务具有福利性。

首先，铁路当局对铁路员工实行完全的免费医疗。1937 年之前，中国铁路主管部门无论是北洋政府交通部，还是国民政府铁道部都没有从行政规制上要求各地方路局实施对铁路员工的免费医疗。但从各地方路局的具体诊疗管理制度来看，对铁路员工实施免费医疗是其普遍遵循的原则。1919 年，株萍铁路管理局与醴陵遵道会医院签订的代诊合同规定："路局员役人等并各该家属持有路局各课所长签发之凭证，于医院订定时间内诊治并当时应用药品或护伤绵（棉）布等费，概由路局每年给洋四百圆为医药费"，"凡病人住院调治膳宿医药各费由路局照例结算"，"遇有病人难于行动不得不请医生出诊醴陵及阳三石每次出诊费洋一圆，醴陵境外沿路线每次伍圆，均由路局担任结算"。而只有当铁路员工"于医院所订定时间外或未持有医证求治"或"自向医院取用药品等"时，费用才需要自理[②]。1932 年，胶济铁路管理委员会也明确规定："凡本路员役、工警、学生，门诊出诊医药、手术、住院及住院饭食等费概予免收。"[③] 1937 年以后，铁道部则明确规定，除患有花柳病和使

① 《铁路医院及诊疗所组织规程》，《铁道公报》第 302 期，1932 年 7 月 20 日，第 1 页。

② 交通部、铁道部交通史编纂委员会：《交通史路政编》（第 11 册），编者印行，1935 年版，第 3 497—3 498 页。

③ 《胶济铁路各医院及诊察所医疗规则》，《胶济铁路月刊》第 2 卷第 2 期，1932 年 2 月，"法制局颁"，第 7 页。

用 X 光等特殊情形外，铁路员工和铁路警察一律实行免费治疗①。

其次，路局员工获得免费的传染病疫苗接种和注射。在南京国民政府成立之前，由于铁路事业的落后以及医疗卫生水平传入的限制，对铁路系统员工采取的传染病预防措施并不普遍，有机会获得疫苗接种的铁路员工人数也很少。20 世纪 30 年代以后，随着路局条件改善，铁路当局开始对员工及其家属免费施种牛痘和接种疫苗。这为铁路员工尤其是对那些受贫困生活和不洁卫生习惯影响的低级铁路员役，在疫病频发的近代提供了一项重要的卫生保障。路局提供的免费疫苗注射既是一项卫生福利，也是一种救济员工的手段，其与路局提供的医疗服务是一致的。

再次，铁路员工直系亲属也获得了较好的优惠待遇。近代国有铁路医疗卫生的福利性，不仅体现于铁路员工自身，而且还照顾到了员工的直系亲属。1932 年，平汉铁路管理局规定员工直系亲属免收挂号费，每日普通药费及绷带交换费为 0.3 元，手术、注射、检验和光电治疗等费均按外诊收费章程，员司家属收 1/2，工警家属收 1/3。员工直系亲属住院与出诊则按外诊收费章程半价取费②。1933 年后，路局再次降低铁路员工直系家属的医疗费用，规定工警家属药费按原来章程 1/3 收取，员工家属等手术、注射和光电治疗等费则按外诊收费章程 1/3 收取，工警家属则按 1/5 收取，员工家属种痘一律免费③。胶济铁路管理委员会则规定，工人及其直系家属因病治疗与路局员司享受同等待遇，其家属的诊病费一律予以免收④。1937 年，铁道部在颁布的《国营铁路医院及诊疗所医药收费通则》中明文规定："员司工警之直系家属（指 55 岁以上之祖父母及本身父母及妻、子女与 18 岁之下之弟妹）除挂号及种痘与注射防疫针均得免费外，其收费办法如左：出诊费及住院费照外诊减收半价，药材费、处置费、手术费、注射费、理疗费、分娩费、检查费、验光费、X 光费、健康诊断费等，员司直系家属，均照外诊减收半价，工警直系家属减收三分之二价。"⑤

铁路当局通过免费医疗和最大限度的优惠措施，为铁路员工和其直系家属提供了一项较高的医疗保障，使铁路员工不至于因经济拮据而无力看病，

---

①　《各铁路医院暨诊疗所征收药费之办法》，《陇海铁路西段工程局两月刊》第 5—6 期合刊，1937 年 4 月 30 日，"法规"，第 6—7 页。

②　《平汉铁路各院所诊疗签假住院及收费规则》，《铁路月刊——平汉线》第 34 期，1933 年 2 月，"法制"，第 5 页。

③　《本路暂行减收员工家属医药费办法》，平汉铁路管理局总务处：《平汉铁路现行规章汇编第二次追加册编》，编者印行，1934 年 7 月版，第 403 页。

④　胶济铁路管理委员会：《胶济铁路接收七周纪要》，编者印行，1930 年 1 月版，第 22 页。

⑤　《国营铁路医院及诊疗所医药收费通则》，《铁道公报》第 1701 期，1937 年 2 月 2 日，第 1—2 页。

员工也不会因病而致家庭陷入穷困。特别是对于那些收入较低的铁路员工而言，这是一项不可或缺的福利。

（三）医疗卫生事业体现社会性

近代中国铁路医疗卫生事业具有社会性特点，体现在两个方面：一是它的医疗卫生服务对象不仅限于铁路员工自身，还面向路外人士，承担了一定的社会责任；二是它的医疗卫生服务融入了社会性，进行了社会医学实践。

第一，医疗服务面向路外人士，体现了社会责任。早期铁路医疗服务资源非常有限，其服务对象仅限于那些正式的铁路职员，而数量庞大的铁路低级职员和铁路劳工是得不到这项福利的。民元以后，随着西医学的大规模引入，以及现代医学与民族、国家的兴亡关系的进一步阐发，铁路医疗服务的对象有所扩大，不仅是铁路正式职员，而且也包括铁路普通员工、家眷、铁路旅客及社会人士。京汉铁路管理局在试办铁路医院时，就秉承着"除疗治本路员役、乘客、行人伤疾外，兼治局外人员，以期裨益地方，并于（交通）部员及他路人员特别优待"[1] 的宗旨，在《京汉铁路医院试办章程》中规定，铁路医院以"疗救本路员役、乘客、行人因事受伤暨诊治疾病为职任"，并"为便利社会裨益地方起见，凡一切外人均可照章缴费就诊"[2]。1932 年，平汉铁路管理局还就路外人士前来就诊与住院制定了《各医院诊疗所外诊收费章程》。京绥管理局在创办铁路医院之初也允许路外人员前来就诊。至 20世纪 30 年代中期，各路局均制定了有关路外人员的诊疗规则。这表明近代中国铁路医疗机构不仅仅把医疗服务提供给本路员工，而且把这项服务看作是一项社会责任，给路外人士提供了一定的医疗资源。当然，这种医疗资源是非常有限的。

第二，铁路当局开展社会医学实践。社会医学主要研究社会因素和人群健康之间的相互作用及其规律、社会卫生状况及其变动规律，以及改善社会卫生状况、提高人群健康水平的社会卫生措施[3]。其实际是把疾病和诊疗不仅当作一种封闭的医疗技术实践，而且当作周边社会环境造成的结果，强调将人群健康与社会因素联系起来，通过开展社会服务的形式将各类疾病与防病知识传递给人群，或者通过改善社会环境等以达防病与医疗的有效性。我国最早在 20 世纪初即开始有了社会医学的传播，1926 年成为京沪沪杭甬铁路上

---

① 中国第二历史档案馆：《北洋政府档案·交通部》（第 86 册），中国档案出版社 2010 年版，第4—5 页。

② 交通部、铁道部交通史编纂委员会：《交通史路政编》（第 8 册），编者印行，1935 年版，第1 010页。

③ 何廷尉：《社会医学》，四川科学技术出版社 1989 年版，第 1 页。

海医院医生的高维在《中华医学杂志》上发文，主张我国的卫生事业亟宜从社会医学入手，"先之以宣传公共卫生，次之为发展防范机构之组织"①，使国家有卫生部专任其责，学校有社会卫生课程之开设，医院有社会医学部门向病人宣传预防与护理的知识。20世纪30年代以后，构建与推广社会医学成为许多医药界人士的共识与努力方向。

　　铁路当局在推行西医模式的医疗与防疫过程中曾遭遇尴尬，即铁路员工及其家属并非都乐于接受西医，甚至予以排斥，主要原因是西医院的封闭式和陌生化管理与我国传统治疗比较注意亲情化氛围的管理方式具有相当距离。为破除铁路员工对西医制度的不信任，部分路局开展了社会医学实践，密切与铁路员工的关系，深入其生活及社会环境之中，宣传公共卫生。其中，京沪沪杭甬路局的工作最为典型，成绩最为显著。从1933—1937年，路局卫生课通过编印卫生刊物、开办急救训练、进行职工卫生测验、举办卫生运动大会和增设公共卫生护士等措施，增加铁路员工对卫生知识的了解与理解。除京沪沪杭甬路局外，平汉路局也有相似的举措。不过，这种带有社会性特征的医疗实践，规模很小，效果也没有放大。但正所谓"不积跬步，无以至千里"，这些尝试性工作加强了预防医学、公共卫生和城乡社会卫生的有机联系，促进了近代中国卫生事业向"现代性"的转型。

　　（四）各路卫生事业存在差异性

　　近代中国铁路卫生事业在各地方路局中的发展参差不齐，存在差异。一是各路局之间的卫生体系存在差异，京沪沪杭甬、平汉、津浦、北宁和胶济等路的卫生体系比较健全，卫生行政、医疗服务组织和卫生管理规制等普遍建立，而正太、道清、南浔、湘鄂、粤汉铁路南段和广九等路，则相对简单，卫生体系不够完备，要么没有建立专门的卫生行政机构，要么就是没有自办的铁路医院。二是各路局在医疗设施和卫生经费方面也存在差别，下表是各路的每万人病床数、每万人医护人员数和员工人均卫生经费对比表。

表结语-5：1934—1935年各路卫生情况比较一览表

对比项 路　名	每万人病床数 （1935年）	每万人医护数 （1935年）	人均卫生经费 （1934年）（单位：元）
京沪沪杭甬	89.99	53.00	14.28
津浦铁路	36.35	43.62	9.71

① 高维：《社会医学》，《中华医学杂志》（上海）第6期，1926年6月，第563—568页。

（续表）

路 名＼对比项	每万人病床数（1935 年）	每万人医护数（1935 年）	人均卫生经费（1934 年）（单位：元）
北宁铁路	73.31	60.41	10.37
正太铁路	100.87	36.99	13.38
平绥铁路	55.30	48.88	6.97
陇海铁路	94.50	44.00	14.81
湘鄂铁路	—	5.39	3.88
广韶铁路	—	19.02	7.72
胶济铁路	51.56	64.00	14.01
平汉铁路	68.60	33.60	14.30
道清铁路	119.48	55.29	13.42
南浔铁路	—	18.07	4.40
广九铁路	—	46.16	12.93
平　均	76.66	40.65	10.78

说明：本表是综合各项统计数据计算而来。

数据来源：本书"表 2-3：主要国有铁路医务卫生情况一览表"；铁道部总务司统计科：《中华国有铁路统计总报告》（民国二十三年份一月至六月），编者印行，出版年份不详，第 105—106 页。

从"表结语-5"数据可知，20 世纪 30 年代国有各路局的医疗设施中，每万人病床数平均为 76.66 张，在平均数之上的有京沪沪杭甬、正太、陇海和道清 4 路局，其他则低于或者根本没有病床。排除湘鄂、广韶、南浔和广九 4 路没有病床外，每万人病床数最低者则是津浦铁路，仅为 36 张。它与每万人病床数最高的道清铁路相比，只相当于其 1/3。每万人医护数平均为 40.65 名，高于平均数的为京沪沪杭甬、北宁、平绥、胶济、道清和广九等路局，最低者为湘鄂铁路，仅为 5.39 名，每万人医护数最多的胶济铁路与湘鄂铁路相比，是其 12.8 倍。另外，各路局员工的人均拥有卫生经费也存在差别，1934 年各路员工平均拥有卫生经费为 10.78 元，高于平均数的有京沪沪杭甬、北宁、正太、陇海、胶济、平汉和道清等路；最高者陇海路为 14.81元，最低者湘鄂铁路仅为 1.93 元，两者相比，陇海铁路人均拥有卫生经费是湘鄂铁路的 7.67 倍。总体上比较而言，地方路局中的胶济、道清、陇海、京沪沪杭甬、平汉、北宁和正太等路卫生事业发展水平明显高于平绥、南浔、津浦、广九、广韶和湘鄂等路局。

国有铁路卫生事业之所以存在这样差异，主要原因有两个方面：一方面是由于近代铁路当局没有实行财务统筹，各路局的卫生事业经费均由各路预算投入。这样经济效益较好的路局其卫生经费预算和实际支出都会有保障，反之经济效益差的铁路局则没有更多经费投入卫生事业发展当中，这就直接造成路局之间卫生事业的差距。另一方面则是与路局管理层及路局卫生管理人员对卫生重要性认识有关。典型的例子就是京沪沪杭甬铁路在 1932 年以后，路局卫生事业发展迅速，其主要原因是该路卫生课长黄子方对卫生事业非常重视，实施诸多积极有效的措施。

（五）与西医中国化具有同步性

由前文所述铁路"卫生现代性"问题可知，近代中国铁路卫生事业不仅是西医中国化的一个组成部分，而且在时序上还与西医中国化具有同步性。

西医中国化是近代西方科技文明冲击中国后的结果。它指的是西方医学知识与其相关制度传入中国落地生根，为中国传统医学界、知识界和广大民众所认可和认同的一个过程。它起步于晚清末期的 19 世纪，至 20 世纪 30 年代初步实现。而近代中国铁路卫生事业的萌发、演进和初成体系也是在这一时期，因此从时序上说，近代中国铁路卫生事业与西医中国化具有同步性。需要说明的是，铁路卫生事业虽与西医中国化同步，且前者是后者的组成部分，但前者与后者相比，其在西医中国化的方式上有所差别，即铁路当局的方式为直接照抄照搬。因为，中国近代铁路本来就源自西方，其自身并没有受到多少中国传统医学的影响，从铁路卫生事业萌发之初即以西方医学为范本。故而，中国近代铁路现代性卫生制度的发展，很少有阻力，当然铁路职工固有的医学认识会对西方医学在铁路系统的传播产生些许的阻碍。

三、铁路卫生事业的积极作用

近代中国铁路卫生事业的建立与发展，具有多重积极作用：一是路局通过医疗设施的增添与扩充、卫生防疫水平的提升，既促进了铁路员工身体健康，也为社会医疗和防疫做出贡献；二是医疗和卫生水平的提高，有力地推动了铁路建设和运输；三是铁路卫生事业的发展，既源于近代西方医学中国化大潮，同时也加速了西方医学中国化的进程，促进了中国传统医学向现代转型。

（一）促进铁路员工身体健康

近代中国铁路卫生事业的发展，最直接的受益者是铁路员工及其直系亲属。铁路当局通过建立铁路医院和诊疗所、增添和扩充医疗设施、聘用专业医生，以及提升卫生防疫水平，促进了铁路员役及其直系亲属的身体健康。明显的例证是路局员役请病假的天数和人数有了向好的变化。

表结语-6：1933—1935 年京沪沪杭甬路局员工病假天数表

	病假日数			与往年病假日数比较		
	1933 年	1934 年	1935 年	1934 年比 1933 年	1935 年比 1934 年	1935 年比 1933 年
员司	21 573	10 555	9 080	减 11 198	减 1 475	减 12 673
工警	70 230	39 534	32 729	减 30 696	减 6 805	减 37 501
总计	91 983	50 089	41 809	减 41 894	减 8 280	减 50 174

资料来源：黄子方：《京沪沪杭甬铁路二十四年份医务卫生工作概述》，《公共卫生月刊》第 2 卷第 6 期，1936 年 12 月 1 日，第 487 页。

从"表结语-6"数据统计可知，1933—1935 年，京沪沪杭甬路局员役工警请病假的天数呈逐年下降趋势，1934 年铁路员役工警请病假天数比 1933 年减少 41 894 日，1935 年比 1933 年则更减少了 50 174 日，下降率达 54.5％。京沪沪杭甬路局铁路员役工警请病假日数的巨幅下降，如路局卫生课长黄子方所言，一方面是路局制定了严格的病假措施，扼制了滥给病假的情况；另一方面"当系医疗技术改进及厉行预防工作之结果"[①]。同样，20 世纪 30 年代在平汉路和胶济路，员役请病假的人数和天数也呈下降态势。1934 年之前，平汉路局员工因患病请病假日数颇多，对铁路的正常运营产生了不利影响。1934 年，全路请病假人数为 34 616 人，请假日数为 121 335 天，但到 1935 年全路请病假人数降到 25 654，请假日数也降为 75 877 天，比 1934 年分别下降 35％和 61％[②]。在胶济铁路，1935 年全路请假人数为 11 908 人，请假日数为 64 385 天[③]；1936 年全路请假人数和请假日数分别下降为 11 800 人和 61 888天[④]。

铁路员工及其直系家属诊病率的上升也是铁路员工身体健康得以改善的反映。早先铁路员工及其亲属，因对铁路医院或者诊疗所的诊疗模式心存芥

---

① 黄子方：《京沪沪杭甬铁路二十三年份医务卫生工作概述》，《中华医学杂志》（上海）第 21 卷第 8 期，1935 年，第 916 页。

② 张学诚：《平汉铁路二十三年份及二十四年份医务卫生工作概述》，《铁路月刊——平汉线》第 78 期，1936 年 10 月，"论著"，附表十、十一。

③ 《本路二十四年份各院所医务工作统计表》，胶济铁路管理委员会：《胶济铁路接收十三周纪要》，编者印行，1936 年 1 月版。

④ 《二十五年份各院所医务工作统计表》，胶济铁路管理委员会：《胶济铁路接收十四周纪要》，编者印行，1937 年 1 月版。

蒂，即使生病也不愿前往就诊，这不利于铁路员工身心健康。在京沪沪杭甬铁路管理局，1930—1932年的3年间，各诊疗所门诊的员工家属看病人数占总人数的比例，平均仅为11.7%。1933年以后，路局通过"改善医务设备，聘请富有学识经验之医师后，员工对于铁路医师，渐增信仰，家属之诊病者，大见增加"，1934年已增至22.5%，1935年则又增至28.2%[①]。1932—1936年，胶济铁路管理委员会的医院和诊疗所员工家属门诊人数占总人数的比例也有不同程度的提高，从1932年的31.75%上升到1934年后的近40%。

表结语-7：1932—1936年胶济铁路员工家属门诊诊病率表

年份 类别	1932	1933	1934	1935	1936
员工家属门诊人次	31 378	47 191	63 058	60 041	61 825
门诊总人次	98 826	132 627	151 165	150 442	154 641
员工家属人次占门诊总人次	31.75%	35.58%	41.71%	39.90%	39.98%

资料来源：《胶济铁路自办各院所诊病人数统计表》，胶济铁路管理委员会：《胶济铁路接收十周纪要》，编者印行，1933年1月版；《胶济铁路二十二年全年医务工作报告表》，胶济铁路管理委员会：《胶济铁路接收十一周纪要》，编者印行，1934年1月版；《二十三年份本路各院所医务工作统计表》，胶济铁路管理委员会：《胶济铁路接收十二周纪要》，编者印行，1935年1月版；《本路二十四年份各院所医务工作统计表》，胶济铁路管理委员会：《胶济铁路接收十三周纪要》，编者印行，1936年1月版；《二十五年份各院所医务工作统计表》，胶济铁路管理委员会：《胶济铁路接收十四周纪要》，编者印行，1937年1月版。

另外，铁路卫生事业的发展，也为社会医疗和卫生防疫做出了贡献：一是铁路当局利用有限资源接诊路外人士；二是铁路当局与各级政府协作开展传染病防控，积极组织和举办以宣传公共卫生知识为主旨的卫生运动大会及夏令卫生运动周等活动。

（二）推动铁路建设与运输

铁路卫生事业的建立与发展，其落脚点就是保障铁路建设和其正常运营，从而促进了铁路事业的向前发展。这可以从两个方面来说明。

一是铁路卫生的建立与发展，有利于铁路建设的推进。铁路建设需要大量劳动力，这些劳动力如果没有适当的医疗与卫生保障，长时间在恶劣环境下工作，容易滋生传染性疾病，致使筑路员工染疫。严重者会因缺医少药、

---

① 黄子方：《京沪沪杭甬铁路二十四年份医务卫生工作概述》，《公共卫生月刊》第2卷第6期，1936年12月1日，第489页。

得不到及时救治而身亡，最终也会影响铁路建设的进程。清末民初，这种因疾病困扰铁路修筑的事情经常出现。20 世纪 30 年代以后，铁路当局在筑路过程中，加强了铁路卫生方面的工作。

1933 年秋，国民政府铁道部开始恢复修建长达 400 余公里的粤汉铁路株韶段。工程由南北双向同时施工，动用了大量劳工，最多时每天达 18 万之多，其中绝大部分是北方包工来的工人。这些工人是北方人，一方面对于当地自然环境不适应，另一方面工人的工作环境恶劣及其卫生知识极其缺乏，正如路局在一份报告中指出的，株韶段所经区域"跨越湘粤两省，而在省界一带山岭重叠，地极荒僻，昔时目为瘴疠之区，人迹罕至，本局员工沿线工作，露天任务，饮食起居，殊感困难，加以各包工所募集之工人，多至数万，此辈对于卫生知识至鲜，得病既易，传播亦速"①。这就导致了株韶段修筑过程中患病染疾的员工比较多，影响路工建设。为使员工"咸臻健康，安心职责，工作效率得以增进"，路局遂于各工程段分处设立诊疗所，至 1934 年年底共有衡阳、乐昌、泗公坑、涤口、耒阳和白石渡等 6 处②。囿于经费缺乏，工程局所建诊疗所因陋就简，暂租赁民房，或建筑平房数间，只有衡阳诊疗所略具规模，已有化验室、药库、药局、候诊室、外科诊室、内科诊室、眼目咽喉诊室、手术室和少量病房及病床③。诊疗所的医疗器械也比较简单，只有衡阳和坪石两处有高倍显微镜各 1 具和新式高压蒸汽消毒器 1 具。尽管卫生设施很差，但卫生人员坚持开展工作，1933 年度为员工及其眷属诊病达 7 129 人次，初诊 2 742 人次，复诊 4 386 人次；1934 年度则初诊 6 680 人次，复诊 9 825 人次，共诊病达 16 505 人次④。同时，路局为防止疟疾和痢疾这两种传染病对劳工的侵袭，采取了相应的预防措施。例如，禁止铁路工人随地便溺、改良食水、保持住所附近清洁、饬令路工准备蚊帐、举办卫生运动大会、编印卫生防疫手册和传单、举行公共卫生演讲、为员工及其眷属施种牛痘、注射霍乱与伤寒疫苗等，还聘请湖南湘雅医学院公共卫生科主任刘南山博士，前来该路调查，实地研究，并订定"本路防疫实施要点"，主要包括防蚊办

① 《株韶段之卫生与防疫》，粤汉铁路株韶段工程局：《粤汉铁路株韶段通车纪念刊·工作纪要》，湘鄂印刷公司 1936 年版，第 54 页。
② 《一年来之卫生》，粤汉铁路株韶段工程局：《粤汉铁路株韶段工程年刊》，编者印行，1934 年版，第 144 页。
③ 《株韶段三年来工务述要》，粤汉铁路株韶段工程局：《粤汉铁路株韶段通车纪念刊·工作纪要》，湘鄂印刷公司 1936 年版，第 24 页。
④ 《株韶段之卫生与防疫》，粤汉铁路株韶段工程局：《粤汉铁路株韶段通车纪念刊·工作纪要》，湘鄂印刷公司 1936 年版，第 53 页。

法、防病办法和医务改进等内容①。该办法施行后，"该段工人是年患疟痢者即大为减少"②。从 1933 年开工以来，截至 1936 年 5 月底，全线未发生过大的流行疫病，罹疾及遇险而死亡的职员 11 人、工人 32 人、包工工人 3 373 人，共计 3 416 人③。虽然包工工人死亡较多，但其中有相当一部分是施工原因造成的。因此，铁路的修筑没有受到影响，工程按预期目标提前完工。

　　抗战期间滇缅铁路的修建也遇到疾病困扰。在澜沧江以西的临沧地区，包括云县、孟定和耿马等 6 个县均是瘴疠严重流行地区，铁路工程技术人员和近 30 万的民工时刻受到疟疾的威胁，许多人染疾而亡。为了解决这个问题，滇缅铁路督办公署督办曾养甫给各地大医院专家写信，请求他们到滇缅重疟区工作。很多医疗工作者，怀抱着报国之心从四方八面来到临沧地区，在云县、孟定等地建立抗疟所，各工程段也都建立了医务所。同时，由中美专家联合组成的抗疟团沿途视察滇西全线，要求各总段加设医院病床，对民工原来住宿的低矮潮湿工棚进行改进，每个工棚内设 4～6 张长形大床，每床睡 10 个人，竹床离地 1 米左右以避潮湿，4 张大床的中间挖 1 个大火炕，以驱除蚊虫和山间深夜的寒气④。工程处采取这些卫生方面的工作后，尽管感染

---

① 防蚊办法：工人住棚之地点，应由卫生人员代为选择地面高燥、空气易于流动之处。洼地之侧，为蚊虫寄生之渊薮，不宜居住。洼地死水，为孑孓滋生之处，如水量不多，可设法使之干涸；水量过多时，可酌量情形，于水面洒泼煤油以阻孑孓呼吸。无益之蔓草，可令工人完全铲除，并以割下蔓草，作为工棚燃料，如蔓草面积过广，在秋季必不得已时，即使以火燎原，亦无不可。工棚内于可能范围内，应为工人设法购备蚊帐。工程处职员住宅及办公室应装置纱门纱窗，以杜蚊蝇并须切实执行出入关门之习惯。防病办法：甲、对于疟疾之预防，应令各段员司及工人常服金鸡纳丸，以增抵抗疟疾之体力，工友之患疟疾者，宜常血液检验，借以明了病原，凡患疟疾者，应由专门医师，切实治疗，勿令其迁延不治，或乱服草药，以免传播。乙、对于其他肠胃病之预防，首应注意饮水之卫生，水源之取于池塘河井者，最好事先加以检验，水质不洁时，应另觅水源，加以明矾、漂白粉等等之沉淀消毒。严禁工人饮喝生水，蝇类繁殖时，应设法消灭，对于病者之排泄物，严禁随意倒弃，应以石灰消毒后倾弃于指定之处，以防病菌传播。丙、对于员工保健方面，各职员工友，每年须全部身体检验一次，以便知其体格之强弱，疾病之有无，此项检验纪录，并须长久保存。各职员及家属，应每 2 年注射防疫 1 次，每 3 年种痘 1 次，各病之传染及预防方法，应随时尽量宣传，使员工完了了解，且督促其实行预防方法，各段工程办事处，宜指派负责人员管理厨房及厕所之清洁卫生。医务改进要点：各段应择地点适中，工人荟聚处所，多设诊疗所；任用医师护士，以富有宣传能力及具有寄生虫学识者为最宜；诊疗所内设备，不可过于简陋，每所应备有简单之化验器具全副，以为验血、粪、痰、尿之用；局方对于包工工人疾病应存休戚相关之念，处处为工友图谋卫生保健，并于可能范围内，尽量代为诊疗疾病；包工负责者对于工人设备上之不合卫生者，局方应随时责令改良；工人棚户驻扎地点，应由医师指定合于卫生之处；其他治疗疟疾方法及程序，宜完全依照最新治疗疟疾要点，切实办理。参见《本路防疫实施要点》，《粤汉铁路株韶段工程月刊》第 2 卷第 11 期，1934 年 11 月，第 35—36 页。

② 《株韶段之卫生与防疫》，粤汉铁路株韶段工程局：《粤汉铁路株韶段通车纪念刊·工作纪要》，湘鄂印刷公司 1936 年版，第 54 页。

③ 金士宣、徐文述：《中国铁路发展史（1876—1949）》，中国铁道出版社 1986 年版，第 386 页。

④ 彭荆风：《滇缅铁路祭》（修订版），云南人民出版社 2005 年版，第 132 页。

疟疾死亡人数还是比较多，但与之前相比有所下降，这对于推动路工的建设做出了贡献。另外，抗战期间湘桂和黔桂两路的修筑过程也表明，铁路卫生事业的发展，有利于铁路工程的建设。

当然，中国近代铁路修筑过程中许多铁路工程人员和普通劳工付出了生命的代价。这是当时中国卫生状况和筑路环境共同造成的。铁路当局所提供的卫生服务，并不能从根本上解决铁路员工的医疗与卫生需求，其效果是有限的。

二是铁路卫生事业的建立与发展，保障了铁路的正常运营。铁路运营与铁路卫生之间的关系密不可分，铁路员工的卫生、铁路公共场所的卫生与防疫，以及铁路旅客和货商的卫生保障都会对铁路运营产生重要影响。

第一，铁路运营需要大量员工，这些员工身体健康将有利于提高其工作效率，既保障铁路运营，又提升铁路效益。道清铁路医院院长张葆成曾这样表述："我以为路员不害病，不仅路员个人可以得着康健的幸福，就是国有的铁路方面，也得着无形的利益，不宁惟是，并且我们国家也获得了无形中的生产。"[①] 京沪沪杭甬铁路管理局卫生课长黄子方则算了一笔账，在京沪沪杭甬铁路，1934年全路员工请病假的天数比1933年减少41 894日，若以全年员工薪水的平均水平折算，一年中路局所节省钱数在7万元以上[②]。

第二，改善铁路公共卫生环境，营造相对卫生的运营环境，可以提高铁路在民众中的良好影响，增加铁路旅客与货物的运输量，从而促进铁路运营及效益提升。

铁路旅客运输，不仅仅是将旅客安全送到目的地，还要使旅客在路途中感觉到舒适，这就涉及铁路卫生问题。如果一路之上，铁路车站及车厢到处都污垢不堪、空气污浊、饮水与食品不卫生，不仅影响旅客的身心健康，也使旅行变得郁闷与乏味。同样道理，货商也不愿意将容易受卫生环境影响的货物交由铁路部门来承运。

第三，开展铁路卫生防疫，控制传染病传播，减少了疫情对铁路行业的冲击。铁路沿线或附近一旦有传染病疫情出现，如果不及时开展铁路卫生防疫工作，疫病势必会通过铁路快速向外传播。因此，在疫病暴发之际为阻截疫病的传播，政府往往会命令铁路部门中断铁路运输，以达到控制传染病扩散的目的。尽管这一做法对于控制疫病的扩散具有明显的成效，但给铁路行

---

① 张葆成：《铁道卫生之重要及其设施》，《铁道卫生季刊》第1卷第3期，1932年3月，第38页。

② 黄子方：《京沪沪杭甬铁路最近医务卫生状况》，《医药评论》第7卷第6期（总第126期），1935年6月15日，第25页。

业带来的冲击也非常大。一方面，铁路断绝造成出行不便，也使大批劳工生计困难；另一方面，铁路断绝对路局运输效益带来巨大影响。1910—1911年东北鼠疫期间，仅京奉路因停开列车，就损耗银约600万两[①]。

为此，民元以后铁路当局就非常重视铁路卫生防疫工作，逐渐建立起铁路卫生防疫体系，尽量减少列车停运。例如，1917—1918年，肆虐的晋绥鼠疫最终并没有使正太和京汉两路全线停运，只是在一些小的车站停售客票，货物运输基本正常，两路运营损失不是很大。20世纪30年代以后，铁路因疫病停运列车的情况则更少，即使在陇海铁路霍乱最严重的时候，路局对是否中断铁路交通也非常谨慎，在加强霍乱检疫和实施隔离的基础上，对重点区域实施临时停运。1946年初夏，宁、沪、汉铁路线附近发生霍乱，波及南京和上海等地，京沪线路局在南京下关设置检疫站，实施检疫、消毒[②]，疫情没有扩大，铁路运输照常运营。

由此可见，铁路卫生是保障铁路事业向前发展的一项基本附属事业。它的发展对于铁路事业的发展具有不可或缺的作用。当然，铁路事业的发展也会对铁路卫生的发展产生积极影响，没有铁路事业整体的发展，铁路卫生事业也会因缺乏相应的经费投入而停滞。因此，铁路卫生事业与铁路事业两者之间存在某种依存的关系，不可偏废。

（三）加速西方医学中国化的进程

近代我国铁路卫生事业的萌发与建立，源于西方医学中国化影响下的全盘移植。同时，它也加速了西方医学中国化的进程，促进了中国近代传统医学向现代的转变。

第一，铁路当局早期延聘西医，起到示范效应。在早期或很长一段时间，受外国资本集团掌控的铁路当局纷纷聘请外籍医师提供医疗救治。例如，在京汉铁路修筑期间，曾有法国医师设立诊所主持医务工作，后来法国人梅尼继续负责诊疗所工作。该路运营后，全路医疗由法国医院负责代为诊疗[③]；沪宁铁路筑路期间，由洋总管负责医务工作，聘请外籍医员担任总医官，这种情况一直持续到1929年8月英国人关德烈辞去总医官才结束[④]。而正太铁路

---

① 《防疫经费拟加入预算》，《盛京时报》宣统三年二月十八日（1911年3月18日），第2版。

② 南京市卫生志编纂委员会：《南京卫生志》，方志出版社1996年版，第146页。

③ 《北京铁路局志》编纂委员会：《北京铁路局志》（下册），中国铁道出版社1995年版，第1190页。

④ 《京沪沪杭甬两路医务沿革概略》，《铁道卫生季刊》第1卷2期，1931年12月，第82页。

在 1933 年被铁道部接收之前，医务工作均由法国人勃来司主持①。除上述 3 路外，胶济、陇海、平汉、津浦和北宁等路也是如此。外籍医师的医务工作自然是按照西医模式来进行，其服务对象主要为路局的外籍员工和为数不多的中国职员。即便如此，西医的有效性在得到部分铁路员工的认可后，得以迅速地扩展。那些一开始就聘用外籍医师的铁路，后来都按照西医模式构建起铁路医疗与卫生体系，尽管也有聘用中医的，但只是极少数。即使在中国人自办的铁路，比如京绥铁路，最初聘请过 1 名中医负责卫生工作，不久便改设铁路医院延请西医，1910 年中医被裁撤②。

第二，铁路当局的卫生宣传，促进民众对西医的理解。现代医学要被人们所接受，则必须让国人感觉到有效，这是其一；其二，则要进行卫生知识宣传，这既有利于受众提高防病的能力，也会促进现代医学知识在人们大脑中的构建及被认同。

从 20 世纪 30 年代开始，铁路当局即开展了大规模的卫生知识宣传，举办了卫生知识测验和卫生展览，编印了卫生宣传手册与传单，召开了卫生运动大会，实施了铁路员工体格检查，设立了公共卫生护士，深入铁路员工生活的地区或家庭，开展卫生访谈、演讲及调查。铁路当局的卫生宣传针对的是铁路员工，但受众却不只限于铁路员工，众多往来于铁路的旅客及铁路沿线的社会民众也从中受到卫生知识的熏陶，增强了其对公共卫生重要性的认识，在潜移默化中影响其卫生意识与行动。铁路员工、旅客及铁路沿线的民众联系着千千万万的国人，他们会把获得的卫生知识相沿不断地传播下去。因此，铁路当局的卫生知识宣传是社会卫生宣传的重要组成部分，为近代中国开展公共卫生工作做出了贡献。

第三，近代中国铁路卫生体系的构建，其本身即是西医中国化的重要组成部分。首先，铁路当局按照西方医学模式设立的铁路医院，都有独立的医务行政，都实行分科诊疗，在规模小的医院或诊疗所分科较为粗糙，而在像京沪沪杭甬铁路上海医院、平汉铁路汉口医院及北宁铁路天津医院一样的大医院则分科较为细化，强调病人在医院住院或门诊完成整个治疗过程，并制定关于门诊与住院的相关规范，西医的输液、手术及各类器械应用也司空见惯。部分铁路医院还设立了妇孺科（即妇产科），开展妇幼保健工作。1934 年北宁铁路各医院共接待 1 207 人次妇女前来就诊③，京沪沪

---

① 正太铁路接收周年纪念刊编纂委员会：《正太铁路接收周年纪念刊》，北平和济印书局 1934 年版，第 51 页。

② 《全国铁路医务沿革史》，《铁道卫生季刊》第 1 卷第 1 期，1931 年 8 月，第 47 页。

③ 铁道部秘书厅：《铁道年鉴》（第 3 卷），商务印书馆 1936 年版，第 1 106 页。

杭甬铁路管理局公共卫生护士则提供产前检查、产前卫生、产后卫生和产后护理等医疗服务。

铁路医院通过医疗器械给予患者准确的诊断、有效的药品或者手术治疗，其显著成效促进了西医学在中国的传播。而铁路医院大多数医护人员良好的医德，也给病人留下美好的印象，并通过病人及其家属的宣传增进了民众对西方医学和医院模式的理解与接受。京沪沪杭甬铁路上海医院在这方面的表现最为突出，曾多次受到患者称赞。例如，铁路员工李光勋因腿伤住院，出院后他认为京沪沪杭甬铁路上海医院的管理和服务精神值得学习："（上海医院）内部的管理严密，暨看护方面的勤劳和蔼，大可赞美。譬如早粥后有一顿豆腐浆的点心，是有位护士自行制浆在工作时间以外亲自磨糊，费豆不及半升，而嘉惠二三十个病人。又碗筷洗过之后，再于饭前亲自监视工役用开水烫过一遍，差不多每餐如此。这种自动和有恒的精神，真可作服务的模范。"① 铁路员工顾志仁的妻子因病求治于京沪沪杭甬铁路上海医院，住院后未几日伤好。顾志仁的感触颇多，还写了篇文章刊发在《京沪沪杭甬铁路日刊》上。在文章中，他强调人们要注意卫生："为铁路服务的人员，每日有应办各事，家属如有疾病发生，身心俱为不安，每致影响公务。如此症的起因，仅为一小泡，毒菌侵入，几致酿成重大危险。所以平日对于起居饮食，不论自己或家属应极力注意卫生，使家庭、集团内常保持健康状态。医学常识，尤不可缺乏，否则遇有急性疾病，延医不及，易致手足无措。"他对该院医生骆传荣的医德赞赏有加："两路医院骆传荣院长虽在休息日，闻讯后，牺牲吃饭时间（诊时已在十二时）立往诊所，诊视病人，此种为他人利益的服务道德，确实值得敬仰。"② 1937 年，铁路员工李企胡因患疟疾曾就诊于京沪沪杭甬铁路上海医院，他不仅对医院医疗环境和医护人员良好的医德感受深刻，也对西医治疗技术表示认同，并批判中国传统医学不明白疟疾病因，结果"贻误病人，莫此为甚。其或迁延因循，致成贫血症，因而不起者，比比皆是也。我们千百年来此种医药上错误之传统观念，一唱百和，牢不可破"③。

铁路医院外在良好的形象也给人留下非常深刻的印象，时人陈济龚在游逛镇江铁路医院后有如下一段描写："那医院（指镇江铁路医院）是建筑在云

---

①　李光勋：《我们的两路上海医院》，《京沪沪杭甬铁路日刊》第 944 号，1934 年 4 月 9 日，第 53 页。

②　顾志仁：《同人应认识本路上海医院》，《京沪沪杭甬铁路日刊》第 948 号，1934 年 4 月 13 日，第 87—88 页。

③　李企胡：《卧病上海铁路医院杂记》，《京沪沪杭甬铁路日刊》第 1 864 号，1937 年 4 月 13 日，第 83—84 页。

台山的半山腰里，丛树繁卉，环绕在病房的四周，加以空气清新、尘灰稀少，真可说是一个最适宜于调养疾病的所在……三等病房，是在头、二等病房的对面，是一间布置整洁，光线充足的大房间，那乳白色的灯罩，发出柔美的光线，映在四面涂有乳油色漆的墙壁。那样调和的色彩，是使病人精神上感着一种静穆的快慰。紧靠在房间的南头，是一间候诊室和手术室，银光灯不时发出辉耀的光芒，使病者一个个除去沉疴，而走向健康的路，那是值得歌颂的。病人的食品，是按着他所患的病症而支配的，大概都是清净而富有维他命的东西，加之院中所备雪白色被褥和襟衣裤，真可刺激人们养成卫生的习惯。"①

铁路医院的技术和制度优势，逐渐产生了巨大的吸引力，让越来越多的铁路员工、家属及路外人士开始信任西医诊疗模式。正如胶济铁路管理委员会公益课课长于圣培所言："现在（1935年）一般员工对于西医之信心较佳，故来院所医病者逐年增加。"②

其次，铁路系统公共卫生和防疫制度的建立推动了西医中国化。近代西方医学在中国的确立更多地应归于公共卫生事业的引入和创立，尤其是西医在传染病防治方面的立竿见影效果影响深远，铁路当局在这个方面扮演着重要角色。早在1910—1911年东北鼠疫防控期间，铁路方面即采取交通管制，对过往旅客实施检疫与隔离措施，并制定防疫章程和检疫办法等，成功防止了疫情的蔓延。这不仅推动了近代我国铁路公共卫生制度的萌发，也有助于近代卫生观念和卫生制度的传播与引入。北洋政府时期，我国铁路事业处于艰难困境，公共卫生也无多少进步，唯一的亮点即是《火车检疫规则》的颁布。

20世纪30年代，国有铁路公共卫生和防疫制度得到较快发展，初步形成了一套体系。铁道部卫生科、各路局卫生课或同等机构、卫生稽查及公共卫生护士等的设立，铁路空间的环境卫生、食品与饮用水卫生、疾病预防和卫生教育等规制相继制定，特别是1932年铁道部颁布的《铁路防疫章程》则使铁路系统内的传染病防疫制度趋于统一和规范。这对于铁路本身的益处自不必言，由它产生的实际效应也从铁路空间延伸到了社会。一是铁路系统对传染病的防控十分有效，扼制了疫病蔓延。例如，1931—1932年，长江流域因大洪水而引发霍乱疫情，平汉路局一方面加强铁路系统内的疫病防控，另一

---

① 陈济龚：《镇江铁路医院访问记》，《京沪沪杭甬铁路日刊》第1 266号，1935年4月30日，第206—207页。

② 《视察沿线医院及诊疗所医务卫生报告表》（二十四年冬季于圣培填报），《胶济日刊》第1 713期，1936年8月12日，第7页。

方面组织防疫队赴铁路沿线与社会防疫组织一起合作应对疫情；1932 年，关中霍乱疫情暴发之际，陇海路局实施严密的检疫、隔离和间断停运等措施，成功阻止疫情向陇海铁路东段蔓延。二是铁路公共卫生制度的建立及其开展，改善了铁路运营环境，获得路外人士的称赞。1937 年，《旅行杂志》编辑赵君豪对其乘坐的上海至北平的火车，有如下描述："至于清洁卫生，尤是无可批评，我们随时看到侍役很辛勤地打扫，不容许有丝毫橘皮果壳容留在走廊上或者卧室里。"① 这种称赞是很好的宣传和广告，引发了民众对于此类公共卫生制度的认可与接受，进而予以仿效，促进了西方医学在中国的传播和近代中国传统医学的近代性转变。

四、铁路卫生事业的历史局限

近代中国铁路卫生事业是在政治动荡和经济不兴的历史条件下艰难发展的，所以存在诸多历史局限性，主要表现为卫生体系不健全、医疗卫生保健工作开展有限，以及公共卫生和传染病防疫建设薄弱等几个方面。

（一）铁路卫生体系不健全

近代中国铁路卫生体系虽然在 20 世纪 30 年代中期已基本形成，但仅是轮廓，尚不健全。

第一，卫生行政机构地位不高，在各路局既不统一，也非全覆盖。国民政府铁道部建立之初，曾在部内设立卫生处，专责卫生事务。其地位较高，仅次于"司"，但 1932 年以后被降级为卫生科，成为总务司的下设机构。其地位较之以前则大为下降，而且科内人员配置也非常少，制约了其执行卫生行政的能力。在各路局，卫生行政机构的地位也很低，基本都是在总务处之下，人手非常有限，正太、道清、广九、湘鄂和吉长等路还没有专门卫生行政机构，其日常卫生事务由铁路医院或诊疗所代理。即便在平汉、平绥、京沪沪杭甬、胶济、陇海和津浦等路局已有了专门的卫生行政机构，但其名目与职责也并非相同，存在差异。这些都给（铁道）部、路两级推行有效的卫生行政管理带来不利影响。

第二，铁路卫生规制不完备。一是国民政府铁道部没有颁行较为统一、适用于全路系统的卫生行政和诊疗规则。二是各路局之间的卫生规制存在明显差异，平汉、京沪沪杭甬和胶济等路要比正太、京绥、陇海和广九等路的卫生规制全面和具体，且各路的诊疗规制中所涉及的诊病对象、收费项目和

---

① 《一位旅客观察下的沪平通车》，《京沪沪杭甬铁路日刊》第 1 918 号，1937 年 6 月 15 日，第 104 页。

收费标准均不相同，比较混乱。三是卫生规制存在执行漏洞。例如，原本铁路员工请病假需要通过铁路医疗机构的医生开具证明方可办理，但在实际操作中，签假制度管理不严，导致医生滥发请假证明。1934 年，平汉路局全路请病假 34 616 人次，请假日数达 121 335 天，以全路员工 25 000 人计算[1]，则每名员工 1 年之内至少请病假 1.38 次，平均请病假日数 3.52 天。国有铁路系统都存在这样的情况：1933 年全国各路工人总数为 81 443 人，其中有 33 500 余人请过病假，请病假人数占工人总数的 41.13%[2]，再加上铁路员工的婚假、丧假、事假和分娩假也为数不菲。这些对铁路的正常运营构成不利影响。

第三，铁路医疗机构存在诸多缺陷。一是铁路医疗机构基础设施不济。除了像北宁铁路天津医院和京沪沪杭甬铁路上海医院等少数几所医院，基础设施较为完备外，"其余或自设医院，或委托代理办法，既不一致，设备尤多简略，遇有员工伤病稍重者，即感无法治疗，辄须易地往他处就医"[3]。1933 年，津浦路局有 6 所医院和 5 处诊疗所。6 所医院中除浦镇和天津医院有医生 3 名，其余只有 2 名；5 处诊疗所中除浦口诊疗所因位于路局所在地，员工人数众多，医务繁忙，有 3 名医生外，其余均只有 1 名医生。各诊疗所只设门诊，不收住院病人，且大多诊疗所由于房屋有限，仅有办公、诊病、洗伤和配药等室；更有甚者如浦镇机厂、大槐树机厂和乌衣警所等诊所因房屋过小，不敷应用，只有诊病、配药和洗伤等室数间，无办公等地点[4]。陇海路局各医疗机构虽都称医院，但多数医院实际规模不大，且医疗条件非常有限，医护人员也不多。"建造医院者，只铜山及洛阳两处，故规模粗具，其余医院，则只就路有房屋拨给 1 所，略加修改，盖为一种简单之诊疗所而已。"[5] 正是因为铁路医疗机构数量有限，而且设施不足，部分路局不得不继续委托路外医疗机构代为诊病。就连医疗机构较为齐备的京沪沪杭甬铁路管理局在 20 世纪 30 年代中期也不得不委托嘉兴福音和常州武进等共 6 所路外官、私医院协助

---

① 张学诚：《平汉铁路二十三年份及二十四年份医务卫生工作概述》，《铁路月刊——平汉线》第 78 期，1936 年 10 月，"论著"，第 31 页。

② 铁道部总务司劳工科：《国有铁路劳工统计》（第 2 种），南京京华印书馆 1935 年版，第 10—15 页。

③ 《铁路医院应设法扩充设备以资保障员工生命安全案》，《铁路杂志》第 2 卷第 5 期，1936 年 10 月，第 56—57 页。

④ 铁道部参事厅第四组：《铁道年鉴》（第 2 卷），汉文正楷印书局 1935 年版，第 1 100—1 101 页。

⑤ 朱森基：《陇海铁路医务卫生整理方案》，《铁道卫生季刊》第 1 卷第 2 期，1931 年 12 月，第 87 页。

诊疗①。二是各路局医疗机构发展不均衡，铁路医院集中于京沪沪杭甬、平汉、北宁和胶济等路，其他各路很少或者根本就没有。路局在医疗基础设施和经费投入方面差异也很大，"表结语-5"中的数据即是反映。

（二）医疗保健工作开展有限

近代铁路医疗保健工作的开展是有限的。第一，在医疗方面，由于铁路医疗机构不能完全满足铁路员工及其家属的医疗需求，迫使部分铁路员工不得不求诊于路外医疗机构。为缓解医疗资源的不足，京沪沪杭甬、平汉、湘鄂、南浔、广九等路局都不得不委托铁路沿线官、私医院代为诊病；同时，受医疗资源的限制，铁路医疗机构接诊路外人员也很少。以京沪沪杭甬路局为例，1933年度全路各医疗机构共诊疗134 153人次，其中旅客和路外人士为10 853人次；1934年度全路各医疗机构共诊疗110 862人次，其中旅客和路外人士为4 096人次，两个年度旅客和路外人士就诊人次都没有超过路局医疗机构接诊总人次的10%②。在部分路局，甚至限制接诊路外人士，除铁路旅客与行人因铁路原因受伤可无条件接受治疗外，其余路外人士均要经铁路局医务主管批准方可获得门诊和住院诊疗。例如，在京沪沪杭甬路局，铁路员工的直系亲属要到上海医院住院也必须"由卫生课课长斟酌情形，特许收留"③，就连铁路局雇用的员工受伤前来铁路医院诊疗也受到"嗣后非经核定雇用员工，一律不得送往铁路医院治疗"④ 之类的限制。

第二，在卫生保健方面，一是铁路当局没有建立专门性的保健机构，铁路医院和诊疗所既要承担铁路员工的医疗，又得兼负卫生保健事务，很难发挥有效作用。又由于其没有专业性的保健机构，即便铁路员工通过调查与检验被确认患有肺结核或者烟癖，也无法获得相应的治疗和休养。二是近代铁路部门虽然开展了一些专业性的卫生保健工作，但这些工作的开展力度非常有限。例如，职工体格检查仅在京沪沪杭甬、平汉和北宁等少数铁路实施过；开展员工禁烟禁毒，各路局却没有禁烟调验专业人员和场所；各种卫生知识的宣教也只能在几个主要的铁路局展开。这些都使得卫生保健难以取得理想的成效。

（三）铁路公共卫生和防疫薄弱

近代铁路公共卫生和防疫方面虽然都建章立制，并开展诸多工作，但依

---

① 铁道部秘书厅：《铁道年鉴》（第3卷），商务印书馆1936年版，第1 111页。

② 铁道部秘书厅：《铁道年鉴》（第3卷），商务印书馆1936年版，第1 113页。

③ 《两路上海医院员工家属住院暂行规则》，《京沪沪杭甬铁路日刊》第768号，1933年9月8日，第56页。

④ 《非经核准雇用员工不得先送铁路医院治疗》，《京沪沪杭甬铁路车务周报》第35期，1935年4月1日，第212页。

旧很薄弱。

第一，在公共卫生方面。一是路局之间公共卫生规制参差有别，其中京沪沪杭甬、平汉和胶济等路相对完备，其他路则比较零星，缺乏系统性；国民政府铁道部虽然颁布了车、站日常卫生管理制度，但在各路实际上很难被遵守和贯彻。二是铁道部虽然在20世纪30年代初加强对各路局的公共卫生整理与改良，但由于缺乏强制性的监督与保障措施，卫生专员多为铁道部临时委派到地方路局进行调研和指导的，驻路时间最多不过数月，所以很难使整理措施得以落实，再加上卫生专员提出的整理方案过于宏大，地方路局根本无法完成。三是公共卫生基础设施缺乏，无论是车站，还是旅客车厢，必备的卫生设施如厕所、自来水和垃圾处理设施等均不齐备，专业卫生人员也不足。四是铁路系统公共卫生规制的具体实施者自身素质不高，缺乏卫生训练和卫生意识培育。这些问题的存在，使30年代中国铁路公共卫生状况难以得到彻底改变。有一位诗人曾这样描述民国时期的火车卫生情形："痰在地板上笑，残烟卷蚱蜢跳，一阵咳一阵叫。风伴煤屑吹来，闯进鼻似醋酸，闷塞像在棺材。"①

第二，在铁路防疫方面。一是路局没有常设的卫生防疫机构。铁道部和地方路局的防疫机构、检疫所或者隔离所都是临时的，而且检疫所与隔离所非常简陋，配套设施不齐全。二是路局没有建立比较完善的疫情报告制度，对于铁路沿线的疫情反应迟钝，为疫病传播提供了机会。三是铁路当局应对疫情，缺乏与地方政府及社会团体的联动措施。四是在铁路实施防疫过程中，铁路当局频繁采用阻断交通的办法，尽管对于迅速控制疫情起到一定作用，但对国家、社会和民众的影响很大。

（四）医疗服务意识不强

众所周知，当前我国社会中的医患关系并不是很融洽，时有暴力袭医事件发生，其中的原因比较复杂，但医护人员的服务意识差也是不争的事实。而这种不和谐的情形，在民国时期已是"俯拾皆是"。铁路医疗机构虽移入西医，但许多医务人员的服务意识亦不强。有一则典型的案例，说的是一名平汉铁路工人赴长辛店医院看病和请病假的经历，其述如下：

我是渺小身躯，年纪较幼的一个工人，在平汉工务修理厂服务两年多了，向来去到医院的机会很少，虽然干了二年多的苦工，就不懂得在厂中要条子、请事假、病假……不幸的很！偶尔遭了横灾，三月二日的下午，在场中搬道岔子，被道岔板子把我的两手指压伤了。疼痛万分，血淋淋的，也分析不清

---

① 何德明：《车中》，《南华文艺》第1卷第18号，1932年9月18日，第48—49页。

手的模样，工头见我这样情形，也很难过。他飞似的跑到公事房给我开个工伤条子，因为我手指伤重难忍，我便慌忙地跑到了伟大庄严的医院里去，挂了号，本想立刻就可以诊我的重伤，会解决我这痛苦，谁知出我所料，左等不见大夫面，右等也不来，这时我也顾不及什么！就瞎找起来，在厕所找到一位夫役，我便很客气的向他问道："先生！劳驾，大夫在哪儿？"他说："大夫三点半才来哪！"因为时间关系，我便忍受着疼痛等候他。手指的伤痕滴……滴……的血仍在流着，墙上的时钟一摆一摆的，一分、五分、十分……等了两点多钟，好容易把他（医生）盼来，我便诚恳的向他鞠个躬，告诉我在厂中工作情况，以及碰伤之经过，但，他不待我说完，脸上带着凶恶的样子，好像欠他的账，吹胡子、瞪着眼、施展他的权势，向我气愤的说："不给你假！没事你们就跑！"这时我也忘了疼啦！强挣扎着带些笑容，向他哀求着说："大夫！求您恩典吧！我不是懒的工人，向来没告过什么假，不过今天把手碰伤了，您看，还在流血呢！"，"给你一天假，要不！"我为什么不要呢？我这样子怎能工作，等伤痕好了，一定是上工的，于是他便给我开个上药的条子，他叫我到换药室去上药；叫我回来拿给假条子，待我上完药，我便来向他要给假条子，结果，他那单上写着："给假半天，下午。"我看过了这单子，以为他是写错了？我向他问道："大夫！您刚才说不是给我一天吗？怎的写了半天，还是今天呢？看！现在都四点半啦！差半点就下工啦！请您给我改一下吧！"他又说："我写错了，给你改一下吧！"他拿起橡皮擦擦，但是他又给我写一个："给假半日，下午。"但我仍就照着前例的话问他，他急了，恨恨地骂我道，"混……滚开，半天也不给你，看你怎样。"于是他拿起笔来，撕啦一下子，连半天也勾了，我无法再向他要求，便满含着泪水走出诊病室，这时恰遇见院长来了，我便向他深深地鞠个躬说："院长，请您给我评论一下，因为您是院长，比较大夫和霭（蔼）些，明白些……"我就把诊病和请假的经过向他述说一回，他随便的信口说道："既然他（医生）是这样对付你，我也无法……"我又央求的说道，"院长，请您原谅我，我是一个小苦工，今天因为我在工作中，不幸把手碰伤了实在是重得很，要轻的话，就不来诊治"，请假，受辱，哀求……我想本院的设置，路局是体恤工人的，路医，像他（医生）这样应付我，有说不出的难过、痛苦、酸心、流泪……不但给我写错了假，还装着狐假虎威来辱我，压迫我，咳！我是个渺小的工人，那儿见过这样的大夫呢？我再不敢上医院里来了！①

---

① 韩汉翰、张玉龙：《长辛店铁路医院治病记》，《铁工半月刊》第 1 卷第 11 期，1937 年 3 月 15 日，第 26—27 页。

总之，近代中国铁路卫生事业的发展水平，在 20 世纪 30 年代已初步实现了卫生近代化，与当时政府所办卫生事业相比则进步明显。近代铁路卫生事业的建立，为保障铁路员工的身体健康、维护铁路正常生产运营奠定了基础，同时作为近代中国卫生事业的组成部分，也促进了西医中国化的进程。但受制于近代中国恶劣的政治和经济环境，铁路卫生事业存在诸多问题，难以满足人们的医疗需求和开展有效的公共卫生管理及卫生防疫工作。因此，这提示我们铁路卫生虽然只是铁路的附属事业，但不可或缺，在重视铁路自身建设和运营的同时，也必须同步配套铁路卫生基础设施，不能厚此薄彼。

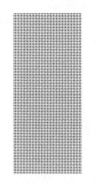

附录一：参考文献

一、档案、资料集与年鉴

[1]《北洋政府交通部档案》，全宗号1 056，1916—1918年，中国第二历史档案馆馆藏。

[2] 国民政府主计处统计局：《抗战中人口与财产损失之统计》（就截止到民国三十一年十二月底收到之报告编制），全宗号62 237，1942年，中国第二历史档案馆馆藏。

[3] 国民政府主计处统计局：《抗战人口与财产等损失统计表》（一），全宗号61 246，1943年，中国第二历史档案馆馆藏。

[4] 国民政府主计处统计局：《抗战中人口与财产所受损失统计》（二）（就民国三十二年一月至六月收到之报告编制），全宗号62 247，1943年11月30日，中国第二历史档案馆馆藏。

[5] 交通部、铁道部交通史编纂委员会编：《交通史路政编》（全18册），编者印行，1935年版。

[6] 交通史编纂委员会编：《交通史总务编》（全5册），中华书局1936年版。

[7] 沈云龙主编：《近代中国史料丛刊》（第14辑），邮传部编：《邮传部奏议类编·续编》，（台北）文海出版社1967年影印本。

[8] 清末邮传部图书通译局编：《轨政纪要初编》，（台北）文海出版社1963年版。

[9] 北洋政府交通部参事厅编：《交通部法规汇编》，编者印行，1918年版。

[10] 沈云龙主编：《袁世凯史料丛刊》，甘厚慈编：《北洋公牍类纂》，（台北）文海出版社1967年版。

[11] 赵尔巽编：《清实录·宣统政纪》，中华书局1986年版。

[12] 奉天防疫总局编：《东三省疫事报告书》，编者印行，1912年版。

［13］锡良著：《锡良遗稿奏稿》，中华书局1984年版。

［14］《铁路卫生联合会（原名铁路防疫联合会)》第一、二会中文纪事录，编者不详，出版年份不详。

［15］交通部路政司调查科编：《交通部直辖各铁路民国五年兴革事项表》，编者印行，1918年8月版。

［16］铁道部总务司文书科编：《铁道部职员录》，编者印行，1929年12月版。

［17］铁道部总务司人事科编：《铁道部职员录》，编者印行，1930年4月版。

［18］铁道部总务司人事科编：《铁道部职员录》，编者印行，1931年4月版。

［19］国民政府铁道部编：《铁道部职员录》，编者印行，1932年4月版。

［20］铁道部总务司编：《铁道部职员录》，编者印行，1936年10月版。

［21］商务印书馆编译所编：《中华民国法令大全》第十一类（交通），商务印书馆1913年版。

［22］立法局编译处编：《中华民国法规汇编》（全8册），中华书局1934年版。

［23］徐百齐主编：《中华民国法规大全》（第4册），商务印书馆1936年版。

［24］蔡鸿源主编：《中华民国法规集成》（第26册），黄山书社1999年版

［25］铁道部法规编订委员会编：《铁道法规类编》（上编·初编），编者印行，1931年版。

［26］铁道部总务司统计科编：《民国二十一年中华国有铁路统计总报告》，编者印行，出版年份不详。

［27］铁道部总务司统计科编：《民国二十二年中华国有铁路统计总报告》，编者印行，出版年份不详。

［28］铁道部总务司劳工科编：《民国二十二年国有铁路劳工统计》（第一种），南京京华印书馆1934年版。

［29］国民政府铁道部编：《铁道部中华民国二十年一月份工作报告》，编者印行，1931年版。

［30］国民政府铁道部编：《铁道部中华民国二十年三月份工作报告》，编者印行，1931年版。

［31］国民政府铁道部编：《铁道部中华民国二十年十二月份工作报告》，编者印行，1931年版。

［32］沪宁沪杭甬铁路管理局编查课编：《沪宁沪杭甬铁路史料》，编者印

行，1924 年版。

[33] 沪宁沪杭甬铁路管理局编：《沪宁沪杭甬铁路民国十八年上半年工作报告》，编者印行，出版年份不详。

[34] 京沪沪杭甬铁路管理局编：《京沪沪杭甬铁路管理局二十三年度第四季工作概况》，编者印行，出版年份不详。

[35] 京沪沪杭甬铁路管理局编：《京沪沪杭甬铁路管理局工作概况》（1933 年 1 月 1 日起至 1934 年 12 月 31 日止），编者印行，出版年份不详。

[36] 京沪沪杭甬铁路管理局编：《京沪沪杭甬铁路管理局二十二年第三季工作概况》，编者印行，1933 年版。

[37] 京沪沪杭铁路管理局编：《京沪沪杭甬铁路一览》（二十二年度），编者印行，1934 年版。

[38] 京沪沪杭甬铁路管理局编：《京沪沪杭甬铁路职员录》，编者印行，1934 年 3 月版。

[39] 平汉铁路管理局编：《平汉铁路二十一年工作报告》，编者印行，出版年份不详。

[40] 平汉铁路管理委员会编：《平汉铁路管理委员会现行规章汇编》，编者印行，1932 年版。

[41] 平汉铁路管理局编：《平汉铁路二十一年工作报告附四年整理计划》，编者印行，1933 年版。

[42] 平汉铁路管理局总务处编译课编：《平汉铁路现行规章汇编第二次追加编》，编者印行，1934 年 7 月版。

[43] 平汉铁路管理局编：《平汉铁路管理局职员录》，编者印行，1935 年 4 月版。

[44] 平汉铁路管理局编：《平汉铁路管理局职员录》，编者印行，1936 年版。

[45] 平汉区铁路管理局秘书室统计课编：《交通部平汉区管理局民国三十五年统计年报》，汉口华中印书馆，出版年份不详。

[46] 平汉北段管理处人事室编：《平汉区铁路管理局北段管理处职员录》，编者印行，1948 年版。

[47] 粤汉铁路株韶段工程局编：《粤汉铁路株韶段通车纪念刊·工作纪要》，湘鄂印刷公司 1936 年版。

[48]《北宁铁路天津医院落成开幕典礼纪念册》，出版者不详，出版年份不详。

[49] 道清铁路管理局编：《道清铁路规章汇编》，编者印行，出版年份

不详。

[50] 道清铁路管理局编：《道清铁路三十周年纪念刊》，编者印行，1933年12月版。

[51] 道清铁路管理局编：《道清线全国铁路职员录》，编者印行，1934年8月版。

[52] 陇海区铁路管理局编：《陇海铁路总务处工作报告》，编者印行，1946年版。

[53] 湘鄂铁路管理局总务处编查课编：《粤汉铁路湘鄂段管理局职员录》，编者印行，1930年5月版。

[54] 北宁铁路管理局编：《全国铁路职员录——北宁线》，编者印行，1936年5月版。

[55] 广九铁路管理局编：《广九铁路管理局职员录》，编者印行，1937年4月版。

[56] 浙赣铁路管理局编：《浙赣铁路联合公司职员录》，编者印行，1937年2月版。

[57] 津浦铁路管理局编：《津浦铁路管理委员会职员录》，编者印行，1934年版。

[58] 津浦铁路管理局总务处编查课编：《津浦铁路规章汇览》第9期，编者印行，1922年版。

[59] 粤汉区铁路管理局编：《粤汉区铁路管理局职员录》，编者印行，1947年3月版。

[60] 京绥铁路管理局编查课编：《京绥铁路规章汇览车务编》，编者印行，1918年版。

[61] 平绥铁路管理局编：《平绥铁路车役服务规则》（单印本），出版者不详，出版时间不详。

[62] 平绥铁路管理局编：《平绥》（第1册）：1933年7月1日至1934年6月30日，编者印行，出版年份不详。

[63] 平绥铁路管理局编：《平绥》（第2册）：1934年7月1日至1935年6月30日，编者印行，出版年份不详。

[64] 正太铁路接收周年纪念刊编纂委员会编：《正太铁路接收周年纪念刊》，北平和济印书局1934年版。

[65] 正太铁路管理局秘书室编：《正太铁路接收四周年纪念特刊》，编者印行，1936年版。

[66] 滇越铁路公司编：《滇越铁路纪要》（苏曾贻译），编者印行，1919

年版。

[67] 道清铁路管理局编：《道清铁路三十周年纪念刊》，编者印行，1933年12月版。

[68] 樊荫南编：《当代中国名人录》，良友图书印刷公司1931年版。

[69] 中国第二历史档案馆编：《中国国民党中央执行委员会常务委员会会议录》（第6册），广西师范大学出版社2000年版。

[70] 中国抗日战争史学会、中国人民抗日战争纪念馆编：《日本对华北经济的掠夺和统制·华北沦陷区资料选编》，北京出版社1995年版。

[71] 华中铁道股份有限公司编：《第六次（中华民国二十一年上期营业报告)》，编者印行，1942年9月版。

[72] 辽宁省档案馆、辽宁社会科学院编：《"九·一八"事变前后的日本与东北——满铁秘档选编》，辽宁人民出版社1991年版。

[73] 支那驻屯军司令部乙嘱托班编：《平绥铁道调查——总务经理关系》，编者印行，1937年8月版。

[74] 交通部平津区特派员办公处编：《平津区交通事业接收总报告》，交通部平津区特派员办公处总务组北平印刷所1946年版。

[75] 高纪毅著：《北宁铁路工作报告目录》（自1929年10月1日全路统一至1930年3月止），出版者不详，出版年份不详。

[76] 胶济铁路管理委员会总务处文书课编：《胶济铁路规章汇览》（上册），胶济铁路管理委员会总务处材料课1927年版。

[77] 胶济铁路管理局编：《胶济铁路接收四周纪念》，编者印行，1927年1月版。

[78] 胶济铁路管理局编：《胶济铁路接收五周纪要》，编者印行，1928年1月版。

[79] 胶济铁路管理局编：《胶济铁路接收六周纪要》，编者印行，1929年1月版。

[80] 胶济铁路管理局编：《胶济铁路接收七周纪要》，编者印行，1930年1月版。

[81] 胶济铁路管理局编：《胶济铁路接收八周纪要》，编者印行，1931年1月版。

[82] 胶济铁路管理局编：《胶济铁路接收九周纪要》，编者印行，1932年1月版。

[83] 胶济铁路管理局编：《胶济铁路接收十周纪要》，编者印行，1933年1月版。

[84] 胶济铁路管理局编：《胶济铁路接收十一周纪要》，编者印行，1934年1月版。

[85] 胶济铁路管理局编：《胶济铁路接收十二周纪要》，编者印行，1935年1月版。

[86] 胶济铁路管理局编：《胶济铁路接收十三周纪要》，编者印行，1936年1月版。

[87] 胶济铁路管理局编：《胶济铁路接收十四周纪要》，编者印行，1937年1月版。

[88] 胶济铁路管理委员会编：《胶济铁路最近五年之工作概况》，编者印行，1935年6月版。

[89] 国民政府主计处统计局编：《中华民国统计简编》，中央训练团1941年版。

[90] 国民政府主计处统计局编：《中华民国统计摘要》，中央训练团1945年版。

[91] 国民政府主计处统计局编：《中华民国统计摘要》，中央训练团1947年版。

[92] 国民政府主计处统计局编：《中华民国统计提要》，商务印书馆1935年版。

[93] 国民政府主计处统计局编：《中华民国统计提要》，商务印书馆1936年版。

[94] 主计处统计局编：《中华民国统计年鉴》，中国文化事业公司1948年版。

[95] 平汉铁路管理委员会编：《平汉年鉴》，编者印行，1932年版。

[96] 陇海铁路管理局编：《陇海年鉴》，编者印行，1933年版。

[97] 津浦铁路年鉴编纂委员会编：《津浦年鉴》，编者印行，1933年版。

[98] 沈云龙主编：《近代中国史料丛刊》（第3编第60辑），实业部劳动年鉴编辑委员会编：《民国二十一年中国劳动年鉴》（第5编），（台北）文海出版社1990年版。

[99] 铁道部铁道年鉴编纂委员会编：《铁道年鉴》（第1卷），编者印行，1933年版。

[100] 铁道部参事厅第四组编：《铁道年鉴》（第2卷），汉文正楷印书局1935年版。

[101] 铁道部秘书厅编：《铁道年鉴》（第3卷），商务印书馆1936年版。

[102] 中国国民党平汉铁路特别党部编：《平汉铁路调查报告》，编者印

行，1935 年版。

[103] 中国国民党陇海铁路特别党部编：《陇海铁路调查报告》，编者印行，1935 年版。

[104] 中国国民党津浦铁路特别党部编：《津浦铁路调查报告》，编者印行，1935 年版。

[105] 殷梦霞、李强选编：《民国铁路沿线经济调查报告汇编》，国家图书馆出版社 2009 年版。

[106] 中国铁路史编辑研究中心编：《中国铁路大事记（1876—1995)》，中国铁道出版社 1996 年版。

[107] 粤汉铁路南段管理局编：《粤汉铁路南段管理局报告书》，编者印行，1934 年版。

[108] 浙赣铁路联合公司编：《浙赣铁路联合公司总报告》（民国二十四年七月至民国二十五年六月），编者印行，出版年份不详。

[109] 陈光中主编：《中国卫生法规史料选编》（1912—1949 年 9 月），上海医科大学出版社 1996 年版。

[110] 南京图书馆编：《二十世纪三十年代国情调查报告》（第 1 册），凤凰出版社 2012 年版。

[111] 曹宁主编：《民国时期铁路史料汇编》，国家图书馆出版社 2013 年版。

[112] 全国图书馆文献缩微复制中心编：《民国铁路资料汇编》，全国图书馆文献缩微复制中心 2013 年版。

[113] 江沛主编：《中国近代铁路史资料选辑》，凤凰出版社 2015 年版。

二、报纸与杂志

[114]《铁道卫生季刊》1931—1932 年，第 1 卷第 1—4 期。

[115]《铁道卫生》1934 年，第 6—7 期。

[116]《铁道公报》1928—1937 年，第 1—1 866 期。

[117]《铁道公报·铁道部成立一周年纪念特刊》1929 年。

[118]《铁道公报·铁道部成立二周年纪念特刊》1930 年。

[119]《铁道半月刊》1936—1937 年，第 1—2 卷。

[120]《交通官报》1909—1910 年，第 1—30 期。

[121]《政府公报》1912—1937 年。

[122]《东方杂志》1904—1948 年，第 1—44 卷。

[123]《大公报》1902—1937 年。

[124]《盛京时报》1906—1938 年。

[125]《申报》1872—1938 年。

[126]《民国日报》1923—1937 年。

[127] The North-China 1918—1923。

[128]《交通杂志》1932—1937 年，第 1—5 卷。

[129]《铁路杂志》1935—1937 年，第 1—2 卷。

[130]《铁路职工》1932—1936 年，第 20—130 期。

[131]《政治成绩统计》1931—1936 年。

[132]《中华民国国有铁路统计月刊》1936 年 1—6 月。

[133]《铁路职工教育旬刊》1922—1925 年，第 1—2 卷。

[134]《铁路协会会报》1913—1928 年。

[135]《交通月刊》1917—1919 年。

[136]《铁路学院月刊》1933—1936 年，第 1—36 期。

[137]《卫生月刊》1929—1934 年，第 2—4 卷。

[138]《公共卫生月刊》1936 年，第 2 卷第 6 期。

[139]《中华医学杂志》1932—1937 年，第 18—23 卷。

[140]《防痨月刊》1936 年，第 2 卷。

[141]《民众之友》1935 年，第 1 卷第 7 期。

[142]《警察月刊》1935 年，第 3 卷第 3 期。

[143]《统计月报》1941 年，第 63—64 期。

[144]《医药评论》1933—1935 年，第 5—7 卷。

[145]《改进专刊》1936 年，第 16 期。

[146]《康健杂志》1933 年，第 1 卷第 4 期。

[147]《铁路工人统计专刊调查工人家庭生活及教育统计》1930 年。

[148]《抗战与交通》1938—1942 年，第 1—97 期。

[149]《中央党务月刊》1928—1937 年，第 1—104 期。

[150]《铁路职工教育周刊》1925—1926 年，第 1—43 期。

[151]《交通教育月刊》1927—1928 年，第 1 卷第 1—6 期。

[152]《京汉铁路管理局附张》1915 年。

[153]《铁路月刊——平汉线》1930—1937 年，第 6—87 期。

[154]《平汉铁路会计统计年报》1931 年份。

[155]《平绥铁路管理局公报》1928—1930 年，第 1—92 期。

[156]《平绥日刊》1935—1938 年，第 1—640 期及增刊。

[157]《平绥路闻》1933—1935 年，第 1—40 期。

［158］《平绥铁路会计统计年报》1930—1934 年。

［159］《陇海铁路西段工程局两月刊》1936—1937 年，第 1—7 期。

［160］《陇海铁路潼西段工程月刊》1932 年，第 2 卷。

［161］《陇海铁路会计统计年报》1932 年份。

［162］《粤汉铁路广韶段月刊》1931—1932 年，第 1—2 卷。

［163］《粤汉铁路旬刊》1936 年，第 1—15 期。

［164］《粤汉铁路株韶段工程月刊》1933—1936 年，第 1—4 卷。

［165］《湘鄂铁路旬刊》1932—1936 年，第 1—141 期。

［166］《粤汉铁路月刊》1937 年，第 1—5 期。

［167］《粤汉铁路株韶段工程年刊》1934 年。

［168］《正太铁路月刊》1932—1933 年，第 2—3 卷。

［169］《正太铁路会计统计年报》1932 年份。

［170］《铁路公报——北宁线》1929—1930 年，第 34—90 期。

［171］《北宁日刊》1934—1936 年，第 1 151—1 806 期。

［172］《浙赣铁路月刊》1934—1937 年，第 1—3 卷。

［173］《铁路月刊——津浦线》1932—1935 年，第 2—5 卷。

［174］《津浦铁路日刊》1936—1937 年，第 1 459—1 931 期。

［175］《津浦日刊》1931—1934 年。

［176］《铁路月刊——胶济线》1931—1937 年，第 1—7 卷。

［177］《胶济铁路会计统计年报》1930—1935 年。

［178］《胶济铁路管理局公报》1929—1930 年，第 202—272 期。

［179］《胶济日刊》1931—1937 年，第 71—1 991 期。

［180］《交通部平津区铁路管理局公报》1947 年，第 2 卷。

［181］《吉长吉敦铁路局公报》1932—1937 年。

［182］《南浔铁路呈铁道部 1931 年份铁路会计统计年报》，1931 年份。

［183］《南浔铁路月刊》1923 年第 1—5 期，1928—1932 年第 6—10 卷。

［184］《京沪沪杭甬铁路车务周报》1934—1935 年，第 1—74 期。

［185］《京沪沪杭甬铁路日刊》1933—1937 年，第 642—1 963 期。

［186］《京沪沪杭甬铁路工会沪杭段事务所年刊》1934 年，第 1 期。

三、志书与文史资料

［187］济南铁路局志编纂领导小组编：《济南铁路局志（1899—1985）》，山东友谊出版社 1993 年版。

［188］江西省地方志编纂委员会编：《江西省志·江西省铁路志》，中央党

校出版社 1994 年版。

[189] 何玉华、李小合编：《天津通志·铁路志》，天津社会科学院出版社 2006 年版。

[190] 四川省地方志编纂委员会编：《四川省志·交通志》（下册），四川科学技术出版社 1995 年版。

[191] 山西省史志研究院编：《山西通志·铁路志》，中华书局 1997 年版。

[192]《北京铁路局志》编纂委员会编：《北京铁路局志》（下册），中国铁道出版社 1995 年版。

[193] 青岛市史志办公室编：《青岛市志·交通志》，新华出版社 1995 年版。

[194] 郑州铁路局史志编纂委员会编：《郑州铁路局志（1893—1991）》，中国铁道出版社 1998 年版。

[195] 山东省地方志编纂委员会编：《山东省志·铁路志》，山东人民出版社 1993 年版。

[196] 太原铁路分局：《太原铁路分局志：北京铁路局（1896—1995）》，中国铁道出版社 1999 年版。

[197] 中华人民共和国铁道部教育卫生司编：《中国铁路医院大全》，中国铁道出版社 1996 年版。

[198] 中国医院大全河南分册编委会编：《中国医院大全河南分册》，光明日报出版社 1989 年版。

[199] 中国医院大全浙江分册编委会编：《中国医院大全浙江分册》，光明日报出版社 1988 年版。

[200] 中国医院大全天津分册编委会编：《中国医院大全天津分册》，光明日报出版社 1989 年版。

[201] 上海铁路局中心医院、上海铁道医学院附属铁路医院编：《院志（1910—1990）》，编者印行，1990 年版。

[202] 郑州铁路局中心医院编：《郑州铁路局中心医院院志（1915—2000）》，编者印行，2002 年版。

[203] 洛阳铁路医院志编纂办公室编：《洛阳铁路医院志（1915—1985）》，编者印行，1985 年版。

[204] 汉口铁路医院编：《汉口铁路医院志（1897—1997）》，编者印行，1997 年版。

[205] 天津铁路中心医院、天津市第四中心医院志编纂委员会编：《天津铁路中心医院院志》，编者印行，2000 年版。

[206] 朱广杰、吴钟编：《上海铁道医学院志》，中国铁道出版社 1995 年版。

[207] 天津市地方志编修委员会编：《天津通志·卫生志》，天津社会科学院出版社 1999 年版。

[208] 黑龙江省志卫生志编纂委员会编：《黑龙江省志·卫生志》，黑龙江人民出版社 1996 年版。

[209] 陕西省地方志编纂委员会编：《陕西省志·卫生志》，陕西人民出版社 1996 年版。

[210] 江苏省地方志编纂委员会编：《江苏省志·卫生志》，江苏古籍出版社 1999 年版。

[211] 哈尔滨市地方志编纂委员会编：《哈尔滨市志·政权》，黑龙江人民出版社 1998 年版。

[212] 哈尔滨市地方志编纂委员会编：《哈尔滨市志·附录》，黑龙江人民出版社 1999 年版。

[213] 南京市卫生志编纂委员会编：《南京卫生志》，方志出版社 1996 年版。

[214] 刁文生、冯喜英编：《黑龙江卫生历史编年》，当代中国出版社 1993 年版。

[215] 黑龙江省政协文史资料研究工作委员会编：《中东铁路历史编年 (1895—1952)》，黑龙江人民出版社 1987 年版。

[216] 刘国铭编：《中国国民党百年人物全书》，团结出版社 2005 年版。

[217] 王东胜、黄明豪编：《民国时期健康教育文集》，江苏人民出版社 2008 年版。

[218] 天津市政协文史资料研究工作委员会编：《近代天津人物录》，天津市地方史志编修委员会总编辑室 1987 年版。

[219] 郑州市地方史志办公室编：《郑州大辞典》，中州古籍出版社 2002 年版。

[220] 张一雷编：《上海市区志系列丛书·普陀区志》，上海社会科学出版社 1994 年版。

[221] 陕西省地方志编纂委员会编：《陕西省志·政治协商会议志》，陕西人民出版社 1995 年版。

[222] 常州市地方志编纂委员会编：《常州市志》，中国社会科学出版社 1995 年版。

[223] 中共陕西省委党校党史教研室编：《新民主主义革命时期陕西大事

记述》，陕西人民出版社 1980 年版。

[224] 曹占泉编：《陕西省志·人口志》，三秦出版社 1986 年版。

[225] 山东省德州地区史志编纂委员会编：《沾化县志》，齐鲁书社 1995 年版。

四、论著

[226] 胡宣明著：《中国公共卫生之建设》，上海亚东图书馆 1928 年版。

[227] 曾鲲化著：《中国铁路现势通论》，化华铁路学社 1908 年版。

[228] 沈云龙主编：《近代中国史料丛刊》（第 98 辑），曾鲲化著：《中国铁路史》，（台北）文海出版社 1973 年版。

[229] 金士宣著：《铁路运输学》，成都正中书局 1945 年版。

[230] 金士宣、徐文述著：《中国铁路发展史（1876—1949)》，中国铁道出版社 1986 年版。

[231] 陈晖著：《中国铁路问题》，生活·读书·新知三联书店 1955 年版。

[232] 张嘉璈等著：《抗战与交通》，上海独立出版社 1940 年版。

[233] 张嘉璈著：《抗战前后中国铁路建设的奋斗》，（台北）传记文学社 1974 年版。

[234] 赵传云著：《铁路管理学》，商务印书馆 1934 年版。

[235] 马超俊著：《中国劳工运动史》，（重庆）商务印书馆 1942 年版。

[236] 金家凤编著：《中国交通之发展及其趋向》，重庆正中书局 1937 版。

[237] 宓汝成著：《帝国主义与中国铁路（1847—1949)》，上海人民出版社 1980 年版。

[238] 工商部工商访问局编：《中东铁路问题》，工商部工商访问局 1929 年版。

[239] 王晓华、李占才著：《艰难延伸的民国铁路》，河南人民出版社 1993 年版。

[240] 徐协华著：《铁路劳工问题》，东方书局 1931 年版。

[241] 陈达著：《中国劳工问题》，商务印书馆 1929 年版。

[242] 陈邦贤著：《中国医学史》，商务印书馆 1954 年版。

[243] 麦健曾、朱祖英著：《全国铁道管理制度》，国立交通大学研究所北平分所 1936 年版。

[244] 董纯朴编著：《中国警察史》，吉林人民出版 2005 年版。

[245] 李占才著：《中国铁路史（1876—1949)》，汕头大学出版社 1994 年版。

[246] 苏崇民：《满铁史》，中华书局 1990 年版。

[247] 张家麟主编：《当代中国铁路卫生事业管理》，中国铁道出版社 1997 年版。

[248]《当代中国》丛书编辑委员会编：《当代中国的铁道事业》，中国社会科学出版社 1990 年版。

[249] 余新忠编：《清以来的疾病、医疗和卫生：以社会文化史为视角的探索》，生活·读书·新知三联书店 2009 年版。

[250] 余新忠著：《瘟疫下的社会拯救——中国近世重大疫情与社会反应研究》，中国书店 2004 年版。

[251] 苏全有著：《清末邮传部研究》，中华书局 2005 年版。

[252][日] 满史会编：《满洲开发四十年史》（下卷），新华出版社 1988 年版。

[253][日] 满史会编：《满洲开发四十年史》（补卷），满洲开发四十年史刊行会发行 1964 年版。

[254] 解学诗、松村高夫著：《战争与恶疫——731 部队罪行考》，人民出版社 1998 年版。

[255] 王芸生著：《六十年来中国与日本》，生活·读书·新知三联书店 1980 年版。

[256] 冯宏来著：《南口风云录》，方志出版社 2006 年版。

[257] 彭荆风著：《滇缅铁路祭》（修订版），云南人民出版社 2005 年版。

[258] 焦润明著：《清末东北三省鼠疫灾难及防疫措施研究》，北京师范大学出版社 2011 年版。

[259] 张泰山著：《民国时期的传染病与社会——以传染病防治与公共卫生建设为中心》，社会科学文献出版社 2010 年版。

[260] 吴兴帜著：《延伸的平行线：滇越铁路与边民社会》，北京大学出版社 2012 年版。

[261][法] 皮埃尔·伊勃著：《滇越铁路——来自法国的解密文件》（许涛、刘春艳译），云南人民出版社 2013 年版。

[262][美] 罗芙芸著：《卫生的现代性：中国通商口岸卫生与疾病的含义》（向磊译），江苏人民出版社 2007 年版。

[263] 李济棠著：《中俄密约和中东铁路的修筑》，黑龙江人民出版社 1989 年版。

[264] 复旦大学历史地理研究中心编：《自然灾害与中国社会历史结构》，复旦大学出版社 2001 年版。

［265］Wu Lien-Teh. *The Plague Fighter：the Autobiography of a Modern Chinese Physician*. Cambridge，England，1959.

［266］丛佩远、赵鸣岐编：《曹廷杰集》（下），中华书局1985年版。

［267］张大庆著：《中国近代疾病社会史（1912—1937）》，山东教育出版社2006年版。

［268］张大庆著：《医学史十五讲》，北京大学出版社2007年版。

［269］朱从兵著：《李鸿章与中国铁路》，群言出版社2006年版。

［270］朱从兵著：《铁路与社会经济——广西铁路研究（1885—1965）》，广西师范大学出版社1999年版。

［271］张瑞德：《中国近代铁路事业管理的研究——政治层面的分析（1876—1937）》，（台北）"中央研究院"近代史研究所1991年版。

［272］熊月之、周武著：《圣约翰大学史》，上海人民出版社2007年版。

［273］唐天标编：《中国人民解放军专业技术干部名人录》，国防大学出版社1993年版。

［274］胥少汀、葛宝丰等编：《实用骨科学》（第3版），人民军医出版社2005年版。

［275］（台北）"中央研究院"近代史研究所编：《抗战建国史研究会论文集（1937—1945）》，编者印行，1985年版。

［276］邓铁涛著：《中国防疫史》，广西科学技术出版社2006年版。

［277］中央档案馆编著：《华北经济掠夺》，中华书局2004年版。

［278］何廷尉著：《社会医学》，四川科学技术出版社1989年版。

［279］傅维康著：《中国医学史》，上海中医学院出版社1990年版。

［280］夏明方著：《民国时期自然灾害与乡村社会》，中华书局2000年版。

［281］吴鸿洲著：《中国医学史》，上海科学技术出版社2010年版。

［282］孙自俭著：《民国时期铁路工人群体研究——以国有铁路工人为中心（1912—1937）》，郑州大学出版社2013年版。

［283］李子明著：《火车上的民国》（上），中国铁道出版社2014年版。

［284］苏生文著：《中国早期的交通近代化研究（1840—1927）》，学林出版社2014年版。

［285］［美］斯蒂文·J.埃里克森著：《汽笛的声音——日本明治时代的铁路与国家》（陈维、乐艳娜译），江苏人民出版社2011年版。

［286］［英］克里斯蒂安·沃尔玛尔著：《铁路改变世界》（刘媺译），上海人民出版社2014年版。

［287］丁贤勇著：《新式交通与社会变迁——以民国浙江为中心》，中国社

会科学出版社 2007 年版。

[288] 陆汉文著：《现代性与生活世界的变迁：二十世纪二三十年代中国城市居民日常生活的社会学研究》，社会科学文献出版社 2005 年版。

[289] 黄华平著：《国民政府铁道部研究》，合肥工业大学出版社 2011 年版。

[290] 葛玉红著：《沪宁铁路与江苏社会（1903—1927）》，江苏大学出版社 2014 年版。

[291] 段海龙著：《张绥铁路史（1909—1937）》，内蒙古人民出版社 2014 年版。

[292] 黄华平著：《中国近代铁路史探微》，合肥工业大学出版社 2015 年版。

五、论文

[293] 常廷生：《中国铁路保健史（解放前～1962 年）》，《中华医史杂志》1981 年第 3 期。

[294] 陈长河：《国民政府铁道部组织概述》，《民国档案》1993 年第 4 期。

[295] 夏茂粹：《民国防疫档案与铁路客运防疫》，《北京档案》2002 年第 2 期。

[296] 王玉芹：《满铁大连医院的设立及其在东北的侵略活动》，《东北史地》2011 年第 3 期。

[297] 王玉芹：《略论满铁在中国东北设立的卫生设施》，《东北亚研究》2011 年第 2 期。

[298] 曲晓范：《满铁附属地与近代东北城市空间及社会结构的演变》，《社会科学战线》2003 年第 1 期。

[299] 王银：《1910—1911 年东北鼠疫及防治研究》，苏州大学 2005 年硕士学位论文。

[300] 叶士东：《晚清交通立法研究》，中国政法大学 2005 年博士学位论文。

[301] 谭晓燕：《民国时期的防疫政策（1911—1937）》，山东大学 2006 年硕士学位论文。

[302] 李娜：《满铁对中国东北的文化侵略》，吉林大学 2009 年博士学位论文。

[303] 邓宗伟：《南京国民政府时期的铁路卫生政策研究（1927—1937）》，湖南师范大学 2014 年硕士学位论文。

［304］王平：《抗战前南京国民政府卫生运动研究》，湖南师范大学 2011 年硕士学位论文。

［305］丁戎：《津浦铁路研究（1898—1937）——近代铁路线路史研究的探索》，苏州大学 2013 年博士学位论文。

［306］刘炳涛：《1932 年陕西省的霍乱疫情及其社会应对》，《中国历史地理论丛》2010 年第 3 期。

［307］黄华平、赵伟：《1910—1937 年的中国铁路卫生防疫》，《中华医史杂志》2010 年第 5 期。

［308］黄华平：《1900—1937 年中国铁路卫生建制化述论》，《江西社会科学》2011 年第 11 期。

［309］黄华平：《国民政府铁道部时期的铁路卫生体系述略》，《南方论丛》2012 年第 1 期。

［310］黄华平：《近代中国铁路卫生防疫与铁路卫生建制化》，《温州大学学报》（社科版）2012 年第 4 期。

［311］杨玄博：《试析沪杭甬铁路职工卫生事业的发展（1928—1937）》，《民国档案》2012 年第 4 期。

［312］黄华平：《南京国民政府时期铁路卫生保健事业探析》，《江西社会科学》2013 年第 8 期。

［313］黄华平：《黄子方与 20 世纪 30 年代京沪沪杭甬铁路职工卫生事业》，《中华医史杂志》2013 年第 6 期。

［314］黄华平：《略论近代平汉铁路医疗事业的建立与发展（1908—1937）》，《井冈山大学学报》（社科版）2014 年第 1 期。

［315］黄华平：《国民政府铁道部时期的铁路禁烟禁毒初探》，《中国矿业大学学报》（社科版）2014 年第 2 期。

［316］黄华平：《清末中国铁路卫生事业的萌发及其动因》，《中华医史杂志》2014 年第 2 期。

［317］黄华平：《1912 年至 1937 年中国铁路医疗服务体系述论》，《中州学刊》2014 年第 10 期。

［318］黄华平：《20 世纪 30 年代中国铁路体育运动述论》，《江南大学学报》（人文社会科学版）2015 年第 2 期。

［319］黄华平：《20 世纪 30 年代我国铁路卫生运动述评》，《中华医史杂志》2015 年第 1 期。

［320］黄华平、宋默涵：《论 1932 年铁路当局的霍乱防控》，《中华医史杂志》2016 年第 1 期。

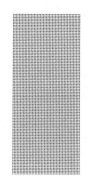

附录二：近代时期我国铁路卫生规制举要

查验京奉火车防疫章程①

（宣统二年直隶卫生局规定）

一　由奉天至山海关仅开头等上行客车，其二、三等客车一律停止。

一　在山海关车站附近设临时病院，其中设养病房，令病人居之。另设留所令与病人同伴者居之，饭食官给。

一　如在关内火车查有病人及与病人同坐一辆车内者，均送入山海关临时病院，其在关外火车查出者由京奉局派专车仍送回奉天病院。

一　凡沈阳乘头等车到山海关者，无论中西客人虽无病亦须留住山海关五日，所有居处费用均由官备，如此五日之内客人中有患疫者或疑似患疫症者均收入山海关临时病院。

一　山海关病院未建立之先，查有病人或疑似疫病之人，无论在关内关外统送回奉天病院。

一　山海关所设临时病院请督宪照历届防疫成案派兵弹压。

一　由东三省入关之小工车一律停止。

一　患疫人坐过之车应由医官消毒后，再行交还铁路局。

一　由关外运进各色货物均由医官查验后，始准运卸。

一　由关外运来之各种皮货、皮张、毛发、破烂纸布、鲜果、菜蔬、棺木以及沾有泥沙之花草，并沙泥、杂土等类禁止入关。

一　沿途火车分段查察以沟帮子至山海关为一段，由关至塘沽为一段，

---

① 直隶卫生局：《查验京奉火车防疫章程》，《盛京时报》宣统二年十二月十九日（1911年1月8日），第2版。

由塘沽至北京为一段。

　　一　沿途查车凡须铁路巡警之处均得尽力协助。

　　一　凡关系防疫电报，由铁路局代发概不收费。

　　一　所有查车医官、巡捕人等一律免收车费。

　　一　请督宪并请咨东督宪派兵严守入关各官道，不准客货入关。

火车检疫规则①

（民国七年一月十六日施行）

　　第一条　沿铁道路线之区域及与铁道路线距离较近之区域发生传染病时，驶行该区域之列车应依照本规则之规定办理。

　　第二条　施行火车检疫时，检疫委员或检疫事务员应依照传染病预防条例第四条第二项、第三项、第六项之规定办理。

　　第三条　检疫委员或检疫事务员于车中发现传染病病人或疑似传染病病人时，应即速将该病人移送于沿线所设之传染病院或隔离所或其他适当之处疗治之。

　　第四条　移送传染病病人或疑似传染病病人于传染病院或隔离所或其他适当之处时，所需费用应由检疫事务所或地方官酌予补助，其病人愿自备费用者听。

　　第五条　火车中发见传染病病人或疑似传染病病人及因传染病死亡之尸体时，其与该病人或尸体同乘车辆之乘客应严重予以消毒，其不同车辆之乘客及行李如认为必要时，亦得扣留予以消毒。

　　第六条　车辆发见传染病病人或疑似传染病病人及因传染病死亡之尸体时，应即令该车辆离开，列车予以消毒，需用之药品及器具得令铁路补助之。

　　第七条　火车驶行中途发现传染病病人或疑似传染病病人及因传染病死亡之尸体，不能即速移送病院时，应立即将该车辆锁闭，禁止乘客出入，移至检疫设备完全之处。

　　第八条　本令施行细则由内务部、交通部会同规定，以部令行之。

---

　　① 《火车检疫规则》，中国第二历史档案馆：《政府公报》（第120册），上海书店出版社1988年版，第352—353页。

铁道部及直辖各机关厉行禁烟规程①

（民国十八年十一月十一日部令公布）

第一章　总　纲

第一条　本部为彻底禁烟，清除犯有烟癖之职员起见，特制定铁道部及直辖各机关厉行禁烟规程。

第二条　所谓烟癖系指吸食鸦片、施打吗啡、服用金丹白丸及其他麻醉替代品而言。

第二章　联　保

第三条　凡本部及直辖各机关职员（以下简称职员）其等级相同及办事地点相近者，应集合五人填具正副保结，互相联保，确不犯有烟癖，其保结式另定之。

第四条　每同级职员不足五人时，应与等级相差最小及办事地点较近之职员集合五人，互相联保，但本管上官不得与下属员司联保。

第五条　联保职员中倘发现犯有烟癖者应立即撤差，其他联保职员应分别情节处以撤差或降级处分，但先行告发者得酌量轻减，分别情节处以记过或警告之处分。

第六条　凡不加入联保之职员以违抗命令论，应立即撤差。

第七条　职员中有犯烟癖者，限本规程公布后两星期内自行声明勒限戒断，听候调验，倘匿不声报，后经发现或他人告发，经证实者应立即撤差。

第八条　任何职员如得悉同事中有犯烟癖时应立即用书面签名盖章，直接向部长或本部直辖各机关最高长官告发，为保护告发者起见，告发者之姓名应予严守秘密，但告发后经证明与事实不符者应受撤差或降级处分。

第九条　部长或本部直辖各机关最高长官接到报告后，即以被告者之姓名及情由交禁烟调验委员会或分会调验，禁烟调验委员会组织规程另定之。

---

① 《铁道部及直辖各机关厉行禁烟规程》，《铁道公报》第 15 期，1929 年 11 月 13 日，第 1—3 页。

第三章　监　察

第十条　凡上级长官有随时监察所属不犯烟癖之责，如发觉下属有犯烟癖嫌疑时，应立即举发。

第十一条　直接本管上官明知下属职员有犯烟癖，而匿不会发，后经发现时应分别情节受停职、降级或罚俸处分，其仅止失察者应受罚俸或记过处分。

第十二条　间接高级长官亦应同负考查、举发之责，倘发现其下级职员有犯烟癖者应按其情节予以罚俸、记过或警告处分。

第四章　附　则

第十三条　本部直辖各机关自接到部令之日起，限于一个月内将联保事项办完，呈报一个月后由部派员清查。

第十四条　本规程自公布之日施行。

铁道部卫生处职掌规则①

（民国十八年十二月二日部令公布）

第一条　本部为统筹各路卫生改进事项，以期公共卫生及医务之整理完善起见，特设卫生处。

第二条　卫生处掌理事务如左：

一、关于各路卫生医务状况之调查，视察报告事项；

二、关于各路卫生医务设备及管理之指导改良事项；

三、关于各路卫生医务人才之调度训练事项；

四、关于各路卫生医务改进方法之研究推行事项；

五、关于各路员工与乘客卫生知识之灌输并卫生习惯之改良事项；

六、其他关于本部及所属各机关之卫生医务事项。

第三条　卫生处设处长一人，由部长遴选富有医学经验人员派充，承部

---

① 《铁道部卫生处职掌规则》，立法院编译处：《中华民国法规汇编》（第 2 编），中华书局 1934 年版，第 935—936 页。

长之命管理关于本处事务，并指挥监督各项卫生医务事项。

第四条　卫生专员由部长派充，办各项卫生医务事务，受处长之指导。

第五条　卫生处得设佐理员助理本处所属事务。

第六条　卫生处因事实上之需要得由本路指派卫生专员若干人，佐理员若干人，分驻各路并受上官之指导，负责办理各本路卫生医务事务。前项驻各路卫生专员每路定为一人，各路每处或每一部分派佐理员一人，直接承驻路卫生专员之指挥监督。

第七条　卫生处为事务上之必要得呈请部长派事务员二人，雇员若干人。

第八条　遇必要时，得由处长派员赴各路执行调查及审核等事。

第九条　关于各机关卫生医务之研究，处长得随时与各路医务人员交换意见或召集会议。

第十条　卫生处办事细则另定之。

铁道部卫生处管理各路卫生医务细则[①]

（民国十九年一月十六日部令公布）

第一章　总　则

第一条　本细则根据本部卫生处职掌规则第二条第二项订定之。

第二条　关于各路卫生事宜由本处秉承部长，直接指导各路卫生员司办理之。

第二章　医务卫生

第三条　各路卫生课受本处所派专员之指导、各该路局长之节制，办理各该路医务卫生事宜。

第四条　卫生课处理左列各事：

一、关于全路流行病之预防及制止事项；

二、关于全路员工之保健事项；

---

① 《铁道部卫生处管理各路卫生医务细则》，徐百齐：《中华民国法规大全》（第4册），商务印书馆1936年版，第5 179—5 180页。

三、关于全路员工之疾病治疗事项；

四、关于全路员工乘客之急救事项；

五、关于全路药品之审核及分配事项；

六、关于全路医院诊所之设置及改良事项；

七、关于全路医务之报告事项；

八、关于新员工之体格检验事项；

九、关于员工病假之核准及统计事项；

十、关于车站、车辆、工场、宿舍之消毒事项；

十一、关于其他医务卫生事项。

第三章　环境卫生

第五条　本处得由处长呈准，部长指派各路与环境卫生有直接关系之处课职员加委为各该路卫生佐理员，受卫生专员之指导，负责办理各该路一切环境卫生事宜。

第六条　各路卫生佐理员依下列各处课之人员及员额指派加委之车务处、工务处、机务处、警务课各一人。

第七条　所派车务处卫生助理员办理左列各事：

一、管理各车站及围地之清洁事项；

二、管理车辆之清洁事项；

三、管理各站厕所之清洁事项；

四、稽查列车上及各站所售食物之卫生事项；

五、管理全路清洁用具；

六、管理全路洗车工人、随车卫生工人、卧车侍役、厨役、茶役及各大站特雇之卫生伕役；

七、督察其他环境卫生之应有事项。

第八条　所派工务处卫生佐理员办理左列各事：

一、全路沟渠之建筑、修葺及清洁事项；

二、会同机务处办理各站员工食水之卫生设备事项；

三、全路卫生厕所之建筑及修理事项；

四、各站交叉口栅门之添设、改造及修理事项；

五、各站积水之疏通及污池之填塞事项；

六、各大站垃圾火化炉之建筑及修理事项；

七、其他关于卫生之建筑、修理事项。

第九条　所派机务处卫生佐理员办理左列各事：

一、关于机务工场之卫生设备及清洁事项之管理；

二、会同车务处办理各站员工食水之卫生设备事项；

三、列车通气孔之设置及修理事项；

四、各站水管、电灯之装设修理及清洁事项；

五、列车上痰盂之设备及修理事项；

六、列车上热气管、面盆、镜架、电灯、厕所、门窗之锁轮及插鞘拉手、草纸抽藏器等之装设及修理事项；

七、关于其他机务卫生事项。

第十条　所派警务课卫生佐理员办理左列各事：

一、执行本处所订各路卫生警规；

二、取缔各站卫生障碍。

第四章　附　则

第十一条　派赴各路之卫生专员应按时召集各该路卫生课及处课卫生佐理员开会，讨论并指导各该路卫生设施工作，考核各佐理员办事成绩。

第十二条　派赴各路之卫生专员应按年调查全路直接、间接所需卫生行政费，报告本处以资统计。

第十三条　各路卫生课及卫生佐理员应将所办各事依本处所颁表式逐月填报，各该路卫生专员转报本处以资考核。

第十四条　各路卫生佐理员应考察职工工作之勤惰，报告卫生专员函知各该路局长，分别奖惩。

第十五条　各路医务卫生环境卫生办事细则，另定之。

第十六条　本细则自公布日施行，如有未尽事宜得随时呈准部长修正之。

铁路防疫章程[①]

（民国二十一年六月四日部令公布）

第一条　铁路施行防疫事项悉依照本章程办理之。

第二条　铁路防疫事项遇必要时得商请地方机关及地方医院协助办理。

---

① 《铁路防疫章程》，《铁道公报》第266期，1932年6月6日，第3页。

第三条　左外各症均为法定传染病：

一、伤寒或副伤寒

二、斑疹伤寒

三、赤痢

四、天花

五、鼠疫

六、霍乱

七、白喉

八、流行性脑脊髓膜炎

九、猩红热

前项以外之传染病有认为施行预防之必要时，得由各该路高级医务卫生机关临时指定之。

第四条　铁路沿线区域或其附近发生传染病时，铁路医官或检疫人员对于该路各车站各员工公寓及各列车中之旅客得随时检验，如验得有传染病之嫌疑者，有施行隔离之权。

第五条　凡与患传染病者同车受有传染之嫌疑者，铁路医官或检疫人员应施以相当之防疫方法，遇必要时得令移居传染病室，施行隔离消毒，其隔离日期依左列定之：

一、白喉　三日

二、霍乱　五日

三、鼠疫　七日

四、猩红热　十二日

五、流行性脑脊髓膜炎　十二日

六、斑疹伤寒　十四日

七、伤寒或副伤寒　十五日

八、赤痢　四日

九、天花　十四日

第六条　各路铁路医院匀应酌设传染病室或隔离室。前项病室未设置前之医院如遇传染病发生时，得将该病人转送地方卫生机关或特约医院之隔离室内隔离之。

第七条　当传染病流行或有蔓延之虞时，铁路高级卫生医务机关得就原有医院及诊疗所设置临时检疫所，并得指派检疫员或医官，负责办理各项检查预防疫病事宜。

第八条　凡遇铁路沿线区域及其附近发生急性流行病，经医官验明证实时，该段各车站即认为有疫车站宜立即停止售票，各列车亦不得停靠该段各车站。

第九条　车辆发现因传染病猝然致死之尸体时，医官或检验人员应即令将该车辆卸下封闭，立行消毒。

第十条　患传染病者或因传染病而致死之尸体，非经医官或检疫人员之许可不得任意动移。

第十一条　铁路高级医务卫生机关认为传染病预防上之必要时，得施行左列各款事项之全部或一部：

一、一切员工集合事项得临时限制或禁止之；

二、患传染病人之衣履、被服及一切能传播细菌之物件得限制或禁止其使用，必要时并得焚毁之；

三、凡能为传染病菌媒介之饮食物或病死禽兽等肉，得禁止其贩卖，并得废弃之；

四、铁路之处课段站厂所及其他员工聚集之处暨员工家属住居之处，于必要时得由高级卫生医务机关，责成各院所施以预防方法及消毒；

五、凡检查疫源之发自饮用井水或自来水时，医官及检疫人员得将水源封闭，禁止汲用，另由他处设法给水；

六、凡疫疠之由蚊蝇鼠类传递者，得预先或临时设法扑灭之。

第十二条　凡患传染病之人或与传染病人有接触关系者，均应服从医官或检疫员之指挥，若无正常理由不得拒绝。

第十三条　对于传染病致死之尸体，须于二十四小时内成殓。

第十四条　本章程如有未尽事宜得随时修正之。

铁路医院及诊疗所组织章程①

（民国二十一年七月十九日本部部令公布）

第一章　总　纲

第一条　铁路管理局得于该路适当地点呈请铁道部核准设置医院及诊疗所。

---

① 《铁路医院及诊疗所组织规程》，《铁道公报》第302期，1932年7月20日，第1—3页。

第二条　各铁路医院及诊疗所应以路名及所在地地名分别名之。

第三条　铁路医院及诊疗所专司本路员工警察及其家属暨乘客之治疗救护事项，并督察协助卫生各事宜。

第二章　组　织

第四条　铁路医院及诊疗所由直辖机关依照该路之组织系统管理之。

第五条　铁路医院设院长一人，诊疗所主任一人，由该路高级医务卫生机关遴选资历适合堪以充任者，呈由局会转呈铁道部核准任用之。

第六条　医院院长及诊疗所主任承长官之命，负责办理院所内外医院卫生等一切事宜。

第七条　铁路医院及诊疗所视诊务之繁简酌设医师，分理院所内外科职务，其人数由该路医院长官体察情形，呈请局会核定转呈铁道部核准备案。

第八条　医院及诊疗所因办理事务上之需要得酌用事务员，其人数由该路医务长官依事务之繁简呈请局会核定。

第九条　医院及诊疗所因门诊及看护住院病人起见，得雇用护士并得指定一人为护士长，其人数由院长及主任酌定之。

第十条　医院及诊疗所应任用司药一人至二人，办理本院所内一切配制方药等事项，必要时得设药师一人管理之。

第三章　分　科

第十一条　铁路医院及诊疗所得分设左列各科：

（一）医院：内科、外科、眼耳喉鼻科、皮肤科、妇孺科

（二）诊疗所：内科、外科（附皮肤科）、眼耳喉鼻科

第十二条　铁路医院得另设化验室办理院内暨本路各诊疗所之细菌及化学检验等事项，化验室未设之前得特约其他卫生机关或医院办理之。

第十三条　铁路医院设立化验室时得另聘该项技术人员一人至二人，负责办理之。

第四章　附　则

第十四条　铁路医院及诊疗所办事细则暨门诊住院各规则由各该路局另定之。

第十五条　本规程如有未尽事宜得随时修正之。

第十六条　本规程自部令公布之日施行。

平汉铁路各院所组织及服务章程^①

（民国二十一年八月十四日公布）

第一章 总 纲

第一条 本路视各段员工之多寡分别设立甲乙丙三等医院及诊疗所，隶属于管理委员会总务处卫生课，专司本路员工及其家属暨旅客行人病伤之治疗，并办理卫生防疫各事宜。

第二条 本路医院以汉口、北平为甲等，江岸、郑州、长辛店为乙等，信阳、彰德、石家庄为丙等，郾城、顺德、保定为诊疗所，遇必要时得增设或撤销之。

第三条 各院所职员工役得按下列表酌设之：

院所名称	甲等医院	乙等医院	丙等医院	诊疗所
院 长	一 人	一 人	一 人	0
主 任	0	0	0	一 人
各科主任	二人至三人	0	0	0
医 员	三人至五人	二 人	一 人	0
助理医员	一人至三人	一 人	0	一 人
护士长	一 人	0	0	0
药 师	一 人	0	0	0
事务员	二 人	一 人	一 人	0
护 士	六人至十人	四人至六人	二人至四人	二 人
司 药	二 人	二 人	一 人	0
司 事	四 人	一 人	0	一 人
工 役	十人至二十人	六人至十人	四人至六人	二人至四人
厨 役	四人至六人	二人至四人	二 人	一 人

---

① 《平汉铁路各院所组织及服务章程》，《铁路月刊——平汉线》第29期，1932年9月，"法制"，第39—42页。

甲等医院得酌设副院长但须兼任主任职务；

各院所职员得以当地需要酌加伸缩，但不得超过本表所定额数；

各院所工役、厨役人数应以病床之多寡为准。

第四条 各院所应按左列数目设置病床

院所别＼床位别	头等病床	二等病床	三等病床	病床总数
甲等病院	四	八	三〇至六〇	四二至七二
乙等病院	0	六	三 〇	三 六
丙等病院	0	四	一 六	二 〇
诊疗所	0	0	0	0

诊疗所不设病床如所管段内有应行住院人员，得分别送往两端最近之医院治疗之。

第二章　职　责

第五条 各院长或诊疗所主任承总务处长之命及卫生课长之指导，督率所属员司办理左列各事项：

一关于本院及本所之管理及病伤治疗事宜；

二关于本管段内员工体格检查事宜；

三关于本管段内一切卫生防疫及清洁事宜；

四关于本院或本所之药械及其他一切公物之出纳保管事宜；

五关于本院或本所之员役考绩事宜。

第六条 院长、主任以下各员司分掌事项如左：

一、副院长助理院长办理第五条所列各事宜；

二、各科主任承院长之命分掌各该科医务卫生事宜；

三、医员、助理医员承院长、副院长、各科主任或主任之命分别承办诊疗、卫生及其他事宜；

四、司药师或司药应按照医药法律负调剂之完全责任，并担负药室、药库之收发保管各事宜；

五、护士长及护士佐理治疗及看护病人，并保管医院用器械及病室内一切公物各事宜；

六、事务员或司事办理文牍、会计、庶务统计及缮校收发各事宜。

第七条 各院所职员、夫役应按照规定时间上班服务，例假及停诊时间仍应派人值班，所有各种办事细则由各该院所另定之。

第八条 各院所遇有疑难或特别重大病伤应互相协助办理。

第九条 各院长、主任应随时亲赴所管段内稽查卫生清洁一切情形，如查有传染病症发现，并应立即呈报核办。

第十条 各院长、主任及医员应随时赴本管段内诊治员工，如在车上或本路所属地内发现有碍卫生物品应即知照该管人员禁止，倘抗不听从或情节重大者，并得呈报核办。

第十一条 各院所就诊、出诊或住院人数及检验卫生情形，应照规定表式按时填报，以备查核。

第十二条 各院所诊疗住院及领用药械手续，另有专章规定者应各从其规定办理之。

第十三条 各院所得设小柜，所有应用各费得就小柜内先行动用，俟核准报销领到款后即行补还。

第十四条 各院所每月杂费得遵照会令规定数目动用，据实报销。

第十五条 患者住院膳费应照规定数目每月开单呈报核发。

第四章 附 则

第十六条 本章程自奉核准之日起施行，如有未尽（事）宜，得随时呈请修正之。

国有铁路卫生医务组织通则[①]

（民国二十二年八月十日部令公布）

第一条 国有铁路卫生医务之组织，悉依照本通则规定之。

第二条 一等路暨准一等路设置卫生课，二等路暨准二等路设置医务长，三等路设置医院院长或主任医师。

第三条 上项卫生课课长、医务长，暨医院院长、主任医师，均直隶于各路总务处，负责处理全路卫生医务事宜。

第四条 卫生课得设医务、保健、事务三股，其职员人数规定如左：课

---

① 《国有铁路卫生医务组织通则》，《铁路月刊——粤汉南段附广三线》第3卷第7—9期，1933年10月，"法制"，第1页。

长一人，股主任三人，卫生稽查三人，课员三人至五人，书记二人。

第五条 医务长得设医务、保健、事务三股，其职员人数规定如左：医务长一人（兼任股长），股主任一人至二人，卫生稽查二人，事务员二人至四人，书记一人至二人。

第六条 医院院长或主任医师室，其职员规定如左：医院长或主任医师一人，卫生稽查一人，事务员一人至二人，书记一人至二人。

第七条 各铁路各分段得酌设医院或诊疗所，直隶于卫生课或医务长。

第八条 各铁路医院诊疗所之组织，依照部颁组织规程施行之。

第九条 本通则自部令公布日施行。

两路上海医院暂行规则①

（民国二十二年九月局令公布）

第一条 本院依照部颁《京沪沪杭甬铁路管理局编制专章》第四条第六项之规定设立，名为京沪沪杭甬铁路上海医院（简称两路上海医院）。其附设诊所，名为京沪沪杭甬铁路上北站诊疗所（简称两路上北站诊所）。

第二条 本院及所属诊所，直隶总务处卫生课，掌理上海及其附近两路员工与其家属暨旅客病伤之治疗、救护，及健康检查等医务事项，其办事细则另定之。

第三条 本院置院长一人，专科主任医师若干人，医师若干人，护士长一人，药剂师一人，司事一人，护士练习生及工役若干人，分别执行一切职务。

第四条 院长承卫生课长之命，综理全院事务。

第五条 主任医师承院长之命，分别掌理各该科医务，医师承院长暨各主任医师之命，办理各项医务。护士长承院长之命，指导护士工作，并掌理院内杂务。药剂师承院长暨各主任医师之命，掌理配药事务。司事承院长暨各主任医师之命，掌理一切记录登记，收发事务。护士承院长、护士长之命，襄助各医师及办理看护事务。

第六条 医师及院内各员司之延委及裁调，由院长呈请课长转呈管理局

---

① 《两路上海医院暂行规则》，《京沪沪杭甬铁路日刊》第763号，1933年9月2日，第9页。

核办之。

第七条 凡两路员工患重病及创伤时，经医师诊断，认为必须留院医治者，由医师签具证明书，送院留医，但传染病或疑似传染病之患者，在本院未有隔离特别设备之前，暂不收容。

第八条 本院病房分甲、乙、丙三等。由医师依照部章，按病人之职级，指定病房，病人不得多执异议。

第九条 本院病房，遇有床位多余时，得察酌情形，收留两路员工家属住院医治，但须酌收住费，其规则另订之。员工家属以本人配偶及其父母子女为限。

第十条 本院得斟酌需要，设置内外科、眼耳鼻喉科、皮肤尿道科，及其他专科，聘请专门医师掌理之。

第十一条 本院分普通门诊及专科门诊，其规则及时间另定之。

第十二条 凡本路员工患病，按照本规则第七条规定进院者，其所需之药品材料及饭食等，概由本院供给，不另收费。

第十三条 衣服、被褥，及一切器具，概由本院置备，病人不准自带衣物进院。

第十四条 凡病人家属或亲友探望病人，须在规定时间内，到院签名挂号后，由值班护士引入病房，其探病细则另定之。

第十五条 凡病人病愈出院，或未痊愈自求离院者，均须由主任医师签给出院单后方得离院。

第十六条 凡病人病症危剧或死亡时，由本院速即通知其服务处署，及其家属或关系人，至死者尸体，须移置收殓室，以便由其家属或关系人收殓。如查无家属及关系人者，得由本院代为殓葬。

第十七条 病人死亡时，如留有遗嘱及遗物等，得由其家属或关系人出具收据取回。

第十八条 住院人数及疾病种类，由医师随时登记，按期分别列表填报。

第十九条 本院医师办事时间，除专门医师外，均依照管理局规定钟点服务，但遇急症，不在此限。

第二十条 凡病人住院，须遵守本院住院规则，其住院规则另定之。

第二十一条 本规则自呈奉局长核准公布之日施行，如有未尽事宜，得随时呈请修正之。

铁路卫生稽查规则^①

（民国二十二年十一月二十日部令公布）

第一条 铁路卫生稽查之职务，依照本规则之规定。

第二条 铁路卫生稽查，承主管长官之命，负责指导或监督本管各处之卫生清洁及清洁员工之工作事宜。

第三条 铁路卫生稽查之服务区域及办公地点，由主管长官指定之。

第四条 铁路卫生稽查之职掌如左：

（一）关于本管范围内食物饮料之检验事项；

（二）关于车辆及建筑物之温度、光线、通气等调节事项；

（三）关于卫生设备，清洁用具之改良，规划事项；

（四）关于车辆消毒及病疫之急救，防杜事项；

（五）关于传染病人之检查及临时防疫之协助事项；

（六）关于办理清洁人员之指导，训练事项；

（七）关于其他主管处课交办之卫生清洁事项。

第五条 铁路卫生稽查，对于本管范围内之卫生清洁，有应改革、建设者，得随时建议于主管机关核办。

第六条 铁路卫生稽查之职务，除应依照本规则第四条之规定外，不得涉及他种职务，铁路员工对于卫生稽查执行职务时，应予以便利及协助。

第七条 铁路卫生稽查服务时，应着制服，其每日服务时间以八小时为度，不得有怠忽及旷职之行为。

第八条 铁路卫生稽查，每日应视察客车四列以上，每周应视察本客各站及各处所二次以上。

第九条 铁路卫生稽查，对于所属清洁员工之工作，应尽量指导或监督，如有不服指导，不受监督，或工作懈惰，不胜其职时，得直接报告各该主管处，予以相当惩处。

第十条 铁路卫生稽查，每周应将稽查工作填报主管长官考核。

第十一条 本规则自公布日施行。如有未尽事宜，得随时由铁道部修正之。

---

① 《铁路卫生稽查规则》，《铁路月刊——粤汉线南段附广三线》第3卷第10—12期合刊，1933年12月，第4—5页。

铁路工务卫生清洁管理规则^①

（民国二十二年十一月二十日部令公布）

第一条　各路工务卫生清洁管理事项，依照本规则之规定。

第二条　各路工务处卫生清洁管理事项如左：

（一）关于各工场、道房、宿舍之卫生清洁事项；

（二）关于轨道及路界马路之清洁事项；

（三）关于沟渠之建筑、修理及疏通清洁事项；

（四）关于饮料之设备及清洁事项；

（五）关于厕所之建筑、修理及改良事项；

（六）关于污池之填塞及荒草之铲除事项；

（七）关于各站垃圾箱、焚化炉及危险标记等之建筑、修理事项；

（八）关于全路工务清洁佚役之管理事项；

（九）关于其他工务卫生清洁事项。

第三条　各工务段厂，应各指定员司一人，负责兼办各该段厂卫生清洁事务。所有各该段厂之佚役工匠，关于卫生清洁事务，均应服从其指挥。

第四条　各路工务处清洁员工，应服从卫生稽查之监督指导。

第五条　本规则自公布日施行，如有未尽事宜，由铁道部随时修正之。

铁路机务卫生清洁管理规则^②

（民国二十二年十一月二十日部令公布）

第一条　各路机务卫生清洁管理事项，依照本规则之规定。

第二条　各路机务处卫生清洁管理事项如左：

（一）关于各机厂、电厂、车房、宿舍及围地之卫生清洁事项；

---

① 《铁路工务卫生清洁管理规则》，《铁道公报》第718期，1933年11月22日，第2—3页。

② 《铁路机务卫生清洁管理规则》，《铁道公报》第718期，1933年11月22日，第3页。

（二）关于各机车及连带之水箱清洁事项；

（三）关于各车辆底板下之一切清洁事项；

（四）关于各车站、车辆、卫生设备之装置及改良、修理事项；

（五）关于各煤栈、煤坑之清洁事项；

（六）关于各车站、车辆电扇、电灯之清洁事项；

（七）关于全路机务清洁员工之管理事项；

（八）关于其他机务卫生清洁事项。

第三条 各机务段厂，应各指定员司一人，负责兼办各该段厂卫生清洁事项。所有各该段厂之佚役工匠，关于卫生清洁事务，均应服从其指挥。

第四条 各路机务处清洁员工，应服从卫生稽查之监督指导。

第五条 本规则自公布日施行，如有未尽事宜，由铁道部随时修正之。

铁路车务卫生清洁管理规则①

（民国二十二年十一月二十日部令公布）

第一条 各路车务处卫生清洁管理事项，依照本规则之规定。

第二条 各路车务处卫生清洁管理事项如左：

（一）关于各车站、货栈、宿舍、月台内轨道及围地之卫生清洁事项；

（二）关于各车辆之卫生清洁事项；

（三）关于江海码头及轮船上卫生清洁事项；

（四）关于各车站车辆所售饮食各物之卫生清洁事项；

（五）关于各车站车辆卫生设备及清洁用具管理事项；

（六）关于全路车务清洁员工之管理事项；

（七）关于其他车务卫生清洁事项。

第三条 各路车务处得于运输课或商务课下设置清洁管理员分驻各段，负责管理各该段卫生清洁事务。上项管理员一等路得设四人至八人，二等路三人至六人，三等路二人至四人。所有车务处之夫役、工匠，关于卫生清洁事务均应服从其指挥。

第四条 各路车务处清洁员工，应服从卫生稽查之监督、指导。

---

① 《铁路车务卫生清洁管理规则》，《铁道公报》第718期，1933年11月22日，第1页。

第五条　清洁管理员服务规则另定之。

第六条　各路车务清洁夫役服务细则，由各路自行拟订呈部备案。

第七条　本规则自公布日施行，如有未尽事宜由铁道部随时修正之。

国营铁路医院及诊疗所医药收费通则①

（民国二十六年二月二日部令公布）

第一章　总　纲

第一条　国营铁路医院及诊疗所（以下简称各院所）得酌量情形，兼诊员工家属及路外民众疾病，除办法另有规定者外，悉依照本通则之规定。

第二条　各院所诊疗员工家属及路外民众，其医药费得按照各路各地实际情形，由各路自定价目，呈部核准施行。

第三条　各院所诊疗员司工警之直系家属（指五十五岁以上之祖父母及本身父母，妻子女，与十八岁以下之弟妹）除挂号及种痘与注射防疫针均得免费外，其收费办法如左：

一、出诊费及住院费照外诊减收半价。

二、药材费、处置费、手术费、注射费、理疗费、分娩费、检查费、验光费、爱克斯光费、健康诊断费等，员司直系家属均照外诊减收半价，工警直系家属减收三分之二价，如员工本宅之仆人，得照直系家属收费。

第四条　各院所诊疗员司工警之非直系家属，其收费与路外人同。

第五条　各院所诊疗员工花柳病症，一切费用，均照外诊收取。如使用爱克斯光，员司应照外诊减收价格四分之三，工警减收五分之四。

第六条　各院所如遇路外团体接种注射，在十人以上者，得照原定价格减收三分之一，在百人以上者，减收二分之一。

第七条　各院所如遇特殊情形，得医院院长或诊疗所主任亲加许可者，得将病人免费治疗，惟事后应将详情，呈报各该主管机关备查。

---

① 《国营铁路医院及诊疗所医药收费通则》，《津浦铁路日刊》第 1 773 号，1937 年 2 月 10 日，第 65—66 页。

第二章　医药费

第八条　各院所应收医疗药材等费，其项目得照左列规定之。

1. 挂号费：（分普通、特别及拔号①三种）

2. 出诊费：（分医师出诊、复诊、护士随诊三种，但须在规定办公时间之外）

3. 药材费：（分内用、外用、普通、贵重四种，药品容器外算）

4. 住院费：（分头、二、三各等）

5. 处置费：（分简单与繁复二类）

6. 手术费：（分小手术与大手术二类）

7. 注射费：（分普通注射与特别注射二类）

8. 光电治疗法：（按每种每次计算）

9. 分娩费：（分住院分娩、自宅分娩，及难产三类，路远者，得增加收费）

10. 检查费：（按每种计算）

11. 验光费：（按每次计算）

12. 爱克斯光费：（分透视诊断、摄影诊断二类，照面积大小、次数、张数计算）

13. 健康诊断费：（分普通、特别、个人、团体四种）

14. 其他。

第九条　各院所每日经收病人医药等费，均应给予收据为凭，收据式样为三联由各路自行拟订之。

第十条　各院所于每月月终应将该月份所收医药等费，开列清册，连同款项及收据第二联，汇呈各该卫生医务机关查收，转报会计处入账，专作添置设备，补充药材之用。得由各该卫生医务主管机关，呈准局会，随时通知会计处动支。

第十一条　各该路每年卫生医药经费预算，仍照旧例规定动支，至各院所每月所收医药款项，应缴送会计处作代收代付款项，专户登记。

第十二条　各该路卫生医务主管机关，呈准动用外收款项后，应将购物单据，汇呈路局会核销，并报部备案。

---

① "拔号"系指医生照顾某些有特殊原因的病人，予以提前诊治。

第三章　附　则

第十三条　本通则自部令公布日施行，如有未尽事宜，得随时部令修正之。

交通部各区铁路管理局医院组织规程①

（民国三十六年五月二日部令颁发）

第一条　各区铁路管理局依《交通部各区铁路管理局组织规程》第十五条之规定，设立医院，其地址另以命令定之。

第二条　各区铁路管理局医院，依本规程组织之。

第三条　医院掌管各该区卫生行政，及医疗保健等事项。

第四条　医院设院长、副院长各一人，由各该区铁路局长官遴员呈请交通部派充之，受各该局长之命，及总务处长之指挥监督，综理各该区卫生行政及医务事项。

第五条　医院得分左列各科局室：

一、内科；

二、外科；

三、妇儿科；

四、眼耳鼻喉科；

五、牙科；

六、化验室；

七、药局；

八、总务室。

第六条　医院总务室，得分左列各股办事：

一、文书股；

二、出纳股；

三、庶务股。

---

① 《交通部各区铁路管理局医院组织章程》，《粤汉半月刊》第 2 卷第 19 期，1947 年 10 月，第 13—14 页。

第七条　医院各科设主任医师一人，医师、助理医师各若干人，化验主任一人，化验技师若干人，药局设主任一人，药剂师、药剂生各若干人，护士长一人，护士、助理护士、助产士各若干人，承院长、副院长之命，处理各项业务。

第八条　医院总务室设总务主任一人，各股设事务员、司事、书记各若干人，承院长、副院长之命，及总务主任之指挥监督，分别办理各项事务。

第九条　各区铁路管理局，视设备及事实需要，得设立总医院，总医院之下，得设分医院，其总医院之组织，亦参照本规程办理。

第十条　分医院设院长、副院长各一人，由总医院院长遴员，层（呈）请交通部派充之，承总医院院长、副院长之命，处理分院业务，并设医师、助理医师、护士长、药剂师、化验技师、护士、助产士、助理护士、主任事务员、事务、司事、书记各若干人。

第十一条　医院、总医院及分医院各级人员，月薪超过一百元者，由各该院遴员，层（呈）请交通部派充之，其余人员，由各该院派充报局呈部备案。

第十二条　医院、总医院视事实之需要，得于沿线设立诊疗所、巡回诊疗队、防疫队，及护士职业班，其组织另订之。

第十三条　医院、总医院、分医院，办事细则另订之。

第十四条　本规程自公布之日施行。

后　记

　　拙著《近代中国铁路卫生史研究（1876—1949）》为 2012 年本人主持的国家社会科学基金项目的最终研究成果。该课题从酝酿到结项，再到出版，前前后后已历经 5 年之久。回想这 5 年的时光，有过学业上的困惑，有过工作上的懈怠，也有过思想上的沉沦，但在生活、生存的压力下依然是怀揣梦想，砥砺前行。

　　多年来，我从一个专科毕业生和一位普通初中老师，逐渐走上中国近现代史教学和科研的道路，这期间得到诸多专家、学者、朋友和学友的指导和帮助。这部拙著也凝聚众多师友的心血，在此逐一致谢。

　　首先，我要感谢苏州大学社会学院朱从兵教授、池子华教授，安徽师范大学学报编辑部马陵合教授，安徽大学新闻传播学院王天根教授，感谢他们在课题申报时给予我的指导和建议，以及在课题研究过程中对有关研究框架和研究内容的评点。同时，我还要感谢课题结题时，各位匿名鉴定专家中肯的批评和修改意见。

　　其次，在查阅资料过程中，我要感谢北京交通大学图书馆、国家图书馆、中国第二历史档案馆、上海图书馆、南京图书馆、安徽大学图书馆、河南省档案馆等单位工作人员的热情服务。他们给予了我查阅文献的很大方便。

　　第三，我非常感谢《中州学刊》《历史教学》《江西社会科学》《兰州学刊》《中华医史杂志》等期刊，它们不因本人学术水平之低微，依然给予了发表文章的机会。

　　第四，我要感谢我的众多学友。苏州科技大学的赵伟博士后、上海师范大学的岳钦韬博士后、华东师范大学的邓根飞博士、安徽大学的凡樊博士，以及苏州大学的郭少丹博士、王安博士、胡进师弟、张婉师妹、岳鹏星师弟、王方星师弟，还有安徽大学历史系的刘佳等同学，他们于我，或是有学术上的交流，或是有互相的鼓励，或是提供各种帮助……点点滴滴我都会记得。

第五，我还要感谢我工作的皖南医学院马克思主义学院。为支持科研事业发展，学院给予我学术出版基金的资助，拙著还被列为学校"德育与医学人文教育协同研究中心"的研究成果。同时，我要感谢学院的领导和各位同人的支持，特别是江一江教授和高璇、李飞飞、张婧等老师在研究过程中所给予的帮助。

最后，拙著出版，还有我妻李文娟女士付出的辛劳、皖南医学院科研处工作人员的帮助和合肥工业大学出版社责任编辑的辛勤劳动，一并致以深深的谢意。

拙著内容肯定还有诸多不足之处，恳望各位专家、学者不吝赐教。

黄华平

2016 年夏初于江城芜湖